ダーモスコピー・ハンドブック
Dermoscopy Handbook

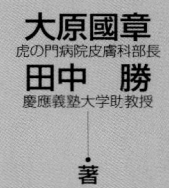

大原國章
虎の門病院皮膚科部長

田中　勝
慶應義塾大学助教授

・著

秀潤社

※本書の執筆分担は以下のようになっています．
大原國章 KO：第1章−2，第2章−序論，第3章−3，5，6（原図：大原國章）
田中　勝 MT：第1章−1，3〜6，第2章1〜5，第3章−1，2，4（p.39，57，73，94は原図：田中 勝，他項は原図：大原國章）

はじめに

　この本は，ダーモスコピーに関する日本語で書かれた2冊目の本です．決定版ともいうべき『カラーアトラス Dermoscopy』（金原出版）に続いて，この本を企画した理由を述べます．

　柔らかいカバーのハンドブックの体裁をとることで，気楽に持ち運んで使いやすくする．図と記述を1ページ単位でまとめて，読みやすくする．総論から各論という理論構成でなく，実際に目に入る所見の解析の仕方を学んでから，疾患・症例に進むという章立てにする．画像所見と解剖・病理を相関させ，その画像の示す意味・病態を理解できるようにする．大部を目指さず典型例に絞って，取っ付きやすい入門書を目指す．鮮明な画像処理で，印象的な記憶を残す．必要な項目だけでも参照できるように，索引の充実・項目相互の関連性を図る．項目ごとに要点をチェックポイントにまとめる．これを1つずつ確認しながら読み進めることで理解を深める．簡易・平明な表現につとめる．

　そして，最大のセールスポイントは，CDによる自習を可能とした点です．最近の英文の教本ではCD付きは珍しくありませんが，日本語の皮膚科の教科書としてはまだ目新しいところでしょう．さらに，購入しやすい価格であるのも特徴です．この内容でこの値段，絶対にお買い得です．

　ダーモスコピーは肉眼観察と顕微鏡観察の中間に位置する，第3の診察手段です．臨床所見を記載するには発疹学の知識が必要ですし，組織所見の記載・理解には病理学の素養が要求されます．ダーモスコピーにおいても，その所見を記載・伝達するには用語・定義を理解し，覚えなければなりません．本書では用語についての独立した章立てはありませんが，読み進むうちに一つ一つ身につくように工夫したつもりです．ダーモスコピーを始めるにあたって最初のそして最大の障害が，この用語なのです．でも，難しく考える必要はありません．実際の写真を見ていただければ，その用語の意味は一目瞭然です．習うより慣れろ，百聞は一見に如かず，です．

　本書の使い方ですが，所見・疾患のうちの必要な項目だけの拾い読みも可能ですし，頭からの通読も結構です．索引，目次を大いに活用してください．

　そして私たち筆者は，読者の方々からのご意見・感想をお待ちしています．記述が不十分，分かりにくい，回りくどい，ここをもっと知りたい，この写真はダメ，何でも結構です．本書をさらに充実・洗練したものにするには，そのようなご指摘が宝になります（ご意見→ vid@shujunsha.co.jp）．

　最後に，前著からの写真の転載を快く許可いただいた金原出版に感謝します．

2005年3月

虎の門病院皮膚科　　大原國章
慶應義塾大学医学部皮膚科　　田中　勝

CONTENTS

はじめに　　3

第1章　総論　　7

1　ダーモスコープの使い方　田中　勝　　8
1）どのように使うか？　　8
2）拡大率の考え方は？　　9

2　色のみえ方──臨床と病理の相関　大原國章　　10
準備体操　　10
1）なぜ黒色なのか？　　12
　色素細胞母斑　　12
　Spitz 母斑　　13
　悪性黒色腫〔1〕悪性黒子，〔2〕表在拡大型黒色腫　　14
　脂漏性角化症　　16
2）なぜ茶色なのか？　　17
　扁平母斑〔1〕臨床と病理，〔2〕ダーモスコピー　　17
　汗孔腫　　19
3）なぜ青色なのか？　　20
　青色母斑　　20
　太田母斑　　21
　Miescher 母斑　　22
4）なぜ赤色なのか？　　24
　単純性血管腫　　24
　被角血管腫　　25
　血腫　　26
5）なぜ白色なのか？　　27
　石灰化上皮腫　　27
　表皮下石灰沈着症　　28
　基底細胞癌（milia-like cysts）　　29
　悪性黒色腫（regression structures）　　30
6）なぜ黄色なのか？　　31
　疣贅状黄色腫　　31
　若年性黄色肉芽腫　　32
　脂腺増殖症　　33
　腱鞘巨細胞腫　　34

3　色素性構造・形態の成り立ち　田中　勝　　36
4　左右対称性の捉え方　田中　勝　　38
5　ゼリーの有無　田中　勝　　40
　色素細胞母斑　　40
　先天性母斑　　41
6　汗孔のみつけ方　田中　勝　　42

第2章　用語を理解するための基本的所見　　43

序論　パターン分類は何のために，どういう意味があるのか　大原國章　　44
1　Global pattern（全体構造）　田中　勝　　46
　reticular pattern（網状パターン）　　46
　globular pattern（小球状パターン）　　47
　cobblestone pattern（敷石状パターン）　　48
　homogeneous pattern（均一パターン）　　49
　parallel pattern（平行パターン）　　50

		starburst pattern（爆発的星生成パターン）	51
		multicomponent pattern（多構築パターン）	52
		unspecific pattern（非特異的パターン）	53

2　細部構造（色素性構造・形態） 田中　勝　54

1) Pigment network（色素ネットワーク） 54
　　typical：定型的色素ネットワーク 54
　　atypical：非定型色素ネットワーク 55

2) Negative pigment network（脱色素ネットワーク） 56

3) Pseudonetwork（偽ネットワーク） 57
　　typical：定型的偽ネットワーク 57
　　atypical：非定型偽ネットワーク 58

4) Streaks（線条） 59
　　regular：規則的線条 59
　　irregular：不規則線条 61
　　悪性黒色腫との鑑別 62

5) Dots/Globules（色素小点／色素小球） 63
　　regular：規則的色素小点／色素小球 63
　　irregular：不規則色素小点／色素小球 64

6) Hypopigmentation（色素脱失） 65
　　localized：限局性色素脱失① focal（単発性） 65
　　localized：限局性色素脱失② regular multifocal（規則的多発性） 66
　　localized：限局性色素脱失③ irregular multifocal（不規則的多発性） 67
　　diffuse：びまん性色素脱失 68

7) Blue-whitish veil（青白色ベール） 70

8) Regression structures（自然消褪構造） 71

3　顔面にみられる所見 田中　勝　73
　typical pseudonetwork（定型的偽ネットワーク） 73
　gray pseudonetwork（灰色偽ネットワーク） 74
　rhomboidal structures（菱形構造），annular-granular structures（環状顆粒構造） 75
　asymmetric pigmented follicular openings（非対称色素性毛孔開大） 76

4　掌蹠にみられる所見 田中　勝　77
　準備体操 77
　parallel furrow pattern（皮溝平行パターン） 78
　lattice-like pattern（格子様パターン） 81
　fibrillar pattern（線維状パターン） 82
　parallel ridge pattern（皮丘平行パターン），fibrillar pattern（線維状パターン） 87
　parallel ridge pattern（皮丘平行パターン） 89
　その他 90
　　① crista dotted variant（皮丘点状亜型） 90
　　② crista reticulated variant（皮丘網状亜型） 91
　　③ crista tram variant（皮丘トラム亜型） 92
　　④ 汗孔の確認 93

5　Vascular pattern（血管構造） 田中　勝　94
　comma-like vessels（コンマ状血管） 94
　hairpin, linear-irregular vessels（ヘアピン血管，線状不規則血管） 95
　dotted vessels（小点状血管） 96
　vessels within regression structures（自然消褪構造内血管） 97

第3章　各論　99

1　良性メラノサイト系病変 田中　勝　100
　典型例の診断演習・所見の取り方の実際（Spitz 母斑） 100
　Clark 母斑 102
　Unna 母斑 104

	Miescher 母斑		105
	Reed/Spitz 母斑		107
	先天性母斑		110
	扁平母斑		112
	青色母斑		114
	太田母斑		116
	爪甲色素線状，爪甲周囲の色素斑		118

2 悪性黒色腫 田中　勝 119
- 典型例の診断演習・所見の取り方の実際 …… 119
- 爪部悪性黒色腫 …… 124
- 爪甲周囲の色素斑（Hutchinson 徴候） …… 126
- 爪部悪性黒色腫との鑑別：green nail …… 127
- 末端黒子型黒色腫 …… 128
- 表在拡大型黒色腫 …… 130
- 結節型黒色腫 …… 132
- 悪性黒子 …… 133

3 基底細胞癌 大原國章 134
- 典型例の診断演習・所見の取り方の実際 …… 134
- 樹枝状血管 …… 135
- multiple blue-gray globules，large blue-gray ovoid nests …… 136
- large blue-gray ovoid nests …… 137
- spoke wheel areas …… 138
- leaf-like areas …… 139
- 潰瘍化 …… 141

4 脂漏性角化症 田中　勝 143
- 典型例の診断演習・所見の取り方の実際 …… 143
- 日光黒子 …… 144
- 初期の脂漏性角化症 …… 145
- 脂漏性角化症（通常型） …… 146
- 脂漏性角化症（Bloch 型） …… 147
- 脂漏性角化症（クローン型） …… 148

5 血管病変 大原國章 149
- 出血斑 1（angiodermatitis，慢性色素性紫斑） …… 149
- 出血斑 2（black heel） …… 150
- 血管腫 1（angiokeratoma corporis circumscriptum naeviforme，被角血管腫） …… 151
- 血管腫 2（angiokeratoma，被角血管腫） …… 152
- 血管腫 3（venous lake） …… 153
- 血管腫 4（cavernous angioma，海綿状血管腫） …… 154
- 血管腫 5（granuloma teleangiectaticum，血管拡張性肉芽腫） …… 155
- 血管肉腫（angiosarcoma） …… 156

6 その他 大原國章 157
- 混合性結合組織病（MCTD） …… 157
- 皮膚筋炎 …… 158
- 慢性円板状エリテマトーデス …… 160
- 皮膚線維腫 …… 161
- 肥満細胞腫 …… 162

第4章　CD-ROM の使い方　163

1 はじめにお読みください　164
2 CD-ROM の操作方法　165
3 CD-ROM に関するお問い合わせ　169

索引　170

第1章

総論

1 ダーモスコープの使い方

どのように使うか？

ここをcheck！
- ゼリーなしで観察→撮影
- ゼリーをつけて観察→撮影
- 圧迫すると紅斑・血管構造は消褪
- 大型病変は，複数にわけて同じ向きで撮影
- 乾燥した足底はあらかじめアルコールで湿らせる

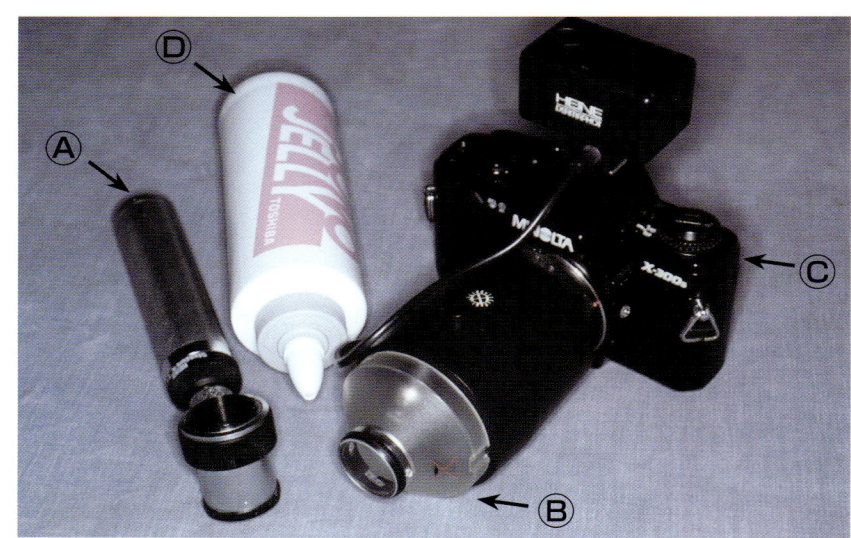

　ダーモスコープ（dermoscope）には観察専用の機器（Ⓐ）と，ダーモスコピー画像撮影用のモジュール（Ⓑ）をカメラバック（Ⓒ）に取りつけたものなどがある．ここではHeine社のDelta 10（観察用）とDermaPhot（ダーマフォト）セット（撮影用）を例に取って，その使い方や注意点について簡単にまとめる．

　ゼリー（Ⓓ）を患部につけて撮影することで乱反射が除かれ，ほぼ無反射の画像となる．これがダーモスコピーの原理であるが，同様の効果は，ゼリーのかわりに偏光フィルタをクロスに組み合わせても得られる．ゼリーを使わなければ病変表面の反射が多く，内部情報はぼんやりとした色合いのみで，詳細構造は観察できない．しかし，反射画像であるからこそ得られる情報もまた貴重である．

　まず，ゼリーなしで病変を観察する（☞ p.40，41）．単純ルーペ像である．表面反射により，皮表の隆起と陥凹がよくみえる．疣贅や脂漏性角化症の乳頭状構造，掌蹠の汗孔，潰瘍部の滲出液や老人性脂腺増殖症の皮脂分泌などがよくわかる．ゼリーなしで撮影を行ってから，その次にゼリーを塗る．これで無反射の観察となる．つまり本来のダーモスコピー画像をみるわけだ．詳細を観察し，所見を記録してから撮影に移る．

　注意したいのは病変の赤みをみるときである．圧迫すれば硝子圧診の原理で，紅斑や血管拡張は消褪してしまう（☞ p.24，154）．だから赤みの所見（の有無）が重要な疾患，たとえば基底細胞癌では，皮膚面を過度に圧迫しないことが重要である（☞ p.134，135）．樹枝状血管がなくても，病変背景の赤みが乳白紅色にみられるのが特徴だからだ．

　10 × 14 mmを超える大型の病変は，一度に撮影できないため，少しずつ場所をずらしながら全体を撮影する．縦横の（カメラの）向きを変えないで撮ったほうが後で整理するときにわかりやすい．たとえば，中心部分と時計回り方向に4カ所（☞ p.120），またはそれ以上などのように，自分なりに一定の法則を作っておくとよい．重要な部分を方向を変えて撮影したときは，略図を書いておく（☞ p.119，130）．

　カサカサに乾燥した踵の色素斑を撮影すると，乱反射が強く構造がよくみえない．そんなとき，アルコールで湿らせてからゼリーをつけるときれいにみえる．　ⓂⓉ

拡大率の考え方は？

ここをcheck！
- 器具により観察範囲が異なる
- 画質（アナログかデジタルか）も影響する
- スライドプロジェクタで拡大
- デジタル画像は画素数により拡大率は変わる
- ズーム機能で撮影倍率が変わる
- 撮影画像をどのようにみるかで倍率は異なる

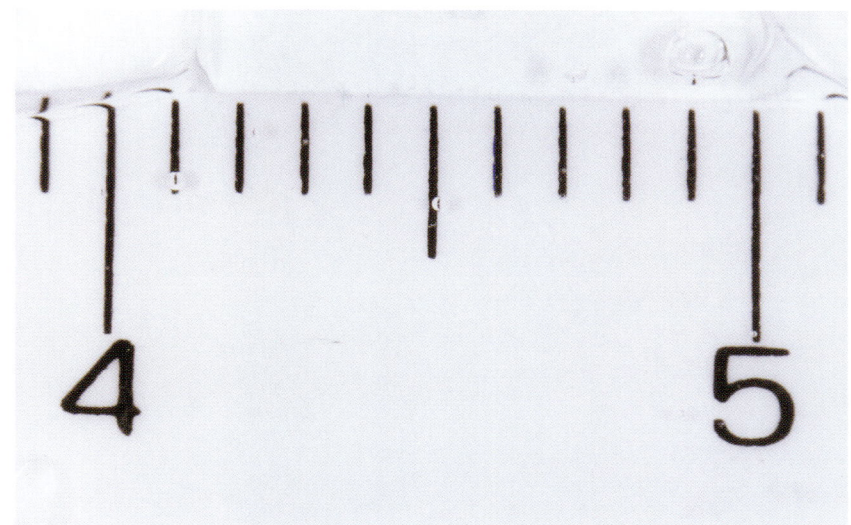

ダーモスコピー画像の拡大率というのは，印刷の拡大率やモニタの大きさ，スライド映写の投影画面の大きさによって変化するので，一概に倍率を決めるのはむずかしい．

たとえばHeine社のダーマフォトセットで撮影できるのは10×14 mmである．したがって，これを手札サイズに焼くと約10倍ということになる．リバーサルフィルムの実画面上では2.5倍である．しかし，2×3 mの投影スクリーンいっぱいに拡大すれば200倍にもなる．これでもきれいに細部が観察できるのはアナログ写真の持つ画質の強みである．

スカラ社のDG-2（デルマウォッチャー）で30倍レンズをつけると撮影範囲は約6×8 mmである．これを12インチ（対角線が30 cm）の液晶テレビモニタに投影すると18×24 cmとなり，ちょうど30倍である．この場合も，実際の有効画素数は216万（1208×1816画素）であるから，アナログケーブルで通常のテレビ（480×640画素）につなぐよりもパソコンモニタにデータを表示したほうがきれいになる．つまり，19インチ（対角線50 cm）の液晶モニタの最高画質の設定（1200×1600画素）よりも大きな元データの画素数であるから，最大限に表示すると50倍となる．しかし，ピントが合いにくいのがこの機種の欠点で，思ったよりもぼける．

一方，同じスカラ社のM2では元データの画素数が480×640画素なので，パソコンモニタの一部に表示となる．

デルマ医療社のDerma4500やジェイ・ヒューイットのDermLiteFotoの場合は画素数がクールピクス（ニコン製デジカメ）に依存するので，たとえばクールピクス4500では最大有効画素数が1704×2272画素であるからさらに大型のモニタに表示してもきれいにみえるはずである．また，これらの機種ではクールピクスでどれだけズームを使って撮影したかによって撮影範囲が変わる．光学ズームをめいっぱい使うとより小さな範囲を拡大して，この画素数に記録することができる．定規を撮影して，撮影範囲を確認し，表示する大きさとデータの画素数を考えれば倍率がわかる．最大光学ズームで約7×5 mmの範囲を写す．⦿MT

2 色のみえ方―臨床と病理の相関

準備体操

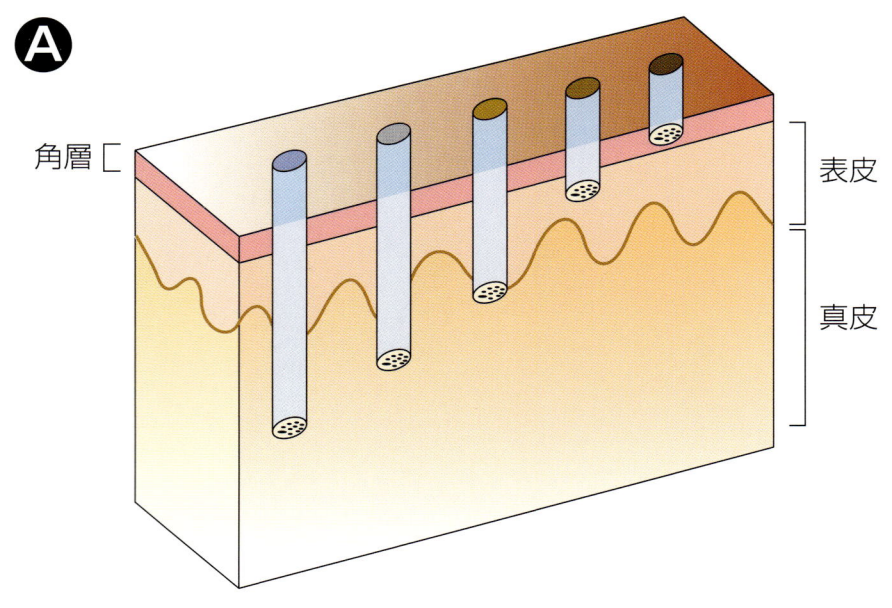

　皮膚の色調はさまざまな要素で規定されるが，本書で対象とするのは局所的な変化なので，メラニン，血液（ヘモグロビン），角質，脂肪，石灰（カルシウム），異物などが主な因子である．これらの物質にはそれ自体に固有の色があり，その色が皮膚を透かして外界から認識されるのである．この固有の色を見極めることで診断に結びつくことがある（色から起因物質を推測・特定）（本章の各項目参照）．しかし，異なる物質が類似の色相を呈する場合もあるので注意が必要である．たとえばメラニン，血液，異物（刺青など）はともに黒や茶の色合いを呈するので，その色の由来を判定するには色々な条件を勘案しなければならない．

　皮膚色の形成には上記の物質固有の色以外に，光の散乱・屈折（Tyndall現象）という光学的効果も影響する．たとえ同じ物質であっても，皮膚の中のどの深さに存在するかによって色調は変わる（後述）．また，組織学的な線維化，リンパ球浸潤といった，それ自体では色を生み出さない現象も光の散乱・反射に関係する（☞ p.30，

72［regression structures］参照）．

　メラニンを例にして図示したのがⒶである．メラニンが角層内に存在する場合は黒くみえ，表皮基底層（有棘層）の場合は褐色となる．褐色の色合いは，メラニンの量の多少によって淡褐色から濃褐色に及ぶ．メラニンが真皮乳頭層にあると，表面からは灰青色（slate-blue）にみえ，真皮網状層では青白い 鋼色（steel-blue）を呈する．このように，深さによって色が変わるのは，短波長の光（青）は長波長の光（赤）よりも散乱しやすく，吸収されにくいので（Tyndall現象），その分われわれの眼に届くからである．

　ここで注意しておくべきことは，メラニンがどういう形で存在しても，色の表現形には変わりがないことである．つまり，正常メラノサイトであれ，母斑細胞であれ，あるいはメラノーマ細胞や青色母斑細胞，メラノファージであれ，メラニンの色という意味では違いがない．黒い色は悪性黒色腫で，茶色は母斑というような分け方は成立しない．そして，皮膚にはメラニン産生能があるの

ここを check！

- 物質固有の色と，光の散乱・反射の影響
- 局在の深さで色は変化する
- 違う物質でも同じ色
- 同じ物質でも違う色
- 色調の規定因子は様々・多様
- 色の変化の動態を理解
- 実際の色は，各種要素の組み合わせ
- 色には人種差と個人差がある

で，メラノサイト系の病変でなくても茶・黒系の色を呈することが少なくない．基底細胞癌，脂漏性角化症，eccrine poroma，皮膚線維腫，神経線維腫などがその例である．逆に，メラノサイト系の病変が色を持たない non-pigmented，amelanotic なこともある．

血液に関しても，多様な要因で色のみえ方が変わってくる．メラニンと同じく，その存在が深くなるにつれて赤から赤紫，青紫，青黒色となる（☞ p.24 ［単純性血管腫］，p.156 ［血管肉腫］参照）．そして，同じ深さであっても血液の量が多ければ色調は濃くなっていく（☞ p.152 ［被角血管腫］参照）．また，同じ血液であっても，血管内にあるのか血管外（出血）なのかによって違いがある．血管内であれば，皮面に圧力を加えると，駆血されて赤い（青い）色が消えてしまう（古典的な硝子圧法，☞ p.154 ［海綿状血管腫］参照）．しかし，組織内への出血であれば，いくら圧力を加えても色調の変化は生じない（☞ p.26 ［血腫］，p.149 ［出血斑 1］，p.153 ［venous lake］参照）．出血の場合のもうひとつの特性は時期による変化である．時間が経つに連れてヘモグロビンがヘモジデリンに変性し，それに伴って色も赤，紫，黄褐色と移行する（☞ p.149，150 ［出血斑 1，2］，p.153 ［venous lake］参照）．皮表に出血して凝血すると血痂となって，黒に近い色になる（☞ p.25 ［被角血管腫］，p.150 ［black heel］参照）．

メラニンにせよ血液にせよ，このような動態を理解しておくことが大切である．

白い色については，石灰や角質のような物質固有の色がそのままみえる場合と，線維化，リンパ球浸潤，表皮肥厚・表皮索の延長といった光学的効果（光の反射・散乱）の両者がある（☞ p.30 ［悪性黒色腫］，p.56 ［negative pigment network］参照）．前者の方の色が鮮やかで，後者の方はぼんやりとした傾向がある（☞ p.70 ［blue-whitish veil］，p.131 ［表在拡大型黒色腫 2］，p.136 ［multiple blue-gray globules］参照）．

以上，個々の要素を分析したが，実際に目にみえる色はこれら要素の組み合わせで成り立っている．Regression structures を例にとると，線維化やリンパ球浸潤の白，血管拡張の赤，メラノファージの灰青，これらが渾然一体となっているのである．また，色の濃さや表現の仕方には人種差や個人差が大きいことも忘れてはならない．〈KO〉

2 色のみえ方 ― 臨床と病理の相関

なぜ黒色なのか？　　① 色素細胞母斑

ここをcheck！
- メラニンの層別分布
- 表層ほど優位
- 角層のメラニンが黒い色を作る
- メラニンの量・密度も関与する

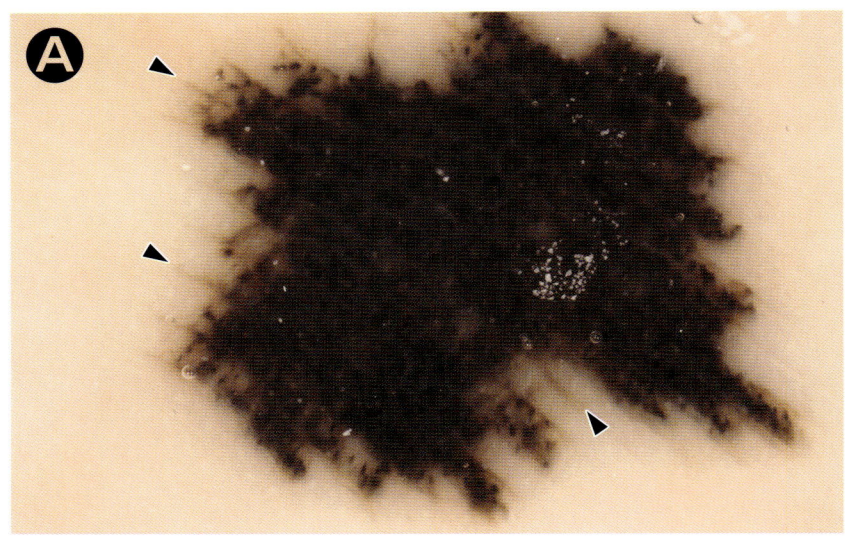

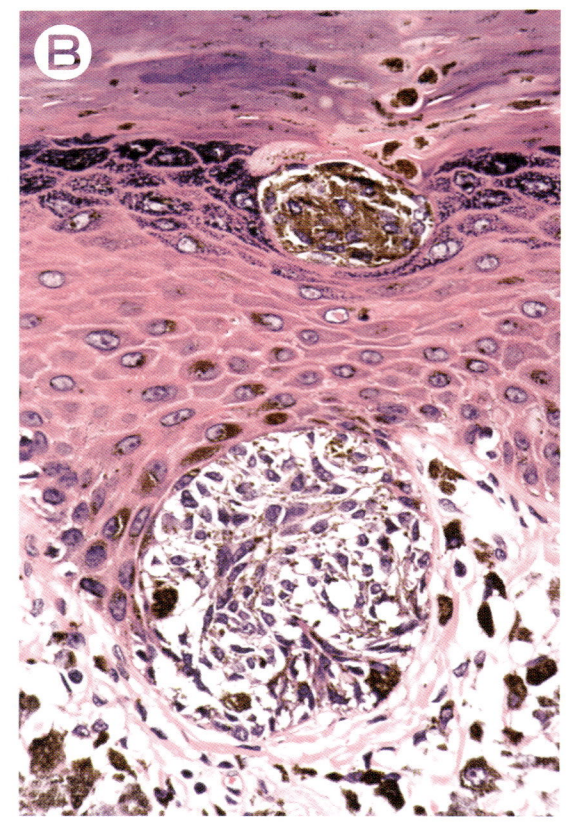

　足底の先天性，色素細胞母斑である．一見すると全体に均一な漆黒色を呈していて，特別なパターンはなさそうだが，辺縁部を観察すると細長い線条が皮溝一致性に伸びているのがわかる（Ⓐ，▲）．

　組織像でメラニン色素の分布に注目すると（Ⓑ），角層・顆粒層・有棘層・基底層・真皮にわたって広く存在している．角層ではメラニン顆粒として単独に存在，あるいは経表皮的に排泄されていく母斑細胞の中に含まれている．顆粒層には母斑細胞の胞巣（nest）が，今まさに排泄されようとしている．有棘層では個々のケラチノサイトに取り込まれており，基底層では母斑細胞の胞巣内にみられる．真皮ではメラノファージに貪食されたかたちで撒布している．

　さて，これらのうちで臨床的な色合いを実際に規定しているのはどれなのか？　黒，茶，青の3枚のカラーシートを重ねた状態を想像すれば，最上層の角層にあるメラニンが主役なのが理解できるであろう．さらには，メラニンの絶対量が多いことも大きく関係している．〈KO〉

なぜ黒色なのか？　②Spitz母斑

ここをcheck！
- メラニンの分布状態
- 表層の角層内メラニンが全体の色調を決定
- メラニンの量も関係する

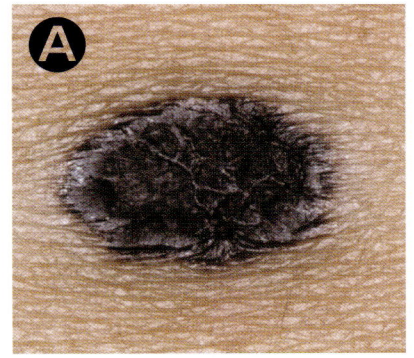

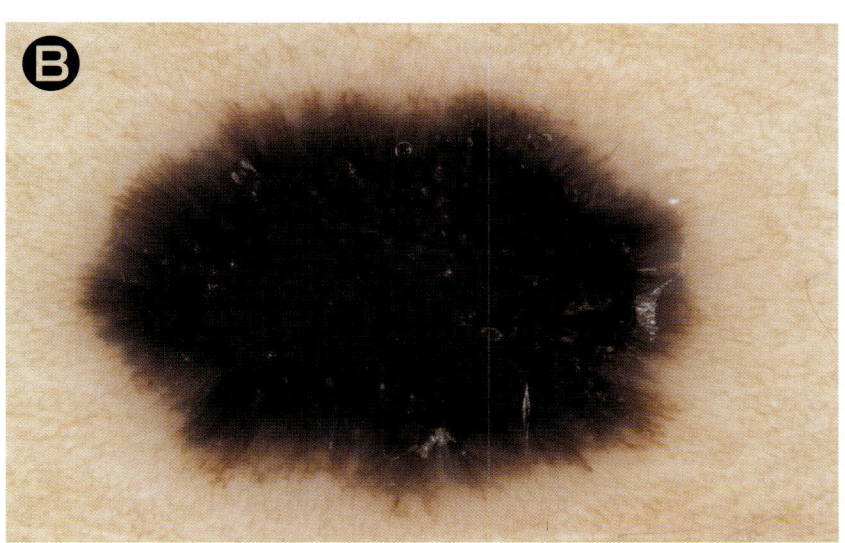

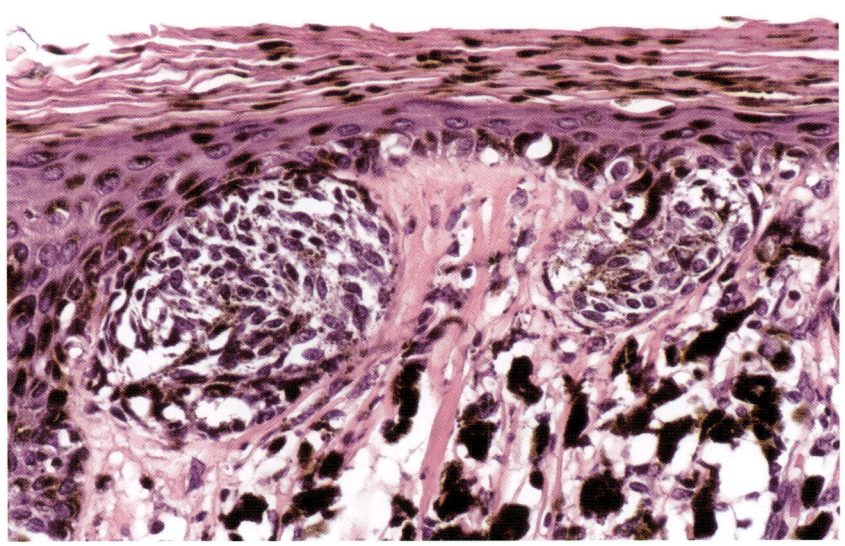

臨床的には均一な漆黒色の小判型病変で，周囲の皮膚からごくわずかに隆起している（Ⓐ）．表面を触るとやや硬い感触がある．ダーモスコピーでも色調は均一で，辺縁に刷毛で刷いたような毛羽立ちがみられ（Ⓑ，☞p.59），毛筆の穂先，狸や狐の毛先を思わせる．色素性Spitz（Reed）母斑の所見である．Pigment networkははっきりしない．組織学的なメラニンの分布状況は前症例（☞p.12）と同じで，角層・有棘層・基底層・真皮にわたる．この場合も，病変の最上層・角層内のメラニンによって全体の色調が決定されている．また，全体にメラニンの量が多い（heavily pigmented）ことも，本例での黒い色の形成に与っている（☞p.51）．

2 色のみえ方 ─ 臨床と病理の相関

なぜ黒色なのか？　　**③ 悪性黒色腫**　　[1] 悪性黒子 lentigo maligna

ここをcheck！
- 形態・色調の不規則さ
- 色のない毛孔をメラニンが不規則に取り囲む
- network, streaks はない
- メラニンは全層性に分布
- 異型メラノサイトの個別性増殖

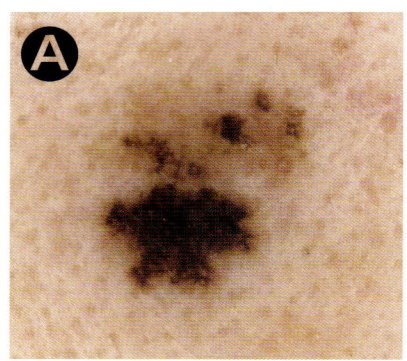
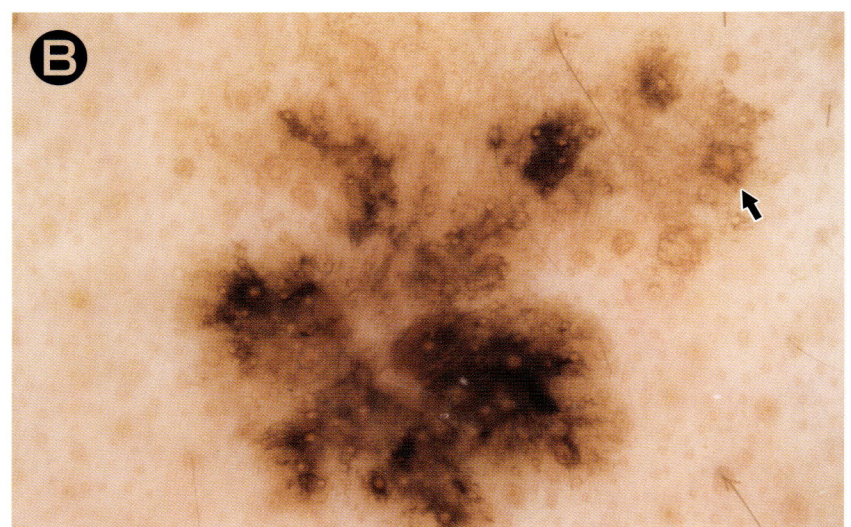
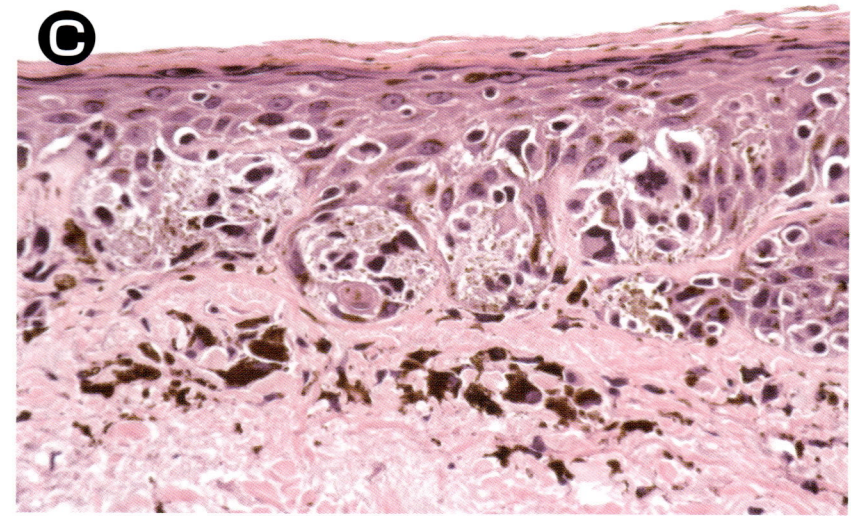

　頬にみられた不規則形で，色に濃淡のある色素斑（Ⓐ）．形状，色の不規則さから悪性黒色腫を第一に考える．

　ダーモスコピー像では，病巣は大小の色素斑（blotch）の不規則な集合から構成され，中心から辺縁に向かって色が淡くなっていく（Ⓑ）．はっきりした pigment network や streaks はみられない．色素斑の中に色の抜けた小さな円形構造（毛包開孔部）や，円形構造の周囲を色素沈着が取り囲んでいるのがみえる（Ⓑ，→）．組織では角層から真皮までの各層にメラニン沈着があり（Ⓒ），この色素の分布の違いやメラニン色素量の多寡で臨床的な色の違いが生まれている．異型メラノサイトの個別性増殖（single cell proliferation）あるいは小型の胞巣（nest）が主体で，融合性の大型胞巣（confluent nests）はない（☞ p.74～76）．

なぜ黒色なのか？　③悪性黒色腫　[2] 表在拡大型黒色腫

ここをcheck！
- 形状の不規則・不対称
- blue-whitish veil
- pseudopod
- メラニンの分布
- 凝集性の角質肥厚
- 異型メラノサイトの真皮内浸潤

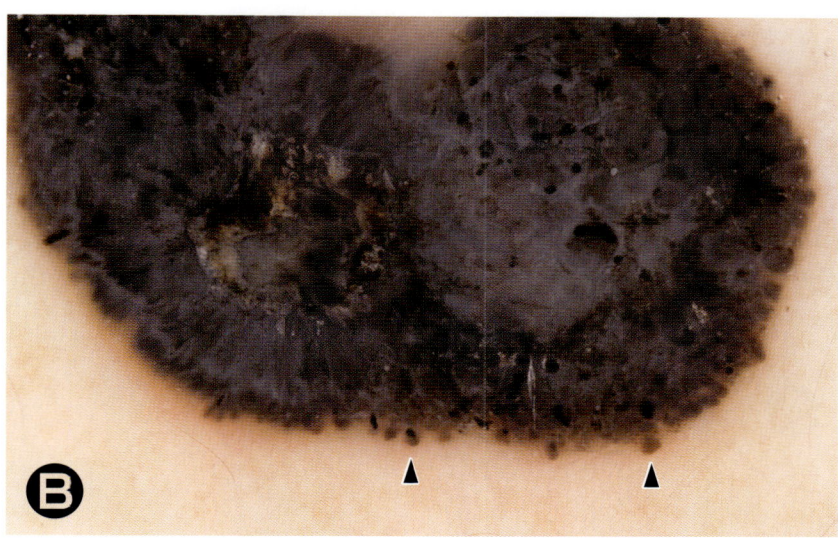

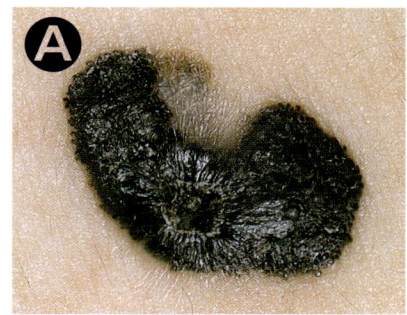

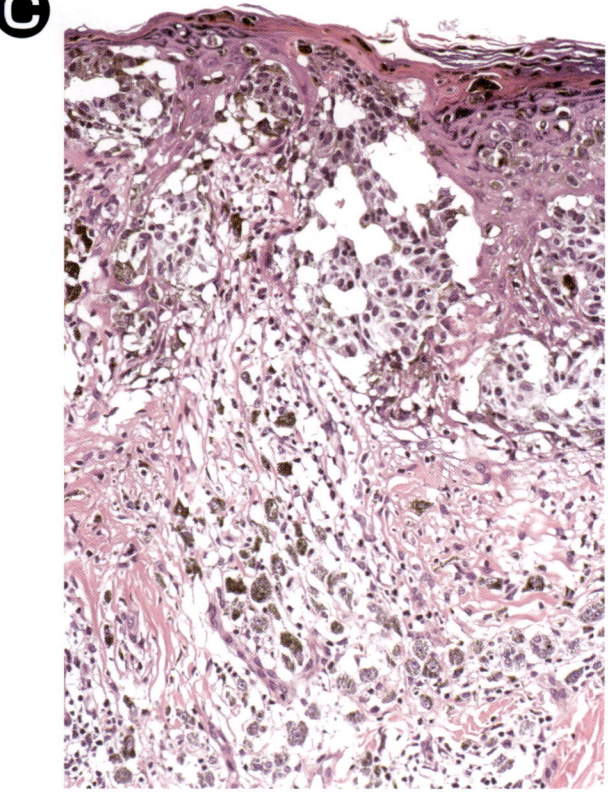

　腎臓型・ソラマメ型の不対称な形状の黒色斑（Ⓐ，Ⓑ）で，pigment network はみえない．病変のほとんどは漆黒色で無構造だが，中心部には不規則形の青紫色の部分があり（blue-whitish veil），辺縁の所々に丸い粒状の突起（irregular streaks のひとつである，いわゆる pseudopods，▲）があるので表在拡大型黒色腫と診断できる．組織（Ⓒ）では表皮全層から真皮まで異型メラノサイトが増生・浸潤し，浸潤癌（invasive melanoma）となり，このメラニンの増生によって臨床的な黒い色が構築されている．そしてさらに，角層はエオジンに濃染性で隙間なくぎっちりと堆積し（compact and thickened），メラニン色素も角層内に cast off されているので臨床的に黒くみえる．真皮内には腫瘍細胞の滴落とともに，メラノファージやリンパ球浸潤も出現し，中心部の青紫色（blue-whitish veil）が作り出されている（☞ p.61，70）．

2 色のみえ方 — 臨床と病理の相関

なぜ黒色なのか？　④ 脂漏性角化症

ここをcheck！
- 色合いはメラニンの量・密度にも関係する
- 人種によってメラニン量は違う
- network がない
- streaks との鑑別

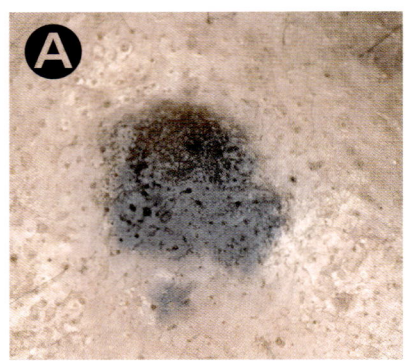

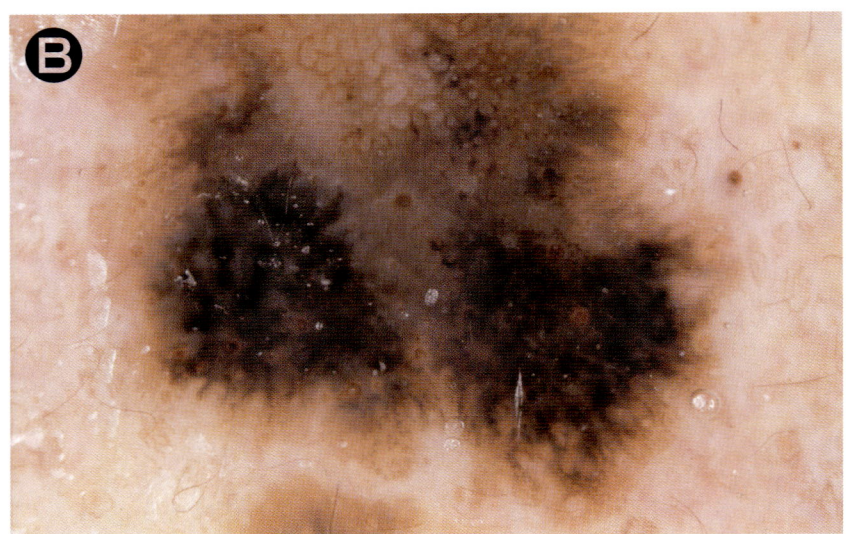

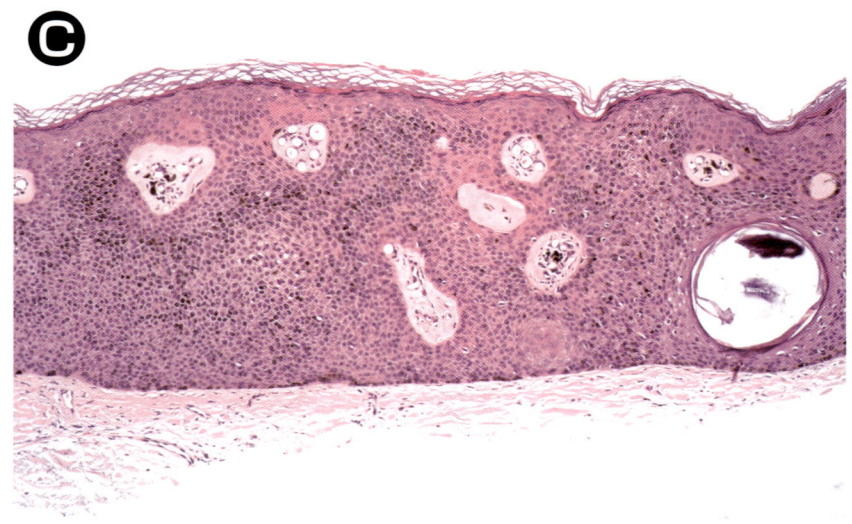

　頭に生じた黒褐色結節で，周囲からなだらかに隆起している（Ⓐ）．ある大学病院で悪性黒色腫として手術を勧められていた．色調に多彩さが乏しいこと，触るとざらっとした角化があることから脂漏性角化症を疑った．ダーモスコピーでは色の濃さに多少の段階的な変化はあるが，pigment network はみられない．辺縁の streaks 様の線条は形態・境界ともに鮮明でない（Ⓑ）．生検により診断は確定した（Ⓒ）．この症例での臨床的な黒さの機序は，有棘層のケラチノサイトに取り込まれた多量のメラニン顆粒である．白人対象の教本では脂漏性角化症の色を「不透明な黄褐色から灰褐色」と記載しているが，メラニンの量・密度についての人種差を忘れてはいけない．🆋

なぜ茶色なのか？　① 扁平母斑　[1] 臨床と病理

ここをcheck！
- 基底層にメラニン沈着
- 母斑細胞は存在しない
- メラノサイト，ケラチノサイトの機能異常か？

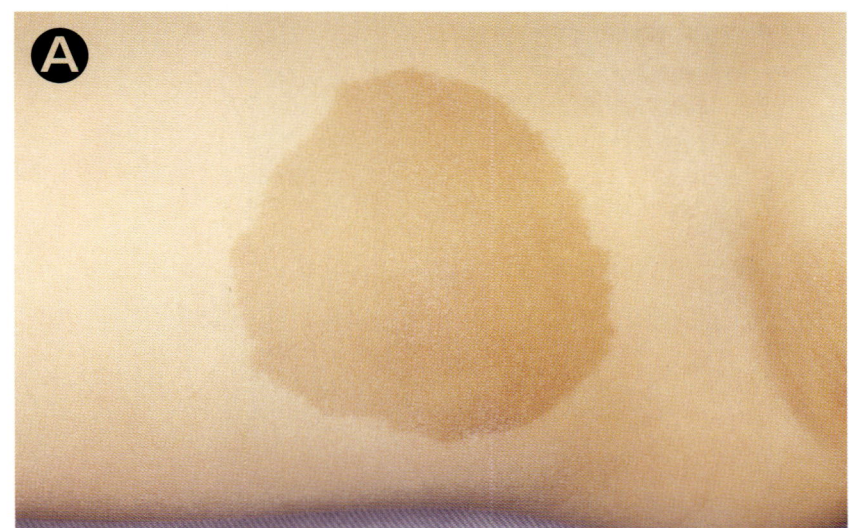

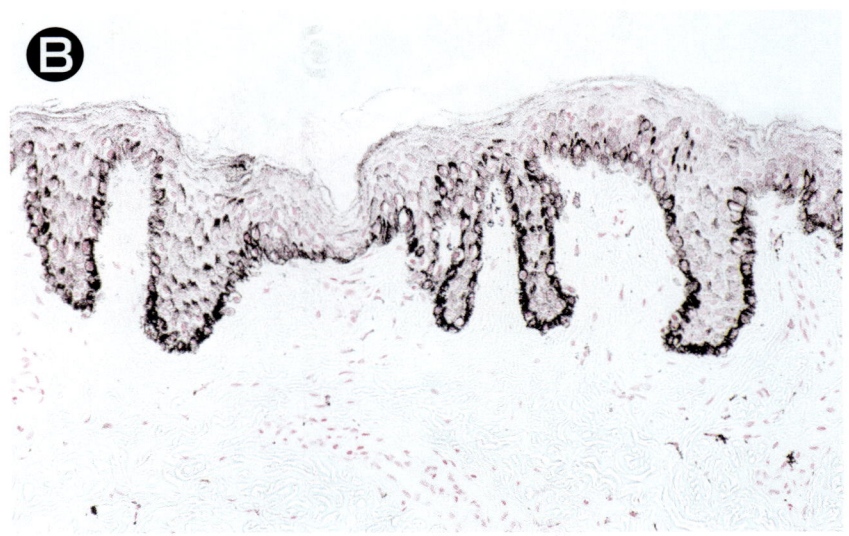

　境界鮮明で均一な色調の淡褐色斑（Ⓐ）．マッソン染色では基底層にメラニン沈着が強く，一部では表皮内にも分布している（Ⓑ）．このように，メラニンが主に基底層に分布しているのが淡褐色にみえる理由である（☞ p.10）．扁平母斑のなかでも，症例により色の濃い・薄いの違いがあるのは，メラニンの絶対量の差や表皮内への分布量の差に起因するのであろう．メラニン産生に関しては，色素細胞母斑では母斑細胞（いわば異常メラノサイト）が担当しているのに対し，扁平母斑では基底層に存在する"正常"メラノサイトに由来している．病態として考えられるのは，メラノサイトの機能亢進，ケラチノサイトのメラニン伝達障害あるいは排出障害などである．　⓴

2 色のみえ方 — 臨床と病理の相関

なぜ茶色なのか？　①扁平母斑　[2] ダーモスコピー

ここをcheck！
- 毛孔一致性に白い部分がある
- 毛孔一致性の再発との関連は？

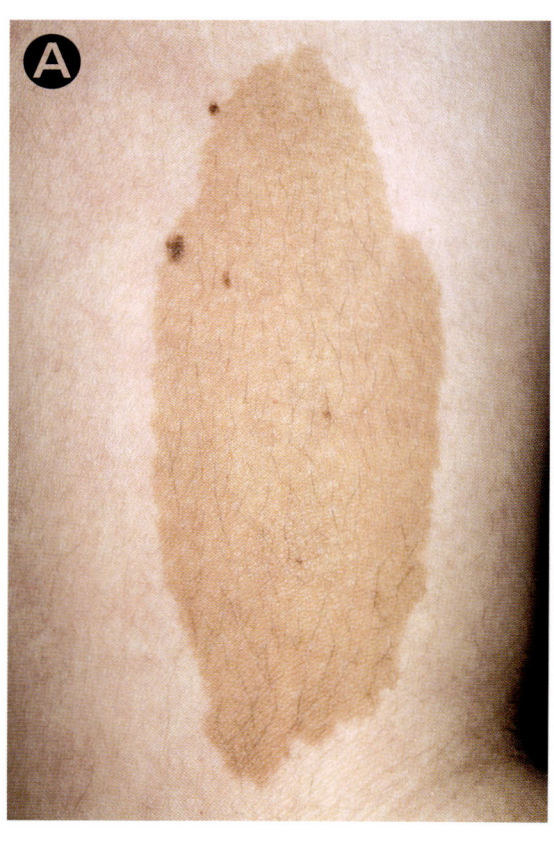

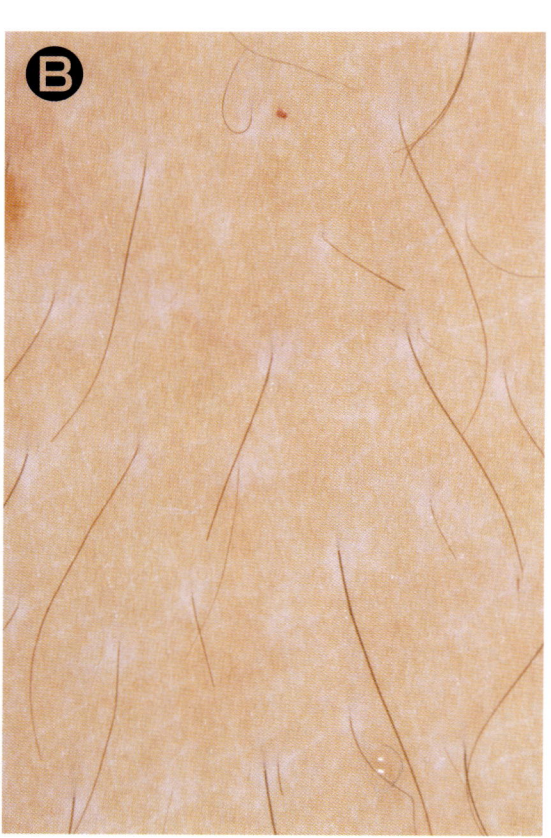

【参考】p.112と同一症例

今度は扁平母斑をダーモスコープでのぞいてみる．肉眼的にはどこをとっても全体的に均一な色調にみえる（Ⓐ）．ところがダーモスコピー所見は不整形の淡褐色斑の中に，白く抜けた部分が散在しているのがわかる．この白い部分は毛孔に一致しているので，毛孔周囲の皮膚にはメラニン沈着が生じないと想像される（☞ p.21，57，58，76，112，116，117）．

ところが，扁平母斑をレーザーやグラインダーで治療した場合はしばしば毛孔一致性に再発してくるので，扁平母斑の色素産生の首座は毛孔にあると考えられてきた．この考えとダーモスコピーの所見は矛盾するのだが，どう解釈すればよいか今のところ不明である．

なぜ茶色なのか？　②汗孔腫

ここをcheck！
- Poroma cells がメラニンを含有している
- Pigmented だからといってメラノサイト系疾患とは限らない

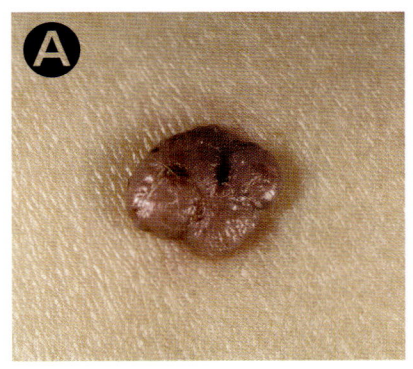

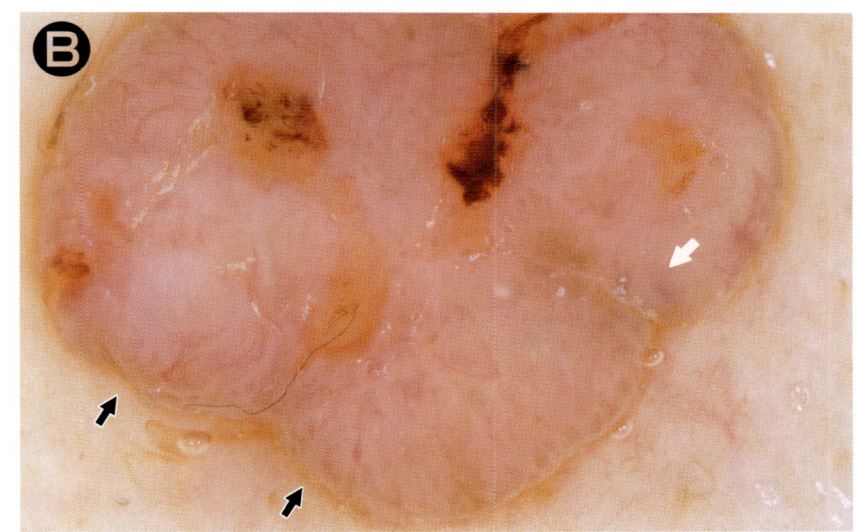

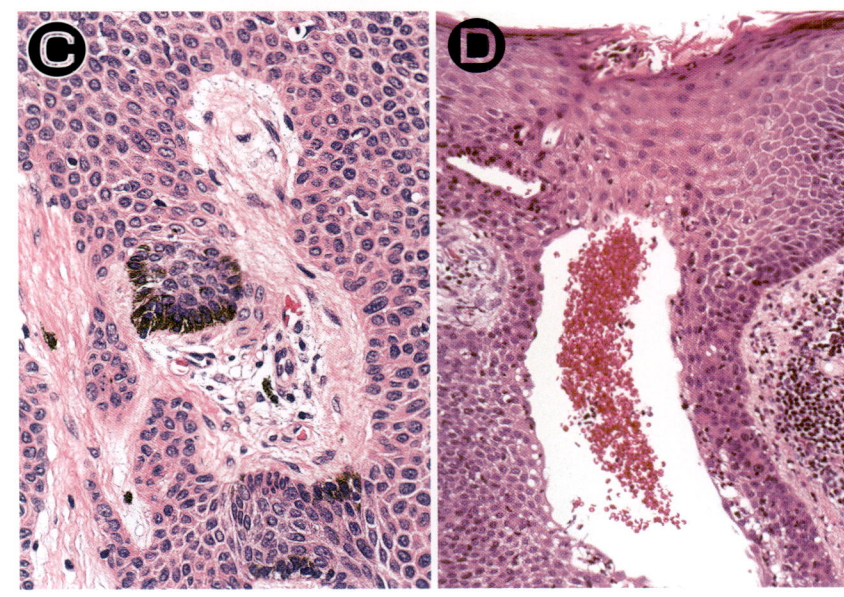

　広基有茎性で弾性軟，赤褐色の結節である（Ⓐ）．赤みを背景として，数個の大きな房様構造から成り（Ⓑ，→），蛇行性・線状の血管拡張もある（Ⓑ）．房構造の辺縁部では淡い茶褐色が透見され（Ⓑ，⇨），表皮基底層のメラニン含有細胞を反映している（Ⓒ）．また，胞巣内の血管拡張（Ⓓ）が蛇行性・線状の血管拡張の本態である．皮膚は角化能とともにメラニン産生能があるので，メラノサイト系病変でなくとも色素を有する（pigmented）ことがある．基底細胞癌，脂漏性角化症のほか，毛包腫瘍，汗腺腫瘍，結合織疾患（皮膚線維腫）などである．🄺🄾

2 色のみえ方 ― 臨床と病理の相関

なぜ青色なのか？　①青色母斑

ここをcheck！
- 均一な青い色調（homogeneous blue pigmentation）
- network, dots/globules は無い
- blue-whitish veil との鑑別
- 表面には白い薄靄

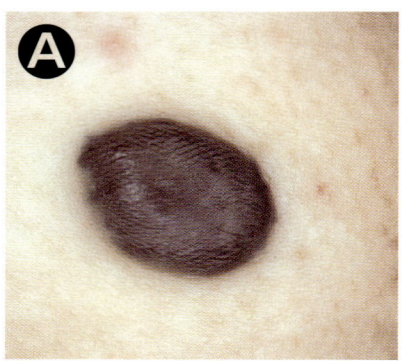

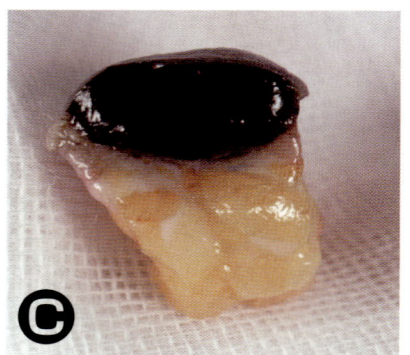

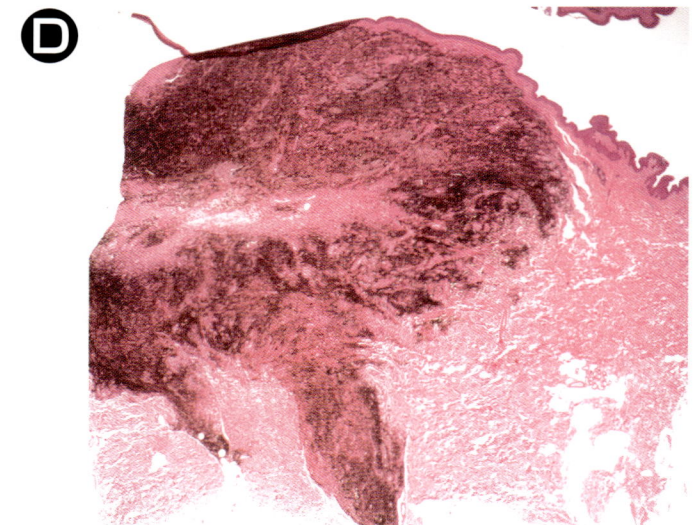

　青色母斑の結節型は，肉眼的には均一な青黒色の，皮膚から隆起する境界鮮明な結節である（Ⓐ）．摘むと硬く触れる．ダーモスコピーでは，藍色の基調の上に白っぽい靄が重なっている（Ⓑ）．この色調のことを homogeneous blue pigmentation あるいは steel-blue pigmentation と呼ぶ．色の濃さに多少の差はあり得るが色相は均一であり，茶色や黒色は混在しないのが特徴である．この深い藍色は真皮内の深在性のメラノサイトに由来し（Ⓒ），色の濃さはメラノサイトの量，深さ，線維化の程度に規定される（Ⓓ）．結節型の悪性黒色腫であれ青色母斑であれ，割面はどちらも真っ黒である（Ⓒ）．色素細胞母斑と異なり，深部まで黒い（☞ p.49，70，114，115）．　Ⓚ⃝

なぜ青色なのか？　②太田母斑

ここをcheck！
- 雲の形の褐青色斑
- 色調や濃さには個人差
- dots/globules はない
- 毛孔一致性の pseudonetwork

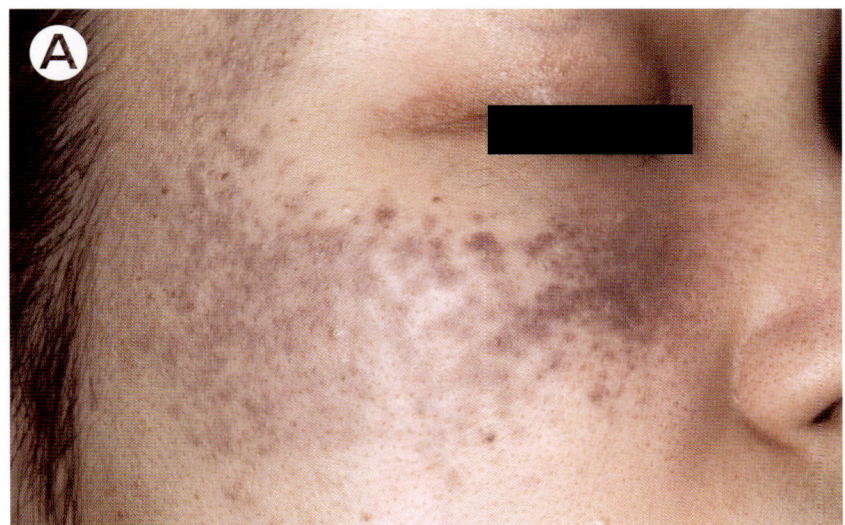

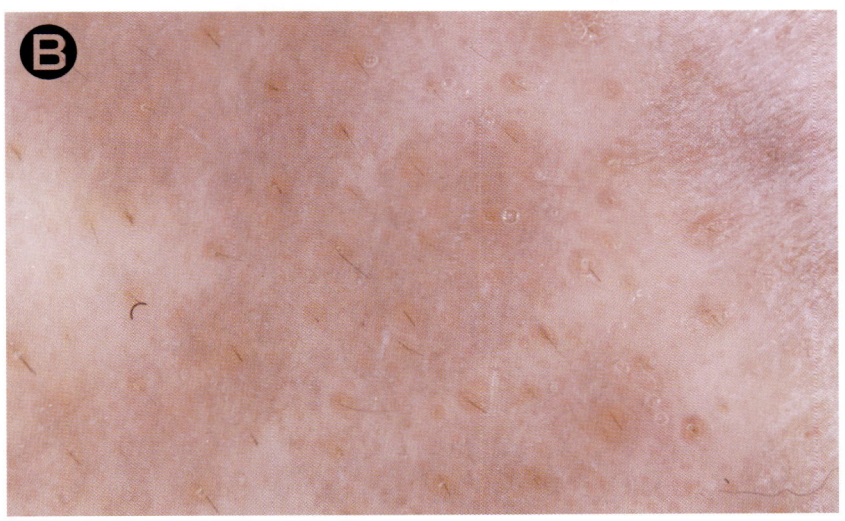

　太田母斑は真皮メラノサイトの増生を主体とし，表皮のメラニン沈着も伴う病態である．したがって，青色母斑の均一な青さとは異なり，褐色〜灰色〜スレート色の混在，融和した色調を示す（Ⓐ）．症例により色調や色の濃さに個人差が大きい．また組織学的にもメラニンはびまん性に深部まで（時には血管壁や脂肪織・筋層に及ぶ）存在するが，その数・量は青色母斑に比べてずっと少ない．ダーモスコピーの所見もこれらに呼応して，不整形で褐青色の小斑が散在する（Ⓑ）．顔面では毛孔周囲が白く抜けてみえるため，丸いパンチで打ち抜いたような，pigment network 類似の所見（pseudonetwork）を呈することもある（☞ p.57，73〜75，116，117）．
Ⓚ🄾

2 色のみえ方 — 臨床と病理の相関

なぜ青色なのか？　③ Miescher 母斑 1

ここをcheck！
- 軽石のような多孔性
- その陥凹部を毛が貫通する
- 色の濃さはメラニンの含有量による
- 色調はメラニンの深さによる

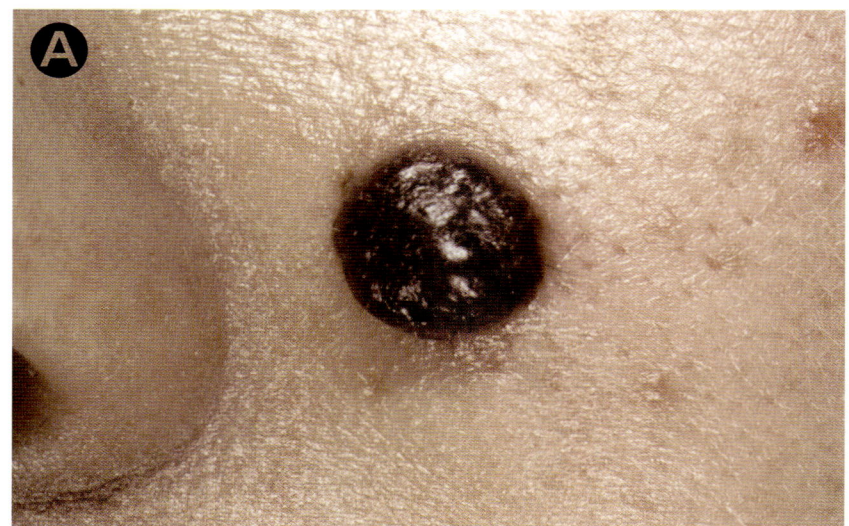

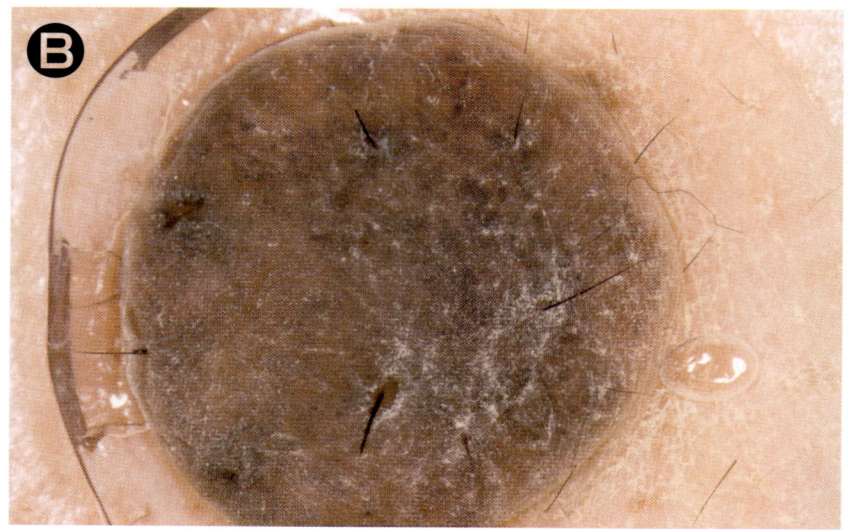

　この母斑は顔面などに多く，半球状に盛り上がり，表面が多孔性でそこを毛髪が貫通している．色は黒い場合（Ⓐ）が多いが，白地に褐色が混じることもある．組織では複合型あるいは真皮内型で，母斑細胞は真皮の深部まで及び，毛包一致性の部分もある．母斑細胞のうちでメラニンを含有するのは，真皮上層の胞巣部分に限局する．ダーモスコピー（Ⓑ）でみると青みがかっているのは，この真皮成分のためである．

　Ackerman は後天性の小型の色素細胞母斑を，それぞれの記載者の名を冠して，Miescher，Unna，Clark，Spitz の 4 型に分けている．本書もその分類を採用した．Ⓚ🄾

なぜ青色なのか？　④ Miescher 母斑 2

ここを check !
- 均一で無構造な灰青色
- 毛孔を囲む白い輪，黒い毛幹
- メラニンの存在部位

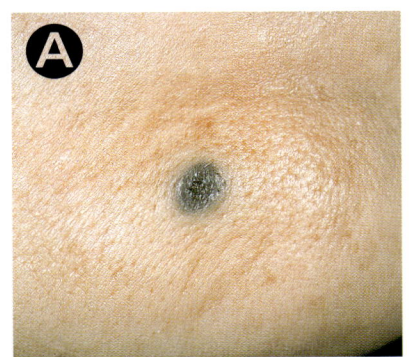

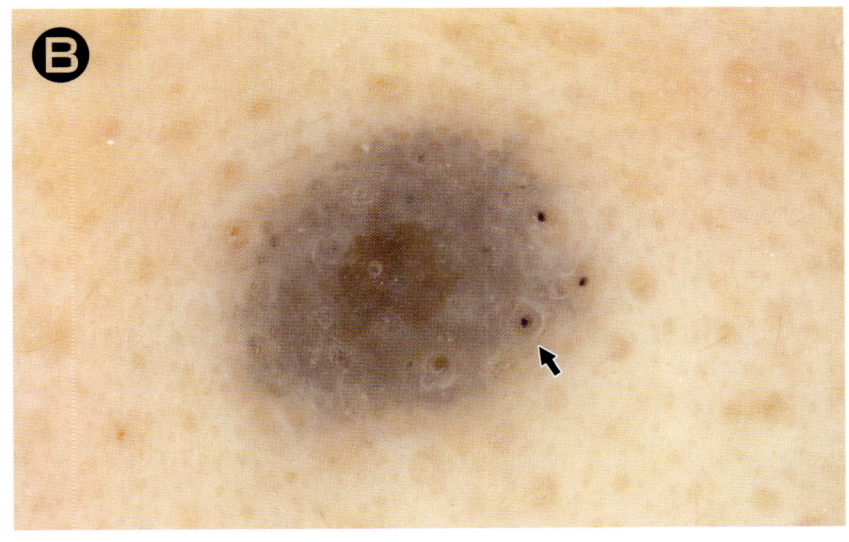

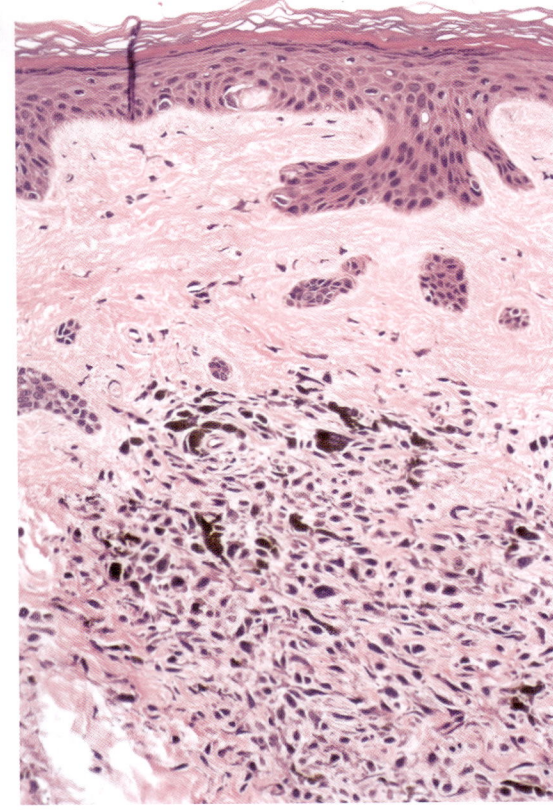

　境界鮮明な黒色の円形結節である．辺縁部に比べて中心部は色が濃くみえる（Ⓐ）．ダーモスコピーではくすんだ灰青色を呈し，中央は褐色調が重なっている（Ⓑ）．全体に均一で無構造である．組織では真皮中層にメラニンを含んだ細胞集塊が結節状に増殖している（Ⓒ）．臨床的な色調はこのメラニンの深さと量によって決定されている．この症例でもうひとつ注目しておくべきことは，毛孔の周りが輪状・環状に白く縁取られていることである．標的のように，中心に毛幹の黒点，周囲が淡褐色の円形局面，外層が白い縁取りといった構造になっている（Ⓑ，➡）．これが後述の pseudonetwork の形成に関与してくるのである（☞ p.57，73）．Ⓚ🄾

2 色のみえ方 ― 臨床と病理の相関

なぜ赤色なのか？　① 単純性血管腫

ここをcheck！
- 症例によって赤みはさまざま
- 真皮浅層の血管拡張は鮮紅色にみえる
- 色の濃さは血管拡張を反映
- 押し当て方で赤みが消える
- レーザーの効果が予想可能

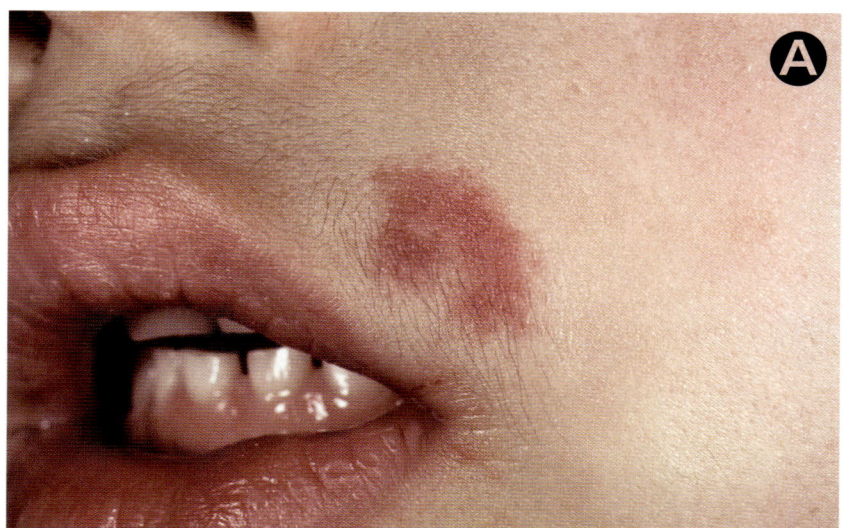

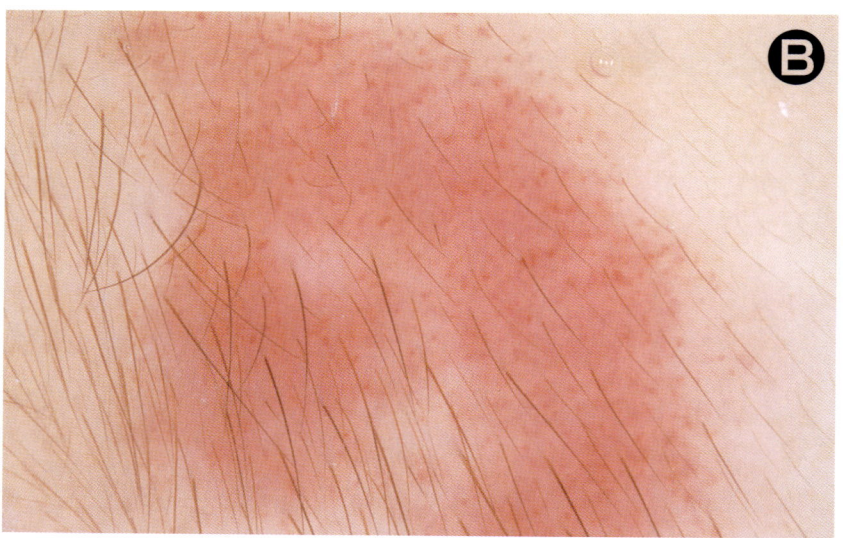

基本的に，皮膚の赤みは赤血球（ヘモグロビン）の色を反映する．単純性血管腫は真皮内の毛細血管拡張・増数が本態であり，その血管内の赤血球が表面から透けてみえるために赤い．実際には血管の拡張の程度や数，組織学的な深さにより，その赤さはごく淡いピンク色から赤紫色までさまざまである．提示例の色調は臨床的にはっきりした紅色で（Ⓐ），ダーモスコピーでは点状・折れ釘様の血管拡張がみて取れる（Ⓑ）．このように血管拡張の目立つ症例では，一般的にレーザー治療の効果が期待できる．背景がぼんやりと赤いのは光線の散乱・屈折の影響であろう．観察の際に，ダーモスコープのレンズ面の押し当て方の強さによっては，皮膚が駆血されて赤みが薄れる（硝子圧診）． 〈KO〉

なぜ赤色なのか？　②被角血管腫

ここをcheck！
- 結節型黒色腫と間違われやすい
- ダーモスコピーなら一目瞭然
- 大小のlacunaの集簇
- 角化と表皮肥厚による白露
- 血痂は均一な赤茶（黒）

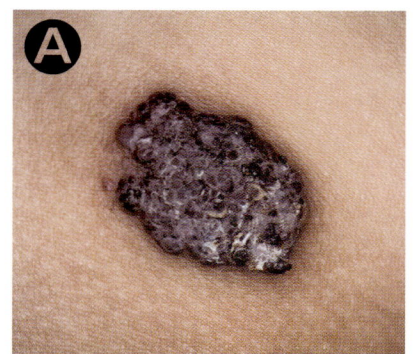

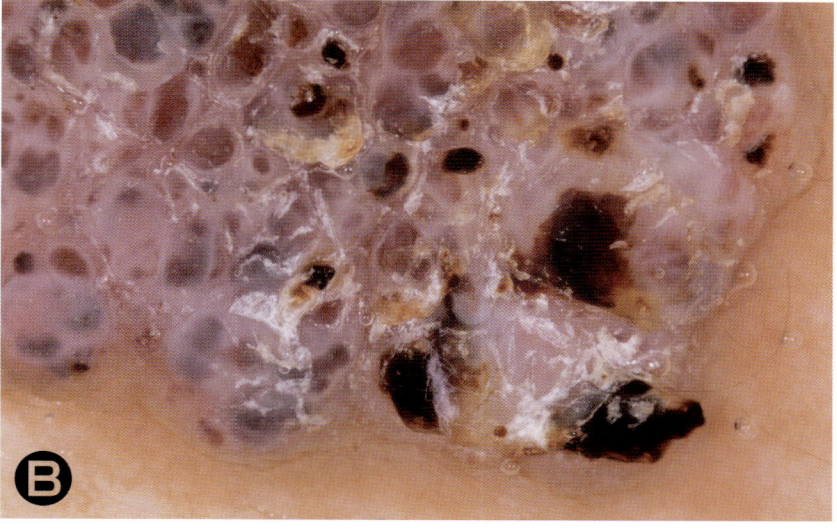

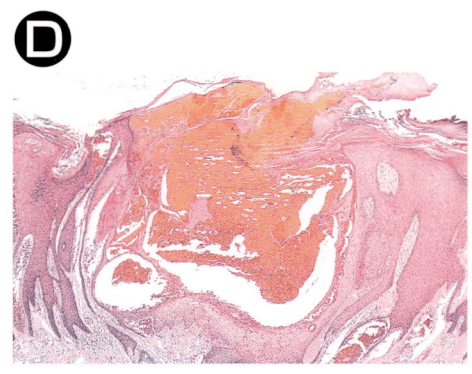

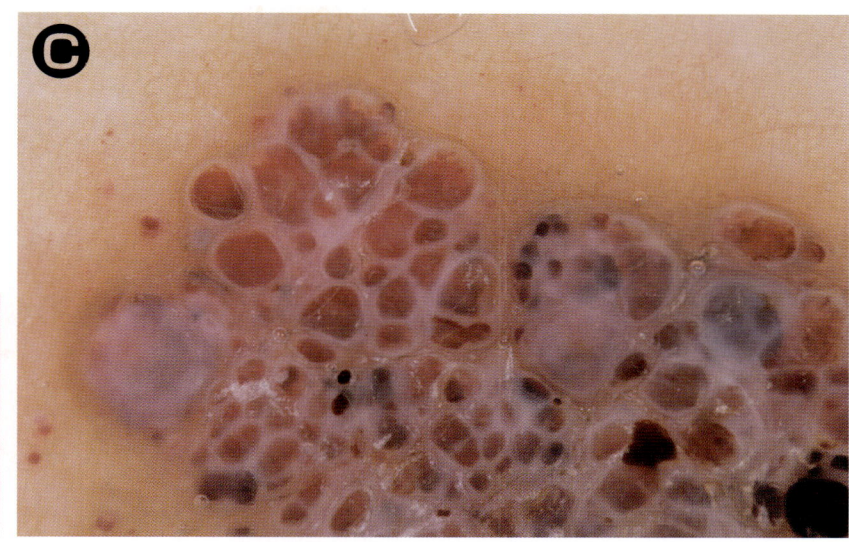

　Solitary angiokeratoma（verrucous hemangioma, eruptive hemangioma）は臨床的に悪性黒色腫と間違われやすい（Ⓐ）．しかしダーモスコープで観察すれば一目瞭然で，大小の赤紫色の球状構造（lacunaあるいはlagoon）の集合から成る（Ⓑ，Ⓒ）．個々の球状構造の内部は基本的には均一で，弧状の沈殿（hypopyon）を伴うこともある．これらは真皮乳頭層の開大した血管腔を反映している．表層の角化亢進と表皮肥厚のため（Ⓓ），表面に白い薄露がかかってみえる．みかけ上はblue-whitish veilと同様だが，blue-whitish veilはlacunaを伴わないものと定義されており，この用語は悪性黒色腫に限定される（☞ p.70，152）．Ⓚ⓪

2 色のみえ方 ― 臨床と病理の相関

なぜ赤色なのか？　③血腫

ここをcheck！
- 悪性黒色腫と鑑別
- どこかに赤い部分がある
- 強く圧抵しても色は変わらない
- 大きさの揃った球が皮丘に沿って配列

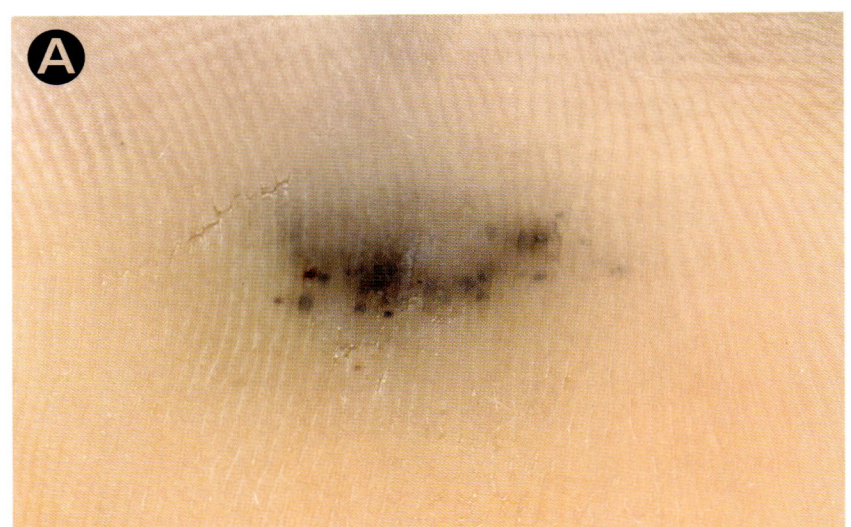

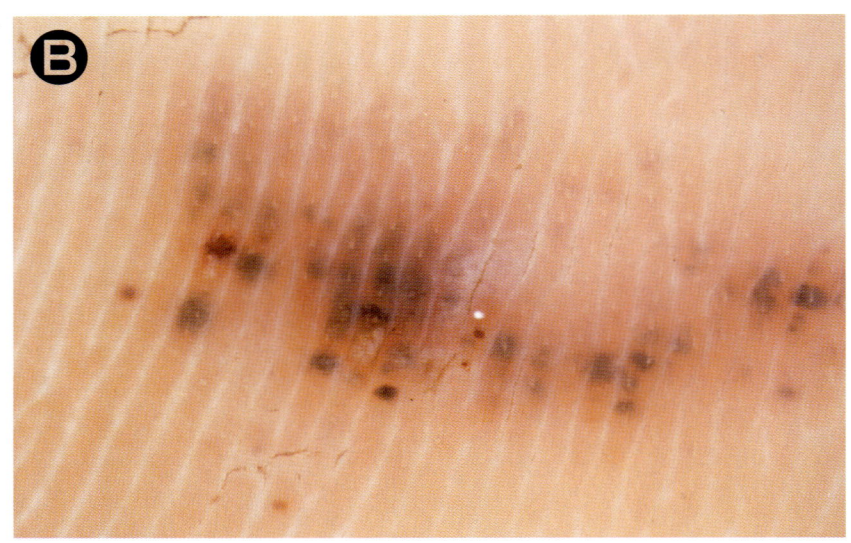

　物理的刺激で踵に生じる出血斑をblack heelと呼ぶ．バスケットボールなど，踵に激しい外力が加わる場合が多い．発症経過が短期・急性であり，年齢が若く，運動歴から推測ができる．不規則形，濃淡不整で，帯状を呈する（Ⓐ）．ダーモスコピーをみると，経過の早い例ではどこかに赤みが滲んでおり，鮮紅色の球状・粒状物も確認できる（Ⓑ）．陳旧例では出血が凝固して黒い球になっているが，大きさはほぼ均一であり，皮丘に沿って平行に配列している（☞ p.89，128）．これをpebbles on the ridgesと表現する場合もあるが，あまり名称にこだわる必要はない．この粒状構造は，組織学的には角層内の凝血塊に一致する．流血ではないので，圧抵しても色は消えない（硝子圧診）（☞ p.150）．　**KO**

なぜ白色なのか？　① 石灰化上皮腫

ここを check !
- 均一な乳白色
- 単一の結節
- 圧抵の角度・強さを変えて観察
- 手術は丁寧に

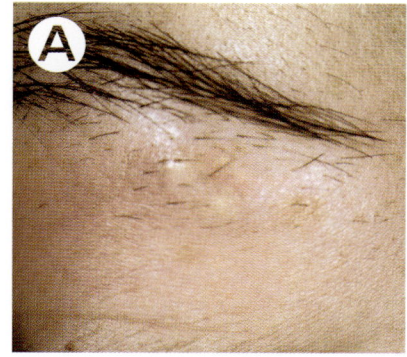

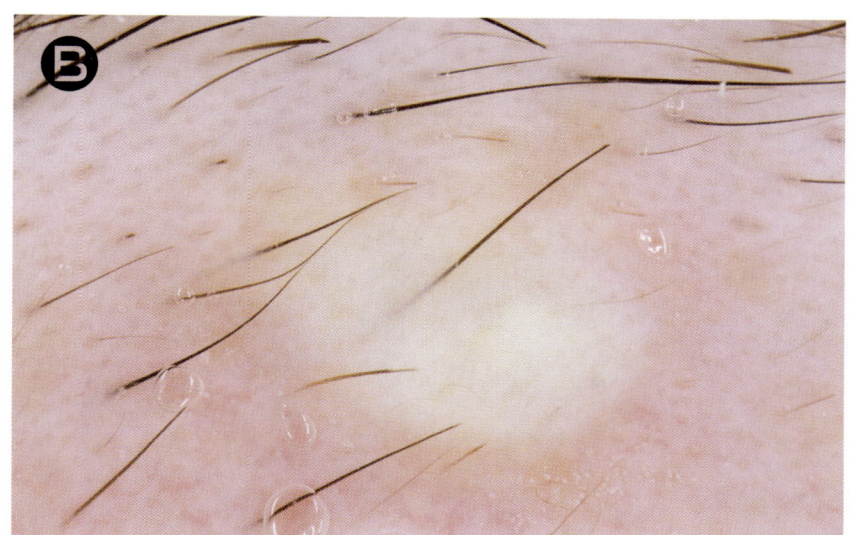

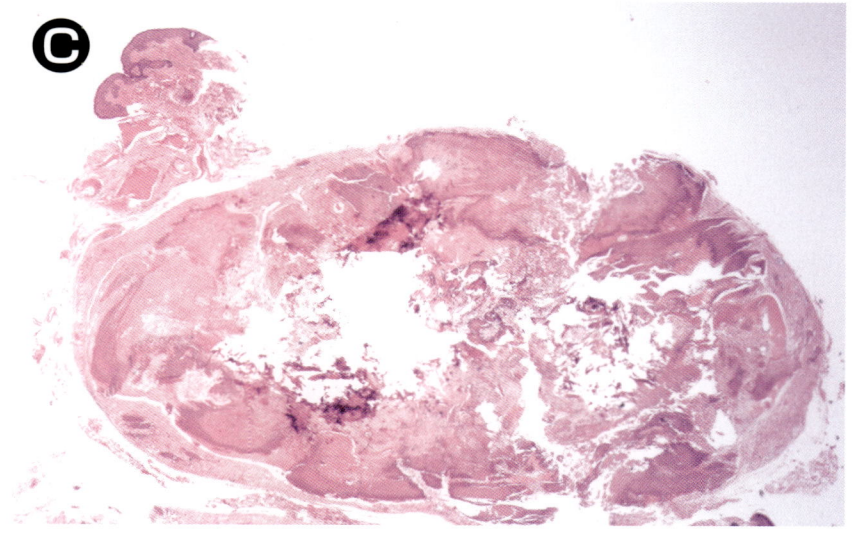

　上眼瞼に生じたごつごつと硬い腫瘤で，被覆表皮とは可動性（Ⓐ）．ダーモスコピーでは，均一で無構造な乳白色にみえ，周囲との境界はにじんでいる（Ⓑ）．この白さの範囲は，ダーモスコープを当てる強さを変えながら，色々な方向から観察すると確定できる．つまり，皮下に存在する病変の範囲を，事前に判定できるわけだ．この方法は，色々な皮下腫瘍に応用可能である．腫瘍は境界鮮明であり，周囲組織から剥離・核出できるが，硬いわりには脆いので丁寧な手術操作が必要となる．摘出検体は白色で，ところどころに点状のメラニン沈着がある．成人例では骨化していることもある．石灰そのものの白さが臨床，ダーモスコピーの白さを反映する．Ⓚ

2 色のみえ方 — 臨床と病理の相関

なぜ白色なのか？　②表皮下石灰沈着症

ここをcheck！
- 年齢，触感，色から診断を絞る
- 大小の砂粒様の白色結節の集簇
- 圧抵の仕方による変化はなし

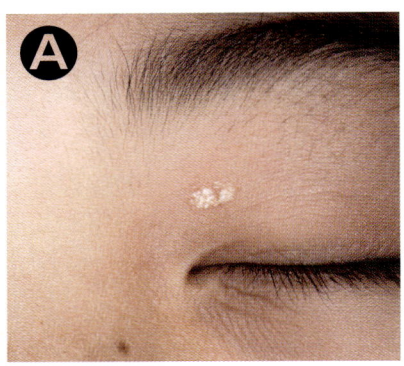

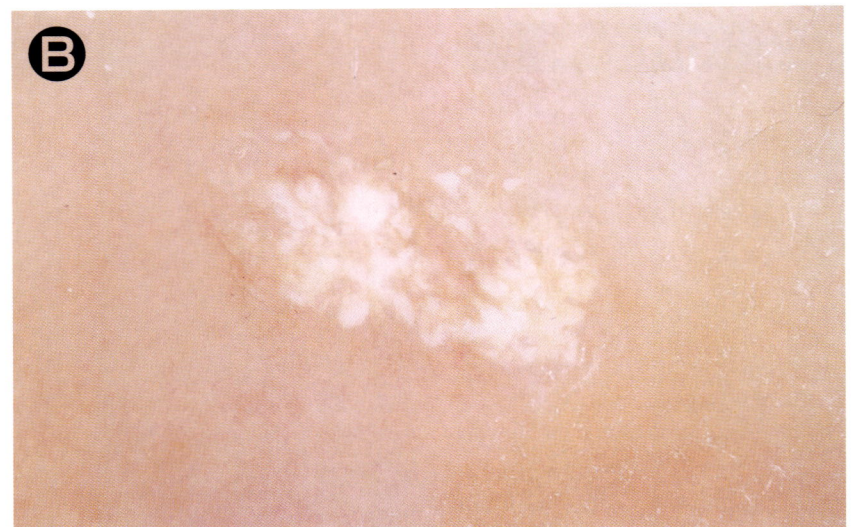

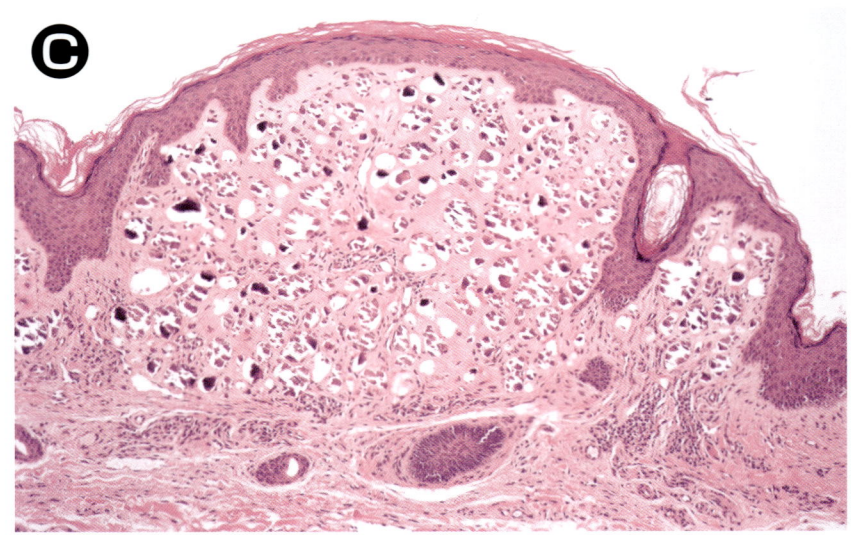

　若年者の上眼瞼で，触わるとざらざらしている．色はくっきりとした白色である（Ⓐ）．年齢，触感，色調から眼瞼黄色腫とは鑑別できる．ダーモスコピーでは，大小の境界鮮明な白色塊が集簇・融合してひとつの結節を形作っている（Ⓑ）．圧抵の力や方向を変えても，形，色調に変化は生じない．その理由は，石灰沈着が表皮直下の浅い位置にあり（Ⓒ），表皮と沈着物の間に血管や組織が介在しないからである．石灰は皮膚を持ち上げて大小の結節を構成し，それがダーモスコピー像の結節と対応している．白さは石灰自体の色である．Ⓚ

なぜ白色なのか？　③ 基底細胞癌（milia-like cysts）

ここをcheck！
- 境界鮮明な白色の球状構造
- 組織では角質嚢腫
- 大きさは色々
- 脂漏性角化症だけとは限らない
- 皮膚は角化能を持つ組織である

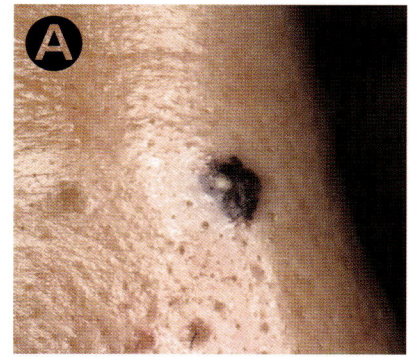

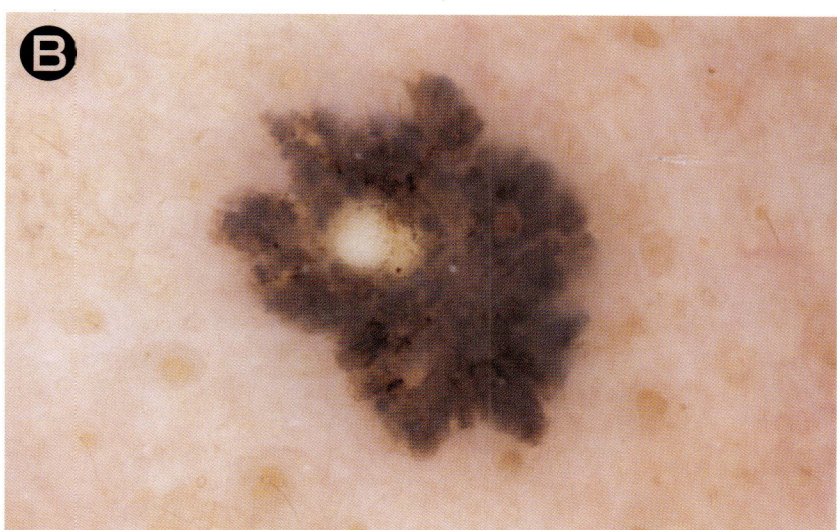

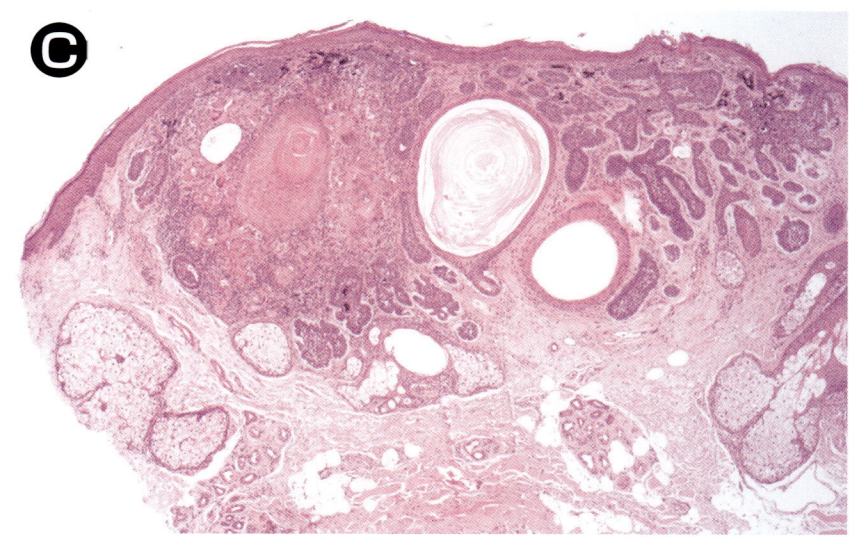

　66歳の男性の鼻背．扁平に隆起する黒色結節（Ⓐ）．病変の中に白色構造が存在する．ダーモスコピーでは，境界鮮明で真ん丸い白色構造であり，色は均一な白さを示す（Ⓑ）．大きなもの以外にも，小さなものが数個散在する．組織をみると結節全体は基底細胞癌であり，そして白色構造の本態は角質嚢腫であることがわかる（Ⓒ）．この角質がダーモスコピーでは白色にみえたのである．角質の色を実証するには，粉瘤を半割するのをおすすめする．この白色構造を milia-like cyst（稗粒腫様嚢腫）と称し，脂漏性角化症（☞ p.143, 146, 147）に特徴的とされるが，本例でわかるとおりさまざまな疾患にもみられる．Ⓚ⃝

2 色のみえ方 — 臨床と病理の相関

なぜ白色なのか？　④悪性黒色腫（regression structures）

ここをcheck！
- ピンク色の扁平局面
- 青灰色の小点
- atypical network（⇨）
- irregular streaks（▲）
- blue-whitish veil（△）

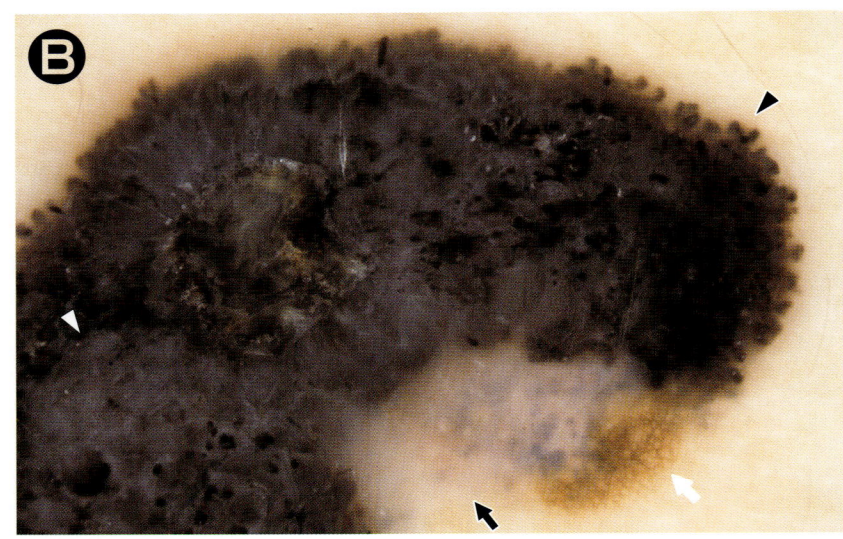

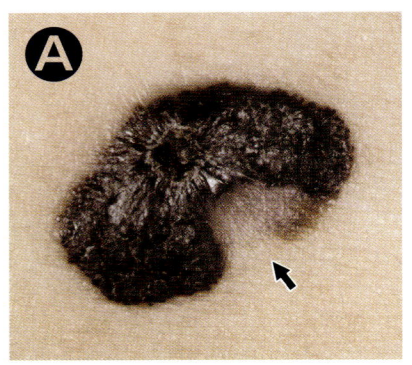

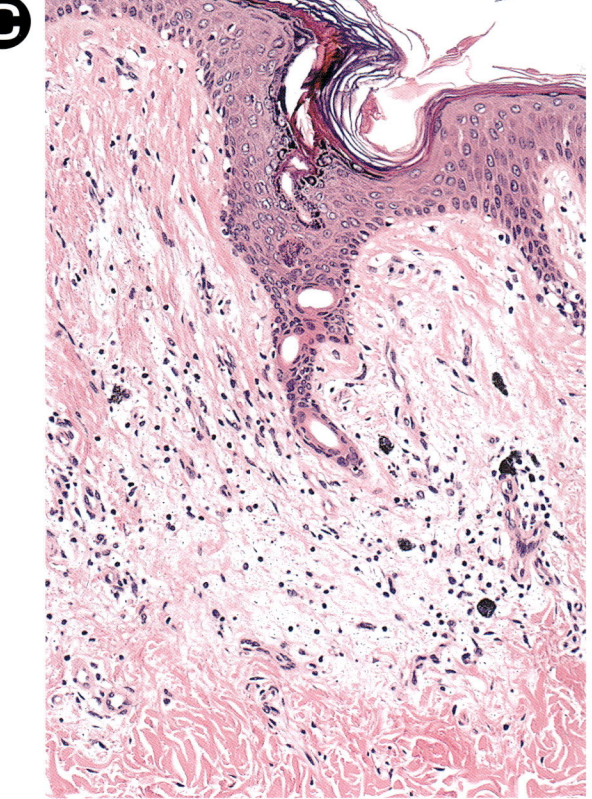

【参考】p.71と同一症例

　悪性黒色腫のうちで，表在拡大型で時々，自然消褪がみられる．臨床的には病変の一部（あるいは全体）が扁平化し，元来の黒い色が薄れてピンク色～白色となる（Ⓐ，➡）．病理所見は時期によっても違いがあるが，表皮は萎縮・扁平化し，真皮上層には軽度の線維化と血管拡張，メラノファージ，リンパ球浸潤がみられる（Ⓒ）．そしてダーモスコピー像はこの病理に対応した所見を示す（Ⓑ）．色としては，線維化・リンパ球浸潤による白さ，血管拡張に基づく赤み，その両者の混在でピンク色を呈する（Ⓑ，➡）．腫瘍の崩壊の産物であるメラノファージは，消褪局面の内部に散乱（集簇・融合せずに）する細かな青灰色点状構造（multiple blue-gray dots，peppering）として認められる（☞p.67，70～72，97）．

なぜ黄色なのか？　①疣贅状黄色腫

ここをcheck！
- レンズの圧抵の強さの加減
- 駆血して赤みをとると，黄色が浮かぶ
- 接触部の白色と黄色の見極め
- 赤さだけに気を奪われないこと
- 黄色は泡沫細胞

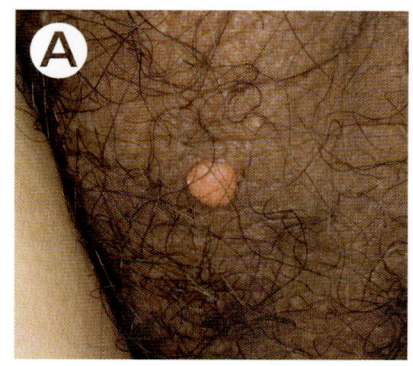

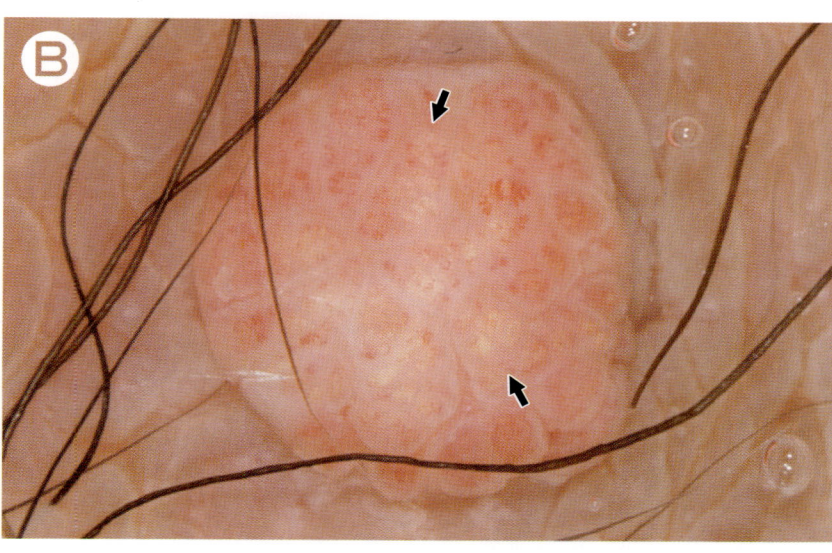

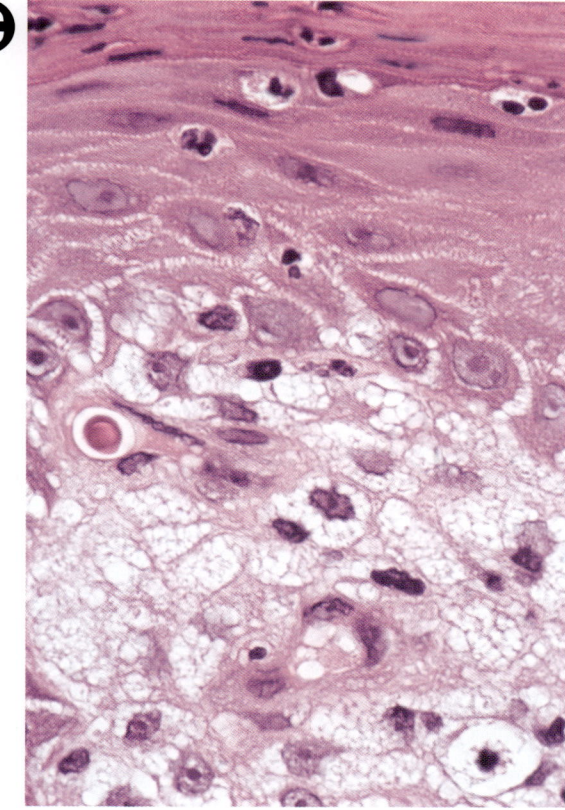

　本症の本態については腫瘍性増殖よりは，炎症に続発する反応性変化とする考えがある．臨床的には外陰に好発する紅色結節（Ⓐ）で，大きいものはポリープ様となる．ダーモスコピー像では表面は小結節が集簇して全体を形作っており（Ⓑ），これは臨床的に表面が顆粒状を呈するのを反映している．全体の赤みや点状・コンマ状の血管拡張は，組織での血管拡張に対応する所見である（Ⓒ）．ダーモスコープの圧抵方向や強さを変えながら観察すると，レンズの鏡面に接する白色部分の中に黄色い部分がみえてくる（Ⓑ，➡）．この色は，表皮直下に増生する泡沫細胞（Ⓒ）が皮膚面から透見された結果である．つまりダーモスコピーによって，生体内の様子が非観血的に体外から観察できたことになる．　⦅KO⦆

2 色のみえ方 ― 臨床と病理の相関

なぜ黄色なのか？　②若年性黄色肉芽腫

ここをcheck！
- 均一な画像所見は組織の均一さを示唆
- 圧抵の具合による変化はない
- 黄色は泡沫細胞

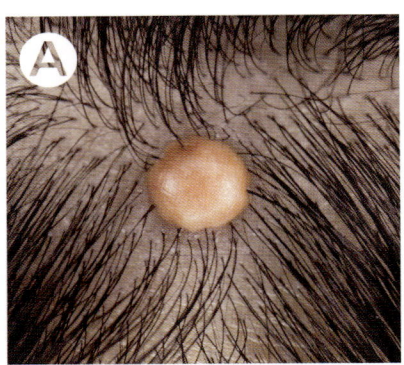

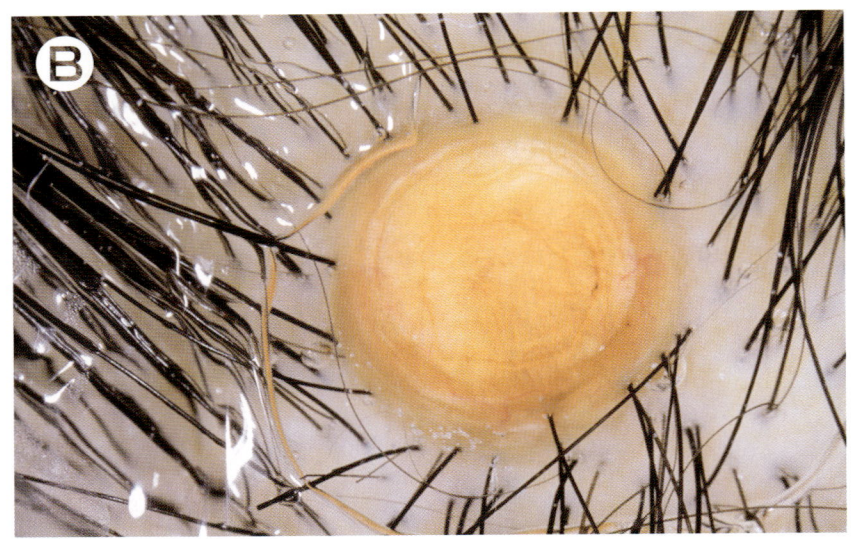

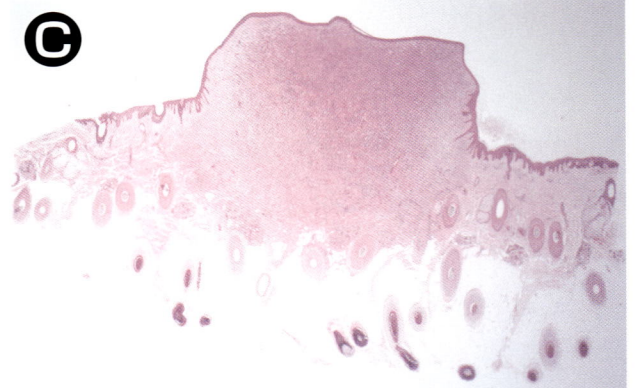

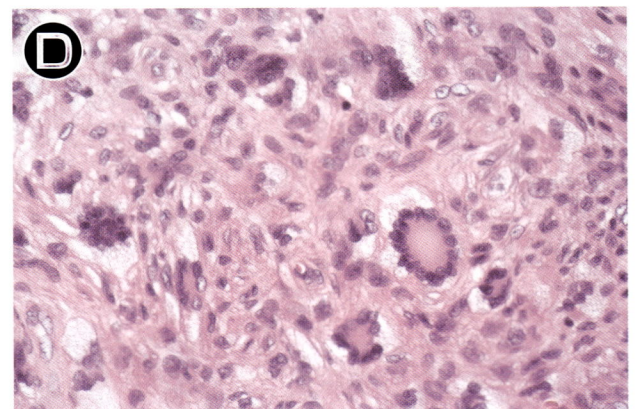

　若年者に生じた単発性の黄色の結節である（Ⓐ）．摘むと充実性の硬さを感じる．この触感は，組織に細胞成分が多いためである（Ⓒ）．ダーモスコピーをみると，ほぼ均一な黄褐色を呈し，赤みに乏しい（Ⓑ）．これは細胞増殖が均等なことと，血管要素が少ないことを物語る．Pigment network, dots/globules などの，メラニン系を示唆する所見はない．

　組織では被覆表皮は扁平化し，増殖する細胞成分によってドーム状に隆起している（Ⓒ）．増殖細胞は脂肪組織直上まで密に浸潤するが，周囲との境界は比較的鮮明である．拡大を上げてみると，増生している細胞はTouton 型などの巨細胞や泡沫細胞であることがわかる（Ⓓ）．臨床，ダーモスコピーでの黄色みはこれらの泡沫細胞に由来しているのだった．Ⓚ🄾

なぜ黄色なのか？　③ 脂腺増殖症

ここをcheck！
- 分葉状の黄白色構造
- 中央の陥凹は色調が違う
- milia-like cyst

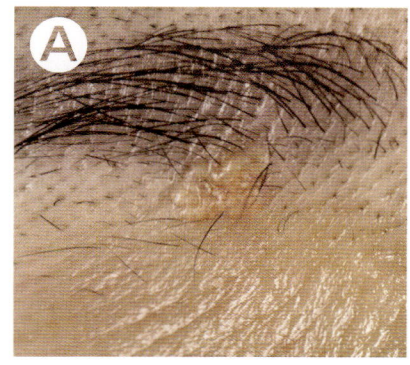

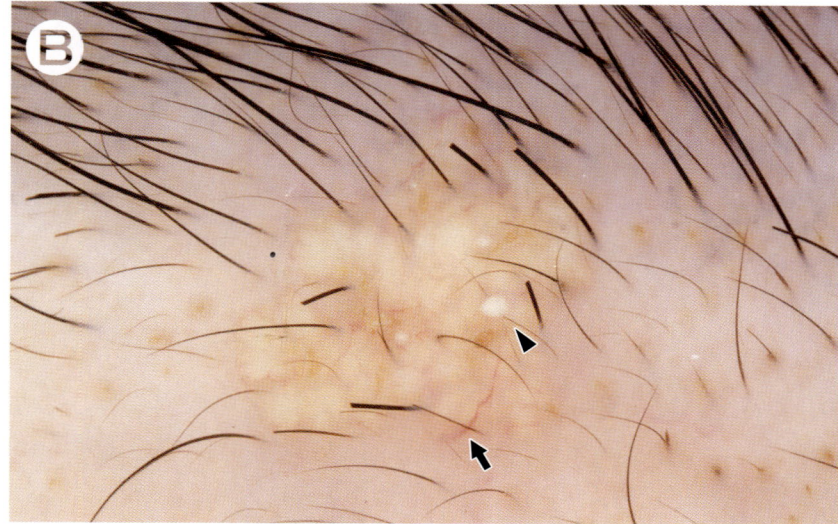

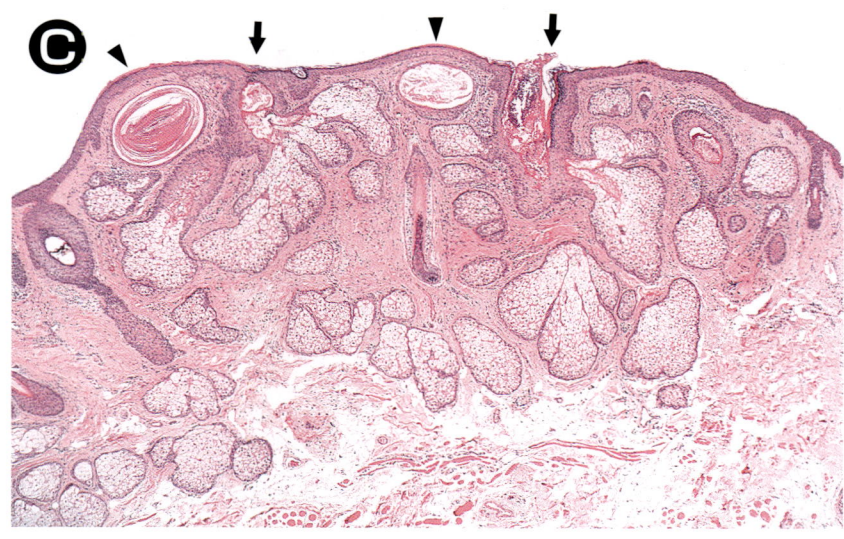

　中年期の患者の上眼瞼に生じた，分葉状・地図状で扁平隆起する結節（Ⓐ）．よくみると，中央部が少し陥凹しているようだ．ダーモスコピーでは，地図状・雲状の白〜黄白色結節が集簇している（Ⓑ）．中心部が褐色調に濃くみえるのは，陥凹部分はレンズで圧排されないせいであろう．中小の乳白色の円形構造（Ⓑ，▲）も複数存在する．摘出標本では（Ⓒ）肥大した脂腺組織が増生し，それらは導管を通じて皮表に開孔していて（Ⓒ，→），その開孔部が臨床的な陥凹部に相当する．また，角質囊腫（Ⓒ，▲）が乳白色の円形構造に対応する（milia-like cyst）．曲線状の血管（Ⓑ，→）に意味をつけられるかどうかは不明である．成熟脂腺細胞が，臨床・ダーモスコピーの色を決定している．Ⓚ Ⓞ

2 色のみえ方 — 臨床と病理の相関

なぜ黄色なのか？　④ 腱鞘巨細胞腫

ここをcheck！
- 入念な触診が大事
- 肉眼で黄色を見逃さない
- ダーモスコピーを気軽に使おう
- 圧抵の力加減，方向に注意
- 肉眼所見や病理像との対応
- 教訓：黄色は脂肪の色

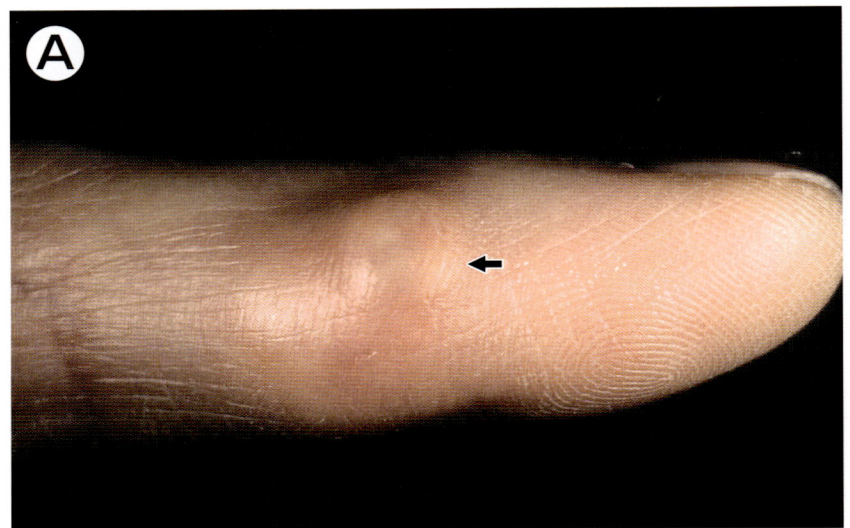

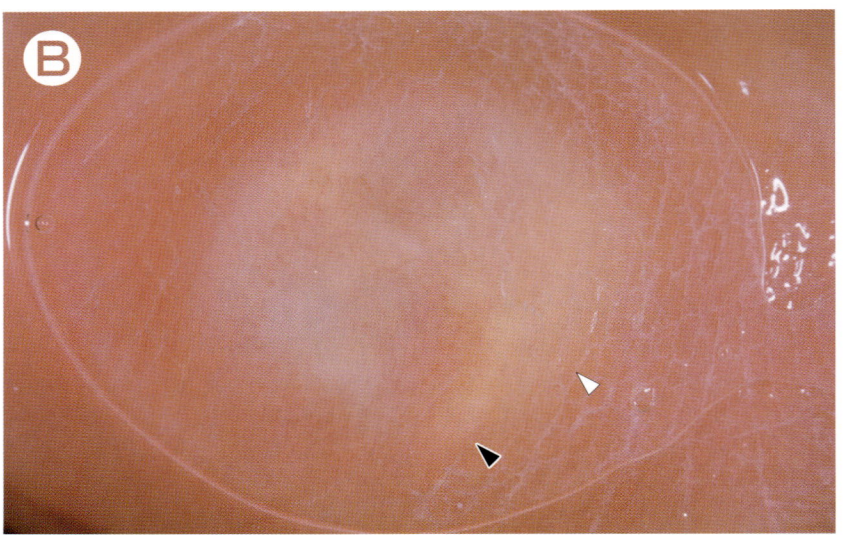

　臨床的には指に生じた硬い結節である（Ⓐ）．触れると多房性で，いくつかの小結節が集簇して1つのかたまりを形作っている．皮膚の表面は正常なので，おそらく皮下の腫瘍であろう．突出した部分の中央をよくみると，黄色調が透見できる（Ⓐ，➡）．
　その部分のダーモスコピー像では，黄色の細長い結節とびまん性の黄色斑（Ⓑ，▲，△）が，肉眼でみるよりも鮮明である．果たしてこの色は何を物語るのか？　なお，このような突出性の結節病変では，ダーモスコピーの鏡面の押し当て方の強さや方向を変えながら観察するとよい．
　手術時の肉眼所見も上記の観察所見に一致し，乳白色

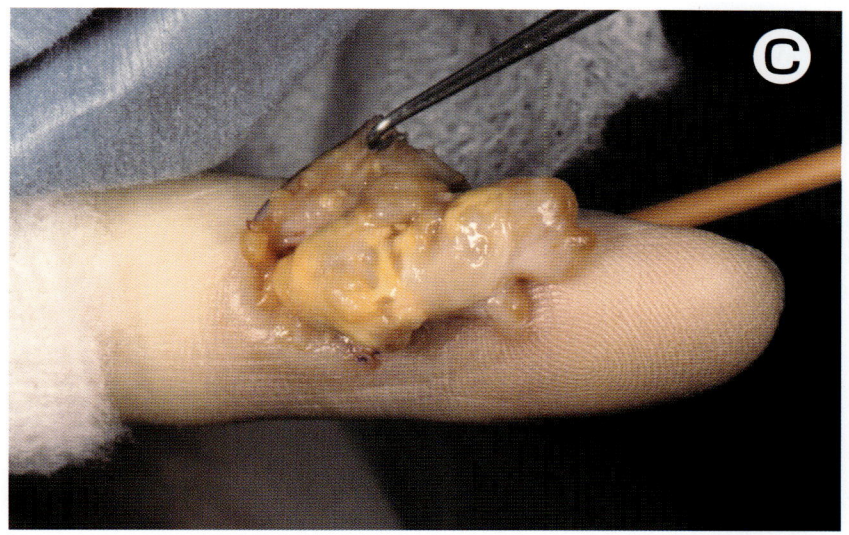

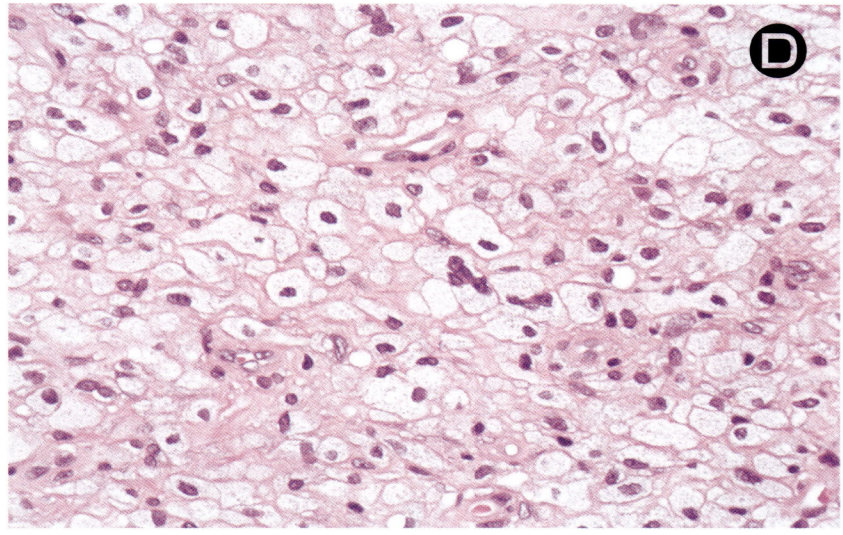

結節の表面に黄色い塊が付着している（ⓒ）．そして組織をみると，この黄色物質の本態は泡沫細胞内の脂肪だったのだ（Ⓓ）．

このようにして，皮膚表面をダーモスコピーで観察することで病理組織が推測できたのである．

ダーモスコピーで黄色をみた時は，脂肪細胞，脂腺細胞や泡沫細胞などを含む病変を念頭に置くとよい．

3 色素性構造・形態の成り立ち

シェーマで解説

ここをcheck！
- 網状パターンは表皮突起先端部のメラニン増加
- 色素の存在場所で異なる
- 解剖学的特徴が色に影響
- 病態が色に影響

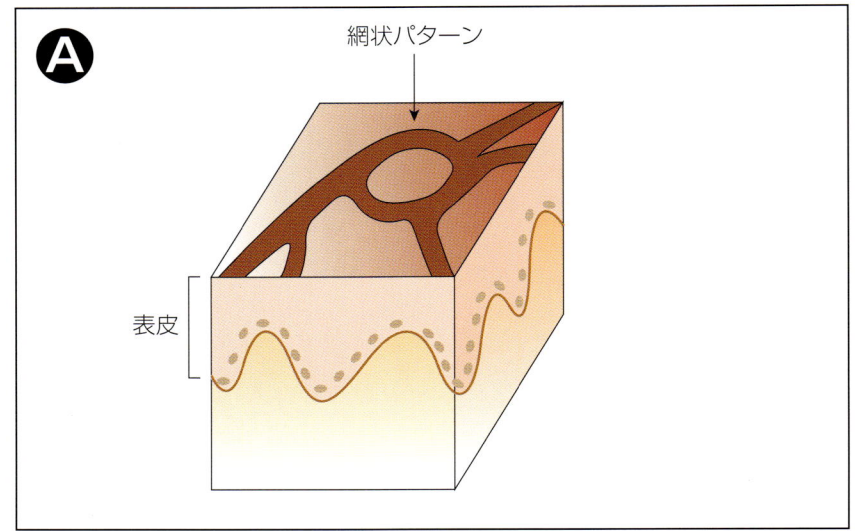

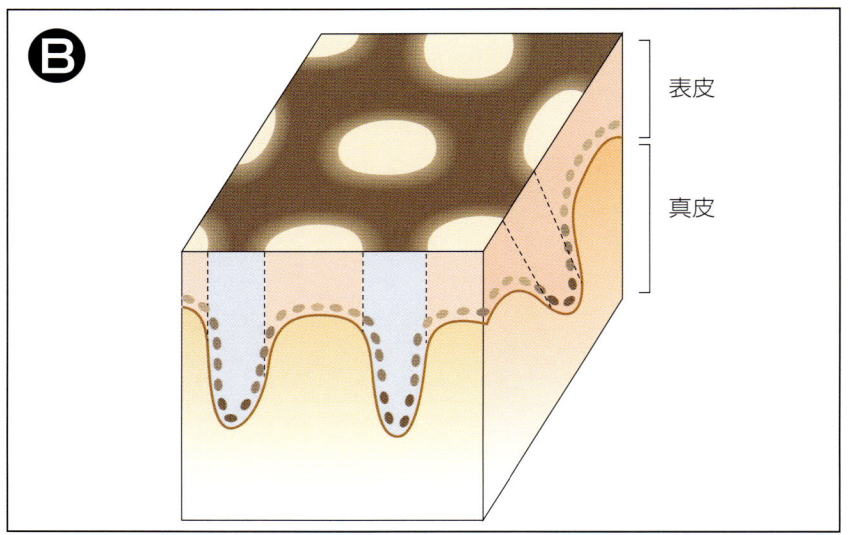

　まずはじめに，もっとも基本的な網状パターンを呈する疾患である，Clark母斑の定型的色素ネットワーク（☞p.54）の成り立ちの理由を考えてみよう．網目構造を網と目に分解すると，目の部分に対応するのが真皮乳頭であり，網の部分に相当するのが表皮索である（Ⓐ）．したがって，Clark母斑では表皮索の先端部に顕著なメラニン沈着があるために，網が濃褐色となり，目が淡褐色の背景となる．真皮乳頭上部の表皮基底層ではメラニンが少なく，表皮索部の表皮基底層ではメラニンが多いのが，その理由である．

　色素の色合いに影響するものは，角層から色素に至るまでに光が通過する構造すべてである（☞p.10）．

ⓒ

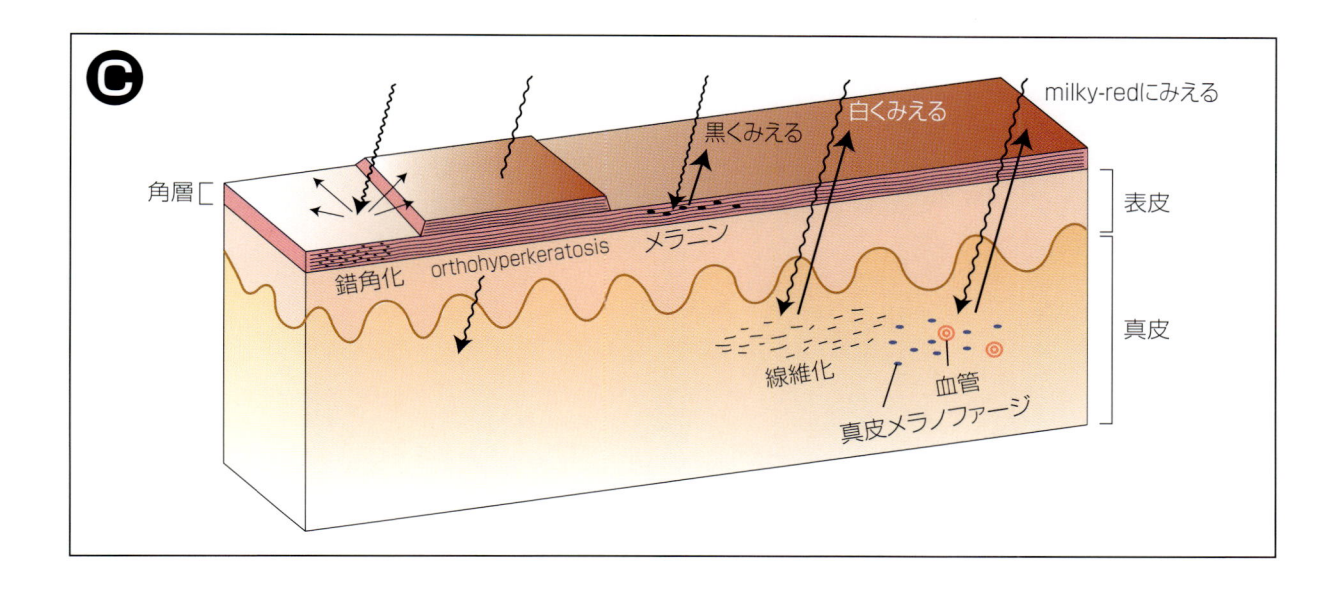

角層 — 錯角化 orthohyperkeratosis — メラニン — 黒くみえる — 白くみえる — milky-redにみえる

表皮／真皮

線維化／血管／真皮メラノファージ

　角層はさまざまな炎症の結果として錯角化を生じ，そのために，通過する光は散乱されやすくなる．そうなると，角層が白く光って下部の構造はみえにくくなる（ⓒ）．たとえば，Bowen病や光線角化症，乾癬などでは錯角化のため，雲母様の白い乱反射像がみられる（☞ p.96）．角層が orthohyperkeratosis の場合は光が通過しやすいので，表皮とともに白色のベールを形成するのに寄与する（ⓒ）．基底細胞癌や悪性黒色腫で表皮および角層内メラニンが減少した部分では，このために白色ベールを帯びた灰青色ないし灰褐色に観察される．角層内のメラニンが多いと無構造で黒色の色素沈着となり，それより下部の構造は黒色で覆い隠されてみえない．

　真皮の線維化や細胞浸潤も白みを増加させる因子である（ⓒ）．悪性黒色腫の自然消褪構造においては，線維化が瘢痕様の白色に対応し，周囲の健常部に比して白さが際立つ．そして，その中に灰青色のメラノファージが顆粒状に存在するのが観察されることが多い（☞ p.70, 71）．自然消褪内の血管は，線維化による乳白色が混合した紅色（milky-red）にみえる．**MT**

3/ 色素性構造・形態の成り立ち　　37

4 左右対称性の捉え方

対称軸の本数

ここをcheck！
- 形だけではなく色と構造も考慮
- 良性でも一方向に偏り
- 方向性がないのが悪性の特徴
- 対称軸が1本と2本の違い

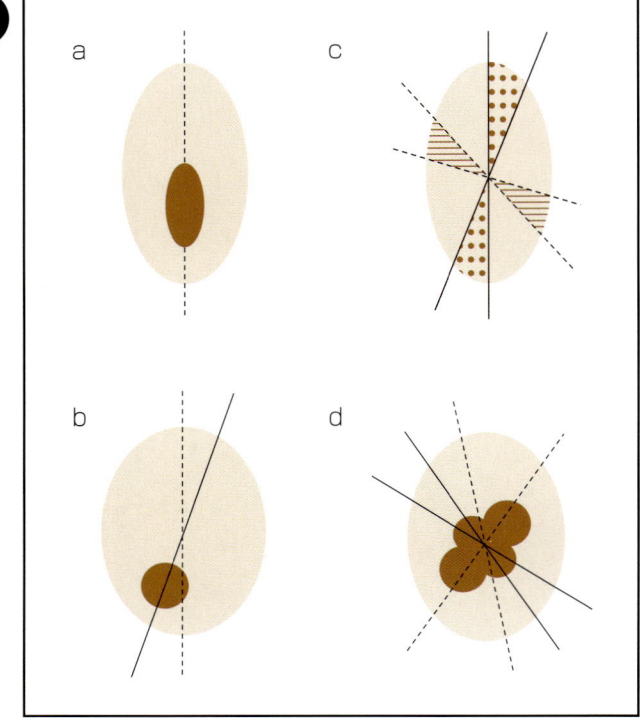

Ⓐ a / b / c / d

　対称軸を考えるときには，形だけではなく，色や構造の分布も考えに入れる必要がある．また，折り返すと重なる場合と180°回転して重なる場合が考えられる．したがって，話はやや複雑になる．一つの要素だけ考えるなら簡単であるが，二つ以上の要素が入るから，話が少し異なる．

　たとえばⒶa）では，形に着目して引いた点線に対して，褐色の構造物も左右対称である．しかし，もう1本の対称軸はみつけることができない．したがって，対称軸は1本である．

　Ⓐb）では，点線に対して形は左右対称であるが，褐色の構造物が対称軸からずれて存在する．しかし，実線のように軸を取ると，構造は左右対称，形は点対称となるから，これも対称軸は1本と判断する．

　Ⓐc）ではやはり，左右対称とか上下対称の軸はない．しかし，形と構造分布をうまく捉えると点対称となる対称軸を2本引くことができる．

　Ⓐd）もなかなか複雑である．直感的には対称軸が1本としたいところであるが，うまく対称軸をみつけることができない．このような場合は全体的なパターンの分布の仕方をとらえるのがよい．

　"対称性"と言われるとつい形にこだわってしまうが，いろいろな要素を含めて考えなければいけない．この点がはじめのうちはとまどうところだろう．

　実例を示す．Ⓑは足底の色素斑で皮溝平行パターンの1本点線亜型で皮丘点状亜型を伴っている．白線，黒線という2本の対称軸がある．この場合，だ円形，淡褐色の均一な背景，構造物としての線と点を考慮している．

　Ⓒは，敷石状パターンを示したClark母斑である．

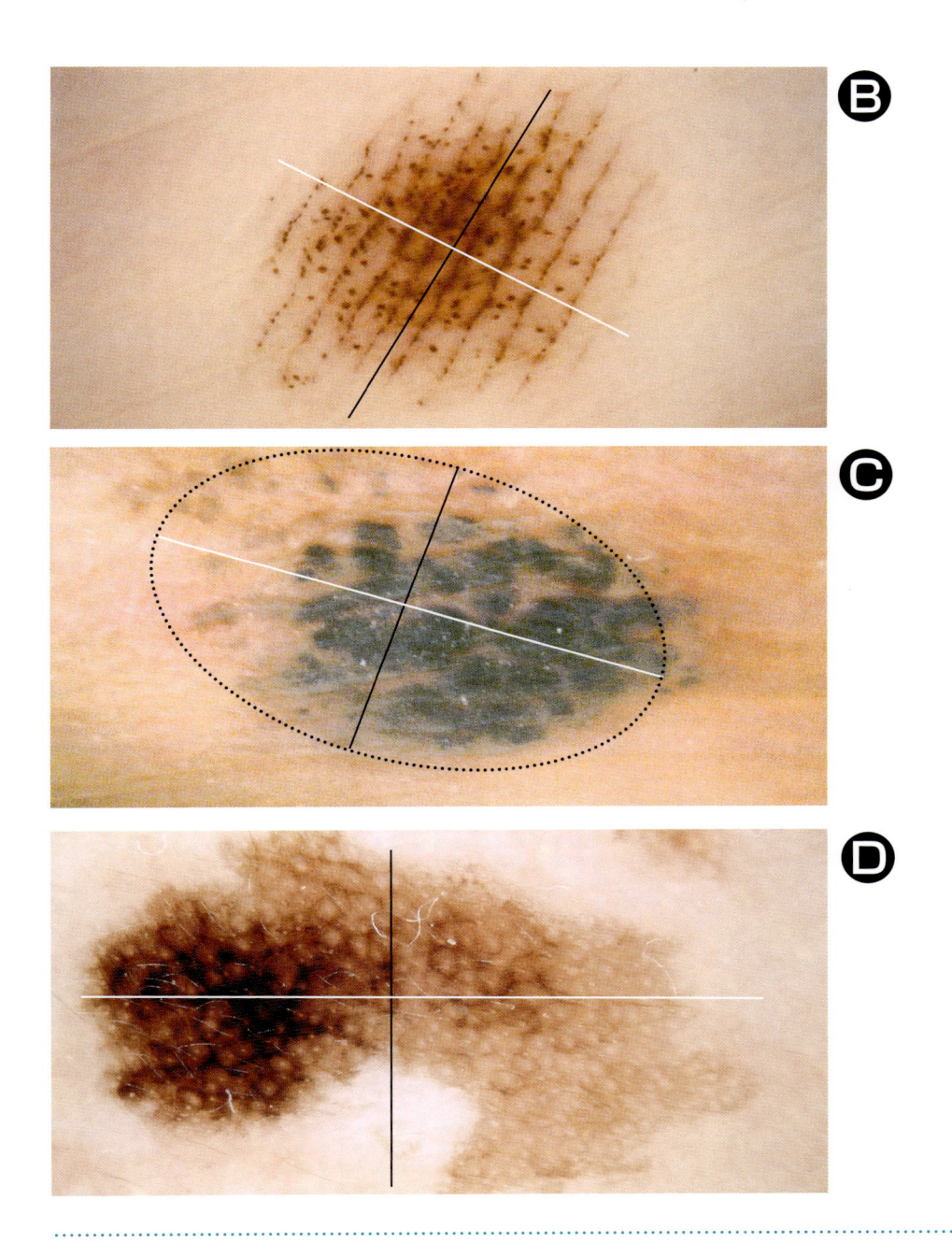

左側では分布が疎（あるいは色素脱失）になっており，構造分布が偏っているが，対称軸は白線1本であると判断される．多少の違いにはこだわらない．

　Dの悪性黒子では，形の対称性もなく，色の分布も不均一であり，対称軸を見出すことができない．不規則に分布する偽ネットワークからなる網状パターンを呈しているが，構造的にも非対称である． MT

4/ 左右対称性の捉え方　39

5 ゼリーの有無

色素細胞母斑

ここをcheck！
- ゼリーなしで表面を観察
- ゼリーをつけると凹凸が消える
- ゼリーをつけると色素分布が明瞭にみえる

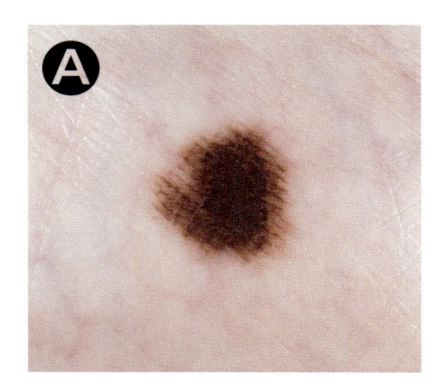

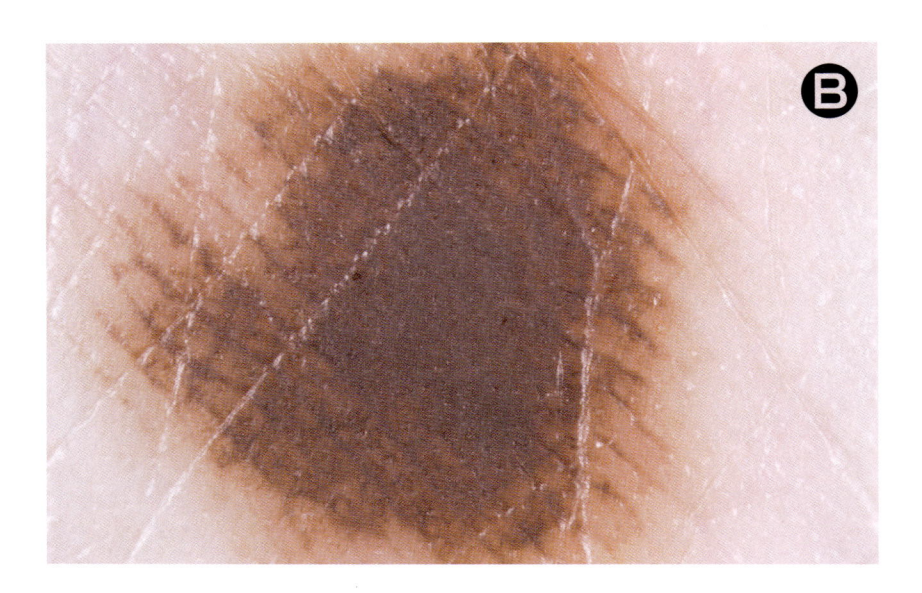

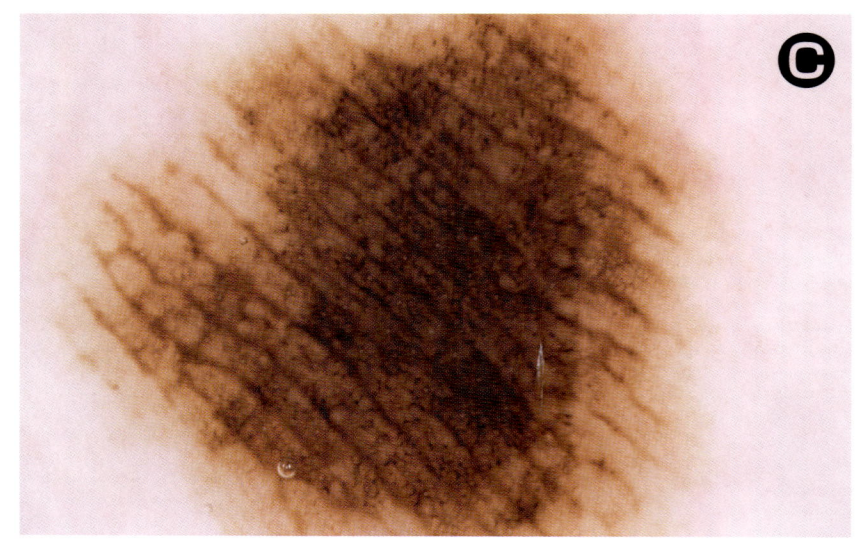

　ゼリーなしでは表面での反射が強く，色素分布は不明瞭である．辺縁をみると皮溝平行パターンがわかるが，中央部は均一な褐色色素沈着にしかみえない．乱反射の強い，いくつかの皺が皮溝・皮丘を横切るように観察される（Ⓑ）．

　ゼリーを使うと均一にみえた中心部にも皮溝平行パターンがはっきりする．さらに細かい網目模様が皮丘部にもみられ，皮丘網状パターンを伴う亜型であることもわかる．皮溝部の線状色素沈着もより明瞭に観察できる（Ⓒ）．

　このように，ゼリーなしの反射画像では色素構造の詳細な分布は観察できないが，無反射のダーモスコピーではわからない立体的構造（皺など）をみることができる．Ⓜ️

先天性母斑

ここをcheck！
- 毛の有無
- 皮溝・皮野
- 毛包部の色素脱失

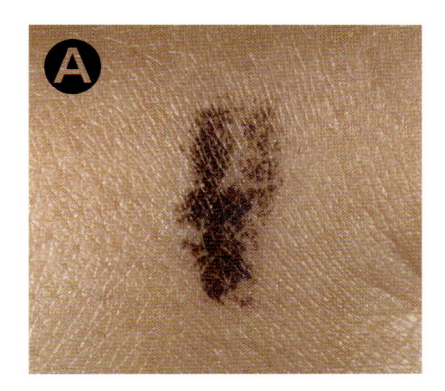

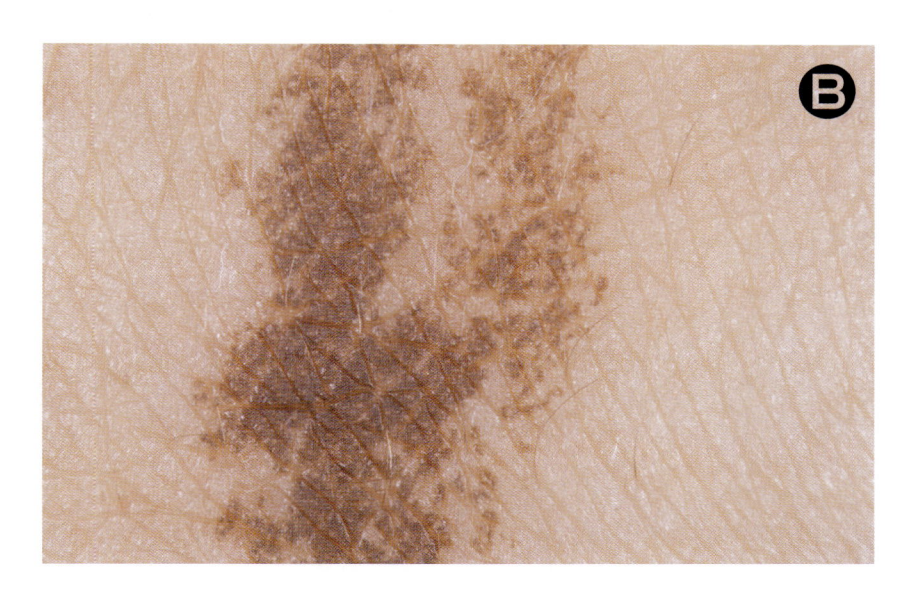

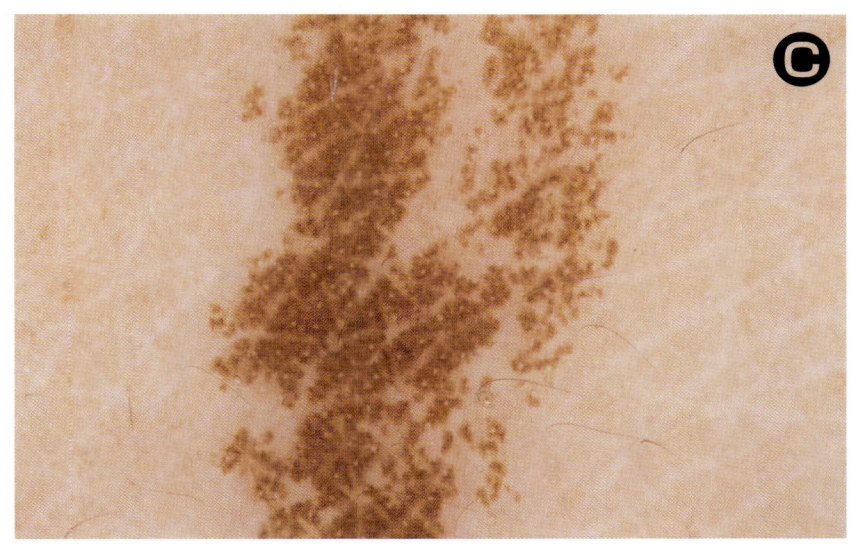

　ゼリーにより消失する構造と浮かび上がるものがある．うぶ毛や皮溝・皮野などはゼリーなしの場合のほうが観察しやすい．真皮内病変の存在によっても，皮溝・皮野の構成に乱れを生じていないことがわかりやすいのは，ゼリーなしの場合である（Ⓑ）．

　ゼリーをつけると，皮溝・皮野の細かい構造は消失するが，色素構造の単位が白色線状で菱形・三角形に境界されているのがよくわかる．また，ごく小さな毛包に一致して，多数の小さな点状に色素が抜けているのがみえてくる（Ⓒ）．

　両画像を比較すると，溝の流れが直交するようにもみえるが，これらは互いに独立した構造を反映している．
Ⓜ️

6 汗孔のみつけ方

着目点

ここをcheck！
- 汗孔は皮丘中央に等間隔に並ぶ
- 汗孔は白い点状にみえる
- 荷重部位などでは白い短線状にみえる

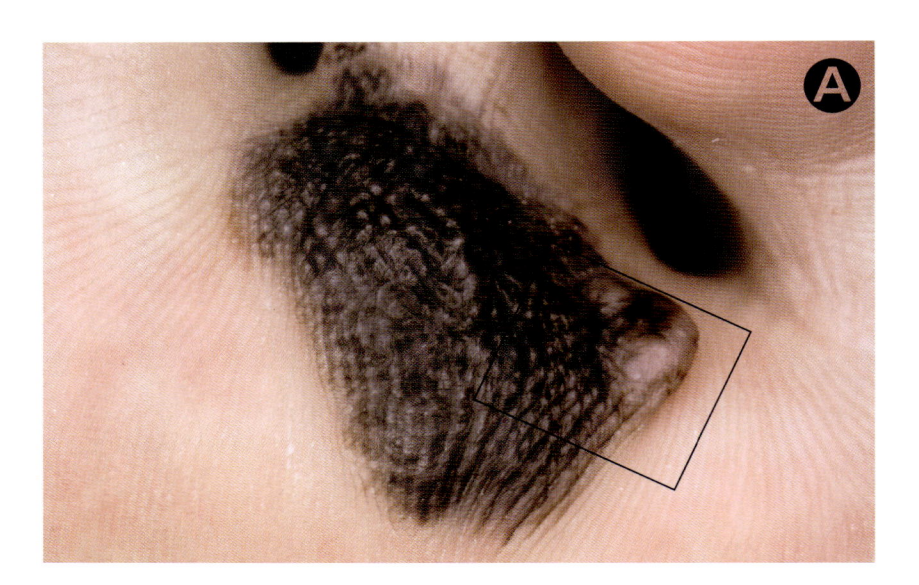

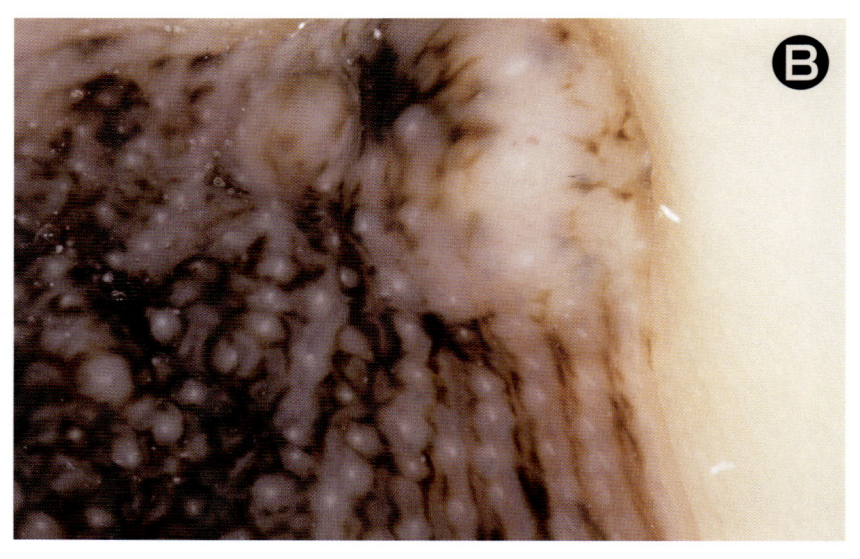

Ⓐ

Ⓑ

　掌蹠の色素性病変は，その解剖学的特徴により，皮溝・皮丘に平行な色素分布を取る．両者は相接して平行なくり返しパターンを示すため，皮丘・皮溝の区別に迷うことがある．皮丘・皮溝を見極めることは，良性・悪性の鑑別にとても重要であり，皮丘部中央に等間隔に並ぶ汗孔（Ⓑ）をみつければ，そこが皮丘部であることがわかる（☞p.93）．

　通常，汗孔は白い点状にみえるが，線維状パターンを呈する場合などは，角層が斜めにずれているため，表皮内汗管も斜めに上行するので，これらが汗孔とともに白い短線状に観察される（☞p.86）．発汗が顕著な場合には汗孔周囲の角質が浸軟するため，白い汗孔が目立ち，大きく観察されることもある．そのような例では臨床像でも白い点状の汗孔が容易にみつかる（Ⓐ）．　MT

第2章

用語を理解するための基本的所見

序論

パターン分類は何のために，どういう意味があるのか

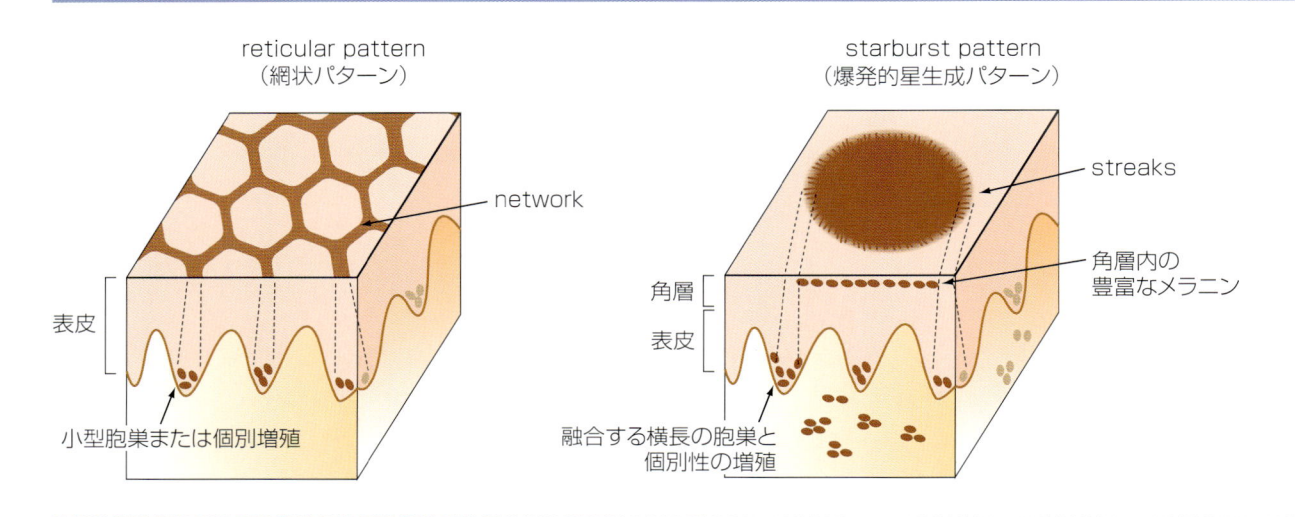

reticular pattern（網状パターン）
network
表皮
小型胞巣または個別増殖

starburst pattern（爆発的星生成パターン）
streaks
角層内の豊富なメラニン
角層
表皮
融合する横長の胞巣と個別性の増殖

★情報の整理・表現法

　皮膚をダーモスコピーで観察すると，色や形などのさまざまな情報が二次元画像として目に入ってくる．この情報を診断に役立てるためには，みえている所見を整理・分析して言葉で表現しなければならない．そして所見を正確に記載・記録するためには一定の約束事，つまり用語が必要になる．

　この事情は，皮膚科の発疹学と同じことである．患者が述べるような"赤いぶつぶつ"，"黒い斑点"といった表現は診断に結びつかない．皮膚科医に要求される記載とは，それを読むだけで，実際に患者を診察しなくても診断の見当がつくような論理的・科学的な表現でなければならない．所見を記述すること自体が，診断を考える過程なのである．

★色と形

　ダーモスコピーの所見は，色調とその色で構成される形態に大別でき，色のみえ方とその意味については前章で述べた．ここでは色のついた構造物（pigmented structures）について解説する．

★パターン分析

　たくさんの症例をみていると，ある疾患群がいくつかの共通した所見を示すことがわかってくる．その所見に基づいて，症例を整理・分類するのがパターン分析である．そして，このパターンは皮膚の局所解剖や病理所見に由来しているので，そのパターンを理解すればそれから診断にさかのぼり，たどり着けるのである．パターンにわけること自体が目的なのではなく，あくまで診断の補助のためであることを忘れてはいけない．

★全体構造と局所所見（細部構造）

　ダーモスコピーで観察すると，個々の病変（症例）の中にはさまざまな色素性構造物が存在している．それら個別構造の形態を大別すると，色素ネットワーク（網目）pigment network（☞ p.54〜58），線条 streaks（☞ p.59〜62），色素小点・色素小球 dots/globules（☞ p.63，64），均一な色素沈着 homogeneous pigmentation（☞ p.20，49，114，115）にグループわけできる（これらの意味については後述）．そして，病変全体がどの成分から構成されているのか・優位なのかを全体構造（構築）global pattern（☞ p.46〜53）と呼ぶ．全体構造の基本形は，網目で構成される網状パター

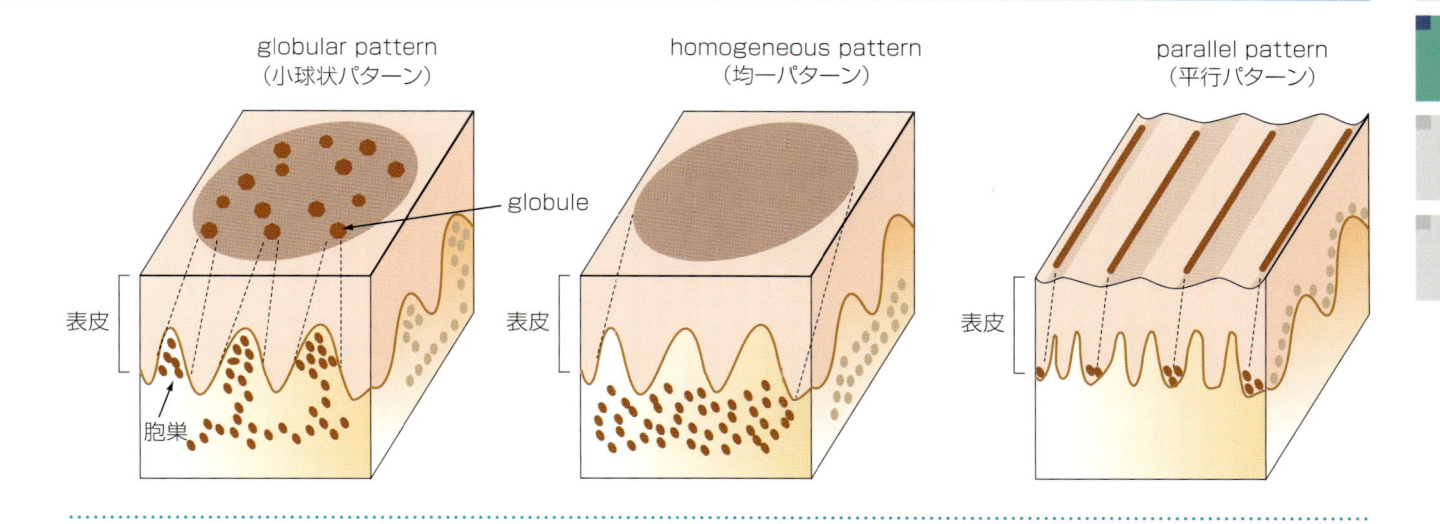

globular pattern（小球状パターン）　　homogeneous pattern（均一パターン）　　parallel pattern（平行パターン）

globule
表皮
胞巣

ン reticular pattern（☞ p.46），色素小点・色素小球からなる globular pattern（☞ p.47），密に接する大きな球状物で形成される cobblestone pattern（☞ p.48，globular pattern の亜型と考えてもよい），均一・斑状の色素沈着である homogeneous pattern（☞ p.49），病変の周囲を放射状の線条が囲む starburst pattern（☞ p.13，51）であり，2 つのパターンが同時にみられるときは優位なほうを選ぶ．そのほかに，これらの要素が 3 つ以上混在する multicomponent pattern（☞ p.52），どれとも判定できない unspecific pattern（☞ p.53）がある．

　掌蹠以外の生毛部（軀幹・四肢）では，表皮突起に存在するメラニン色素によって網目模様である色素ネットワーク pigment network が形成されるので，この部の色素性病変は reticular pattern となる（☞ p.36）．メラニン色素が組織内で塊状に存在する場合は色素小点・色素小球 dots/globules が構成される結果，色素細胞母斑，悪性黒色腫，基底細胞癌などさまざまな病変で globular pattern として認識される．一方，青色母斑などではメラニン色素が組織内で多量に拡散するので，斑状で均一な構造の homogenous pattern を呈する．メラニンを含有する色素細胞が，表皮内で胞巣を形成しながら周囲に拡大すると細長い線条 streaks となる．

これが病変の全周を取り囲む場合を starburst pattern と呼び，Spitz 母斑（Reed 母斑）の特徴とされている．一方，悪性黒色腫では不規則な大きさ・形状の streaks が病変の一部に出現する．これらのさまざまなパターンが一病変内に複数観察される場合が multicomponent pattern であり，悪性を示唆する．

★部位的特異性

　顔面では他部位よりも表皮突起が目立たず，（被髪頭部を除いて）毛孔が発達しているので黄白色に抜けて，それに一致して色素構造が丸く抜ける傾向がある．そのために粗い網目構造の偽ネットワーク pseudonetwork（☞ p.21，23，57，73）などの特異な所見を示す．

　これに対して掌蹠では毛孔は存在しないが，皮丘・皮溝によって特有の皮膚紋理（指紋，掌紋など）が形成され，その結果，平行した線状の色素構造となる（parallel pattern ☞ p.50，77 〜 93，120 〜 123）．そして，悪性黒色腫では皮丘優位，色素細胞母斑では皮溝優位の平行パターンを示すという特徴が見出され，これにより悪性黒色腫の鑑別診断・早期診断が大きく前進した．

〈KO〉

1 Global pattern（全体構造）

reticular pattern（網状パターン）

ここをcheck！
- 対称軸は2本
- 全体に網状パターン
- 細い定型的色素ネットワーク
- 網目の色は褐色～濃褐色
- 淡褐色で一様な背景

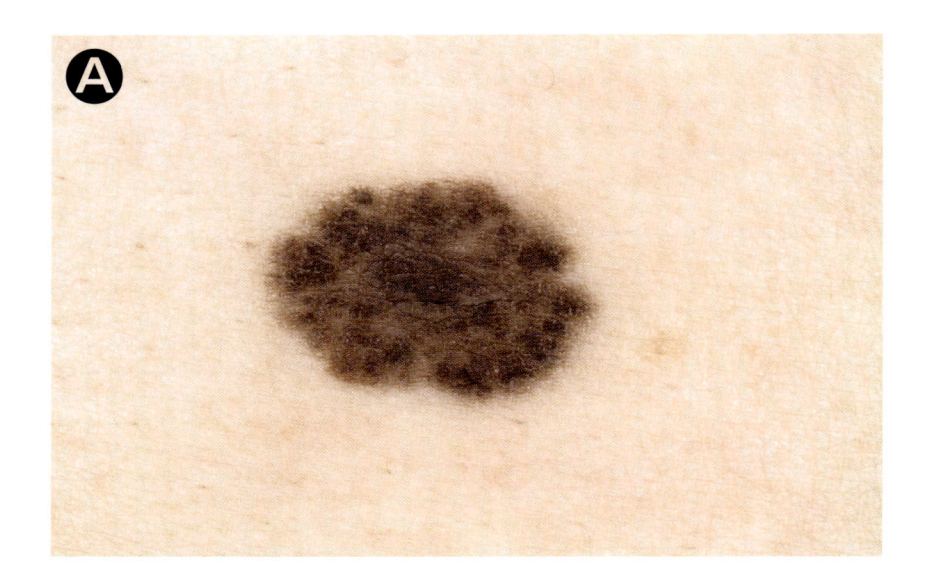

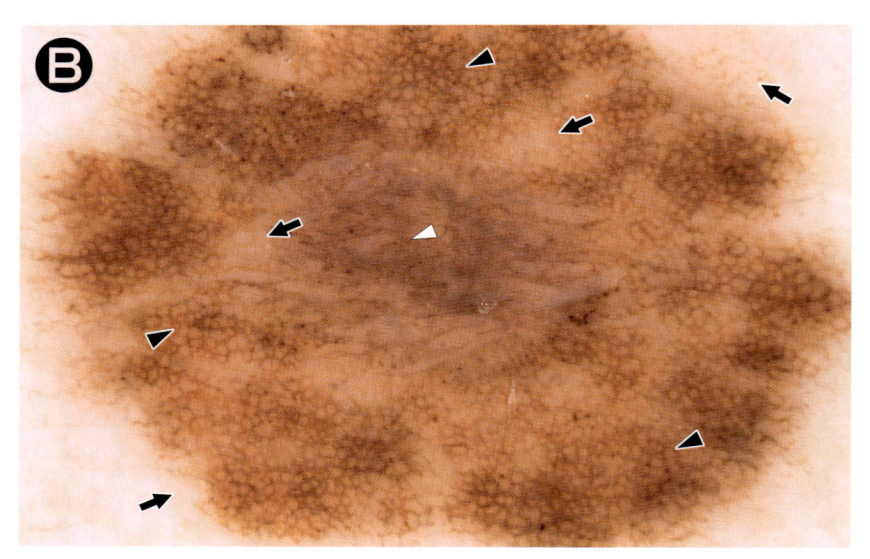

■ Clark 母斑

　臨床像はやや濃淡差がある，だ円形に近い濃褐色斑でほぼ平坦（Ⓐ）．

　ダーモスコピーでは，中央は無構造の青褐色色素沈着（Ⓑ，△）で網目がはっきりしないが，周辺部は全体に色素ネットワークが優位であり，全体像は網状パターンといえる．

網目の大きさと色に場所による差が少なく規則的であるから，定型的色素ネットワークである（Ⓑ，▲）．

　Multifocal hypopigmentation があり，これが臨床的な濃淡差に反映されている．これらの色素脱失領域は regression とは異なり，全体背景と同じ淡褐色である（Ⓑ，→）. *MT*

globular pattern（小球状パターン）

ここを check !

- 対称軸は 1 本
- 全体に小球状パターン
- 規則的な集簇性色素小球
- 中央は青褐色，辺縁は褐色の色素小球
- 大小不規則な濃褐色の面皰様開大

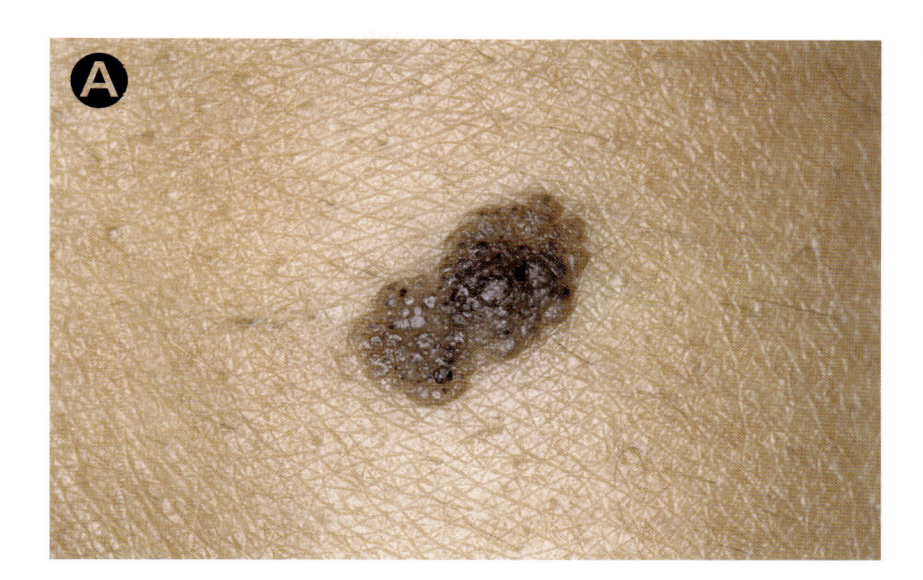

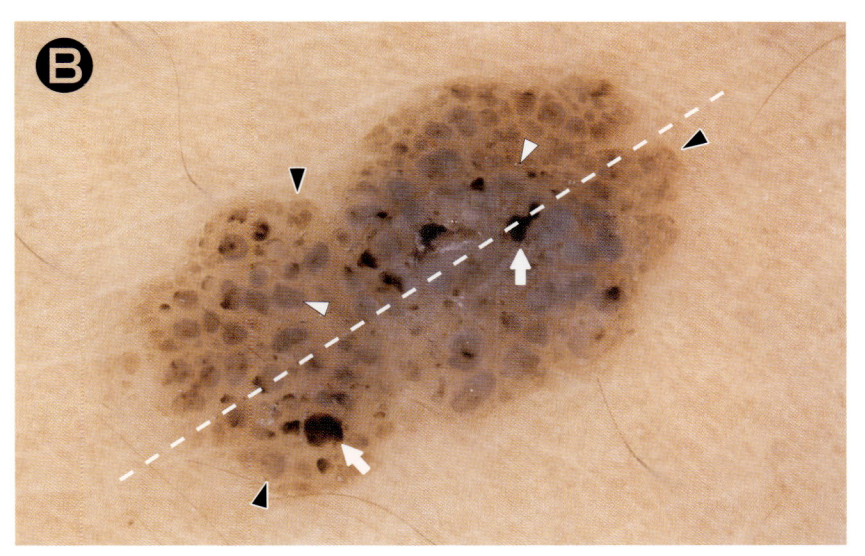

■ 脂漏性角化症

　臨床像は軽度隆起した濃褐色の脂漏性角化症（Ⓐ）．
　ダーモスコピー上，集簇性色素小球でメラノサイト病変も考えられるが，濃褐色で不規則に散在する構造が角栓に対応する面皰様開大にもみえる（Ⓑ，⇨）．色素小球が主体であり，全体像は小球状パターンである．
　右上方の色が濃い，ひょうたん形をしているが，対称軸は 1 本と考える（Ⓑ，白点線）．
　色素小球の大きさは比較的揃っている．色は青褐色の中央部（Ⓑ，△）と辺縁部の褐色（Ⓑ，▲）にわかれるが，規則的である． MT

1/ Global pattern

1 Global pattern（全体構造）

cobblestone pattern（敷石状パターン）

ここをcheck！
- 対称軸は2本
- 全体に敷石状パターン
- 大型の色素小球が密集
- 辺縁に色素脱失

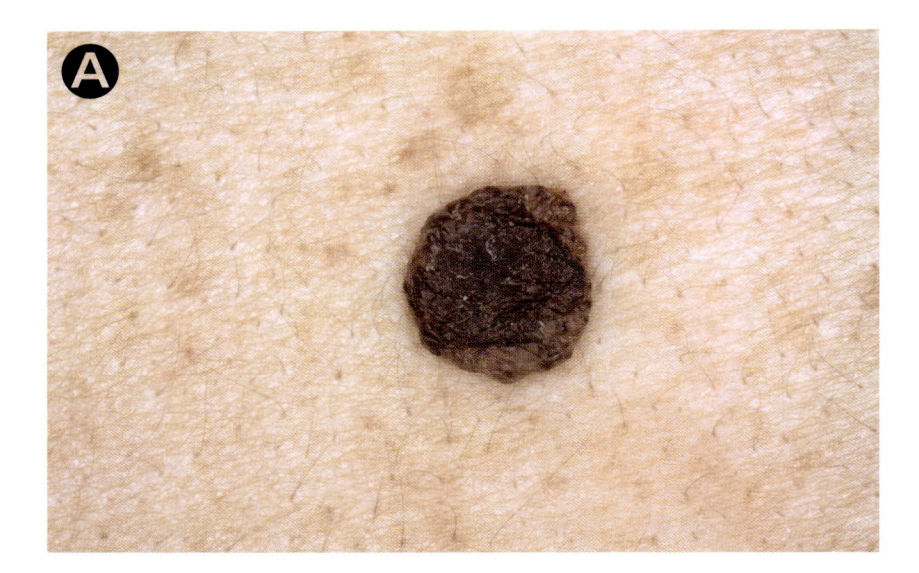

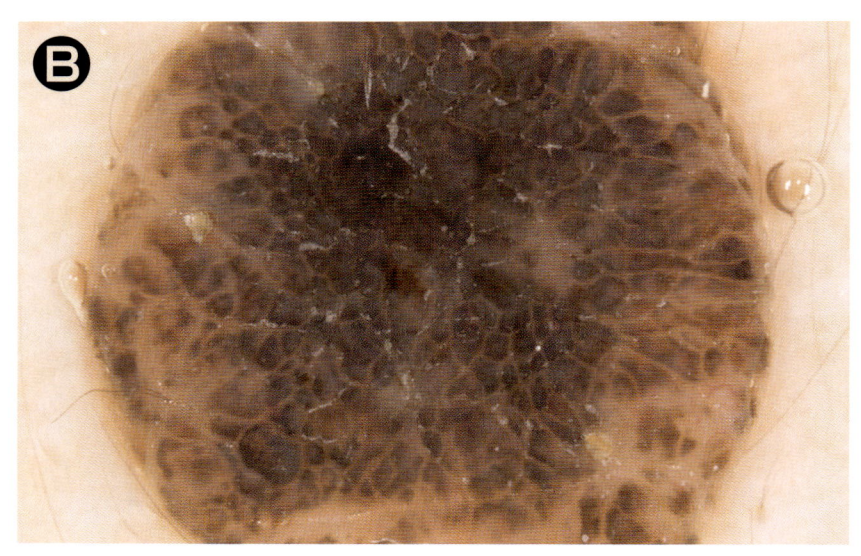

■ Unna 母斑

　臨床的に広基有茎性の軟らかい黒色小結節（Ⓐ）であり，Unna型の乳頭状真皮型色素細胞母斑である．
　ダーモスコピーで全体構造は敷石状パターンを示し，黒色大型の色素小球が互いに密接して角張ってみえる．Unna型の色素細胞母斑でもっともよくみられる所見である．

　辺縁部には multifocal hypopigmentation を認めるが分布は規則的であり，母斑に伴う所見と理解される．悪性黒色腫の regression とは明らかに異なり，瘢痕様の白さはない．また青色領域も認めない． **MT**

48　用語を理解するための基本的所見

homogeneous pattern（均一パターン）

ここをcheck！
- 対称軸は2本
- 全体に均一パターン
- 青褐色の均一色素沈着

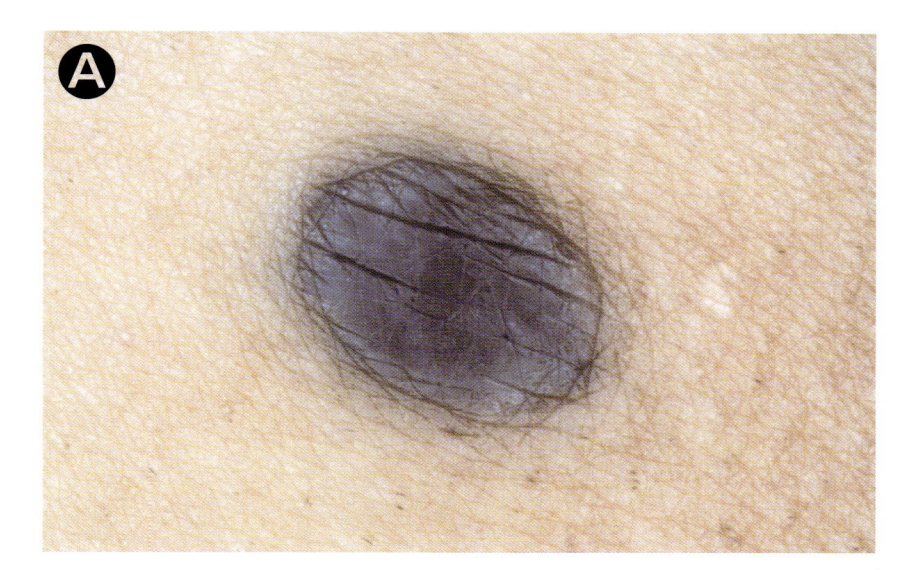

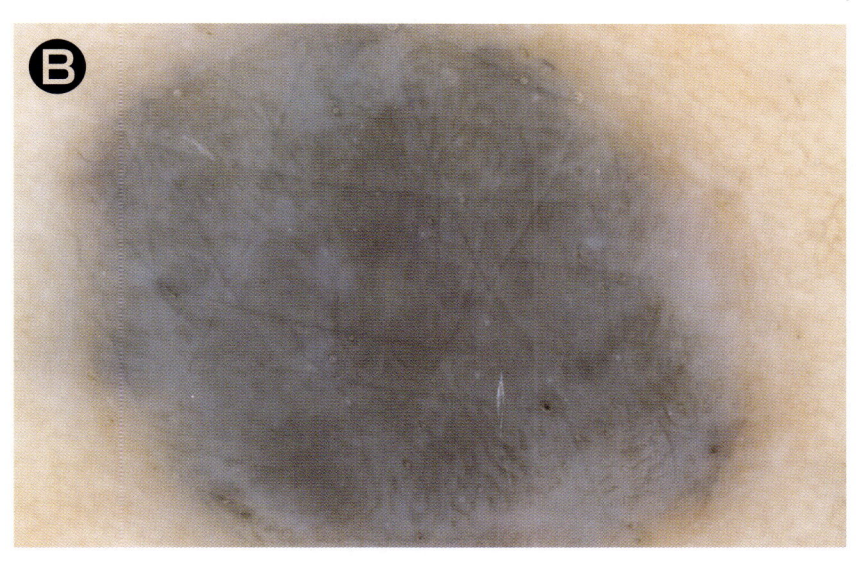

Ⓐ

Ⓑ

■ 青色母斑

臨床的には硬い扁平隆起性の濃青色小結節（Ⓐ）．

ダーモスコピーでの全体構造は均一パターンを示す（Ⓑ）．色は灰青色の均一色素沈着であり，明確なダーモスコピー構造はない（無構造領域）．

微妙な色合いの変化があり，ところにより青白色，青褐色を呈するが，白いベールは表皮肥厚を反映する可能性が考えられる．

均一な青色の色素沈着は青色母斑の特徴的所見であるが，例外的に血管腫，基底細胞癌でもみられ，転移性の黒色腫でもしばしば認める．　MT

1/ Global pattern　49

1 Global pattern（全体構造）

parallel pattern（平行パターン）

ここをcheck！
- 掌蹠という解剖学的部位
- 皮溝と皮丘の判別
- エクリン腺開孔部
- 全体の対称性
- 皮溝平行パターン
- 背景色が全体に均一かどうか

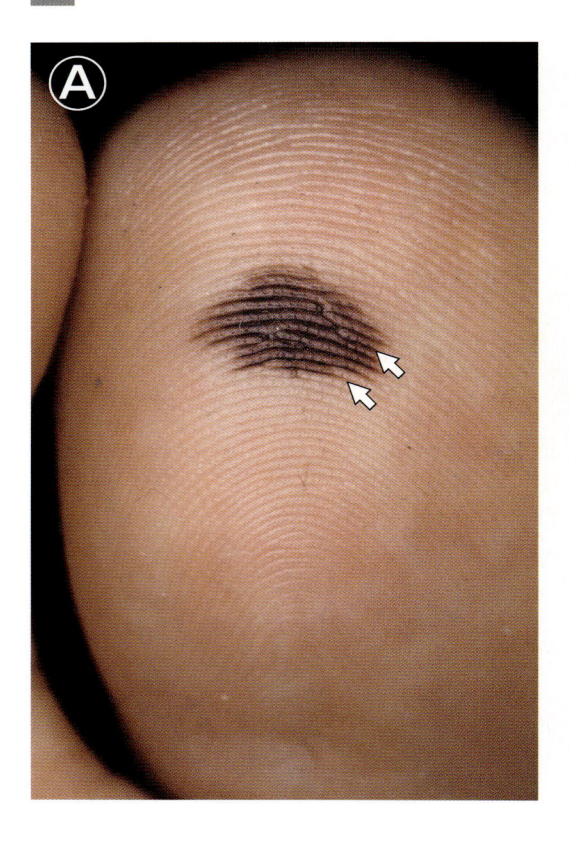

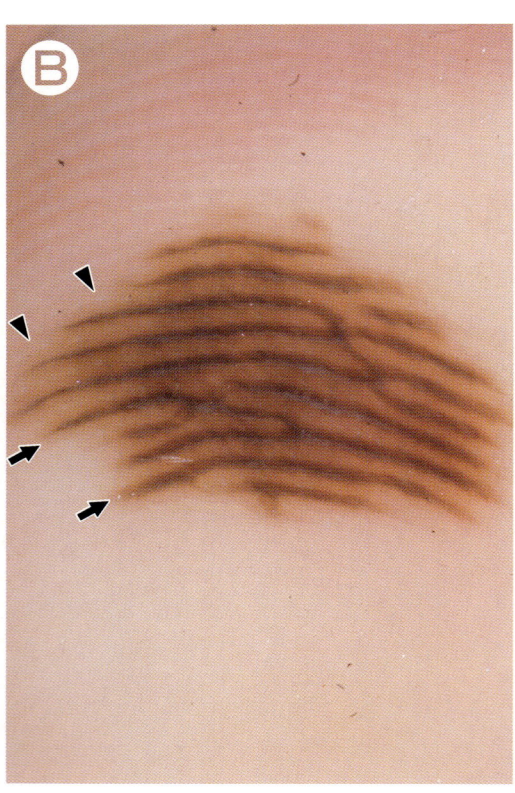

■ 色素細胞母斑

　臨床像では光沢のある皮丘部中央に等間隔で点状陥凹するエクリン腺開孔部が並んでいるのがわかる（Ⓐ）．皮溝部に一致する黒褐色の平行な色素分布がみえる（Ⓐ，⇨）．

　ダーモスコピー像ではエクリン腺開孔部はややみえにくくなるが，左側上方では白色点状から短線状にみえる（Ⓑ，▲）．これを頼りにすると淡褐色の幅の広い皮丘部と黒褐色で細い皮溝部が区別できる．

　皮溝部に一致する黒褐色1本線状の平行なパターンがより明瞭となる（Ⓑ，➡）．

　全体として色，形，構造が上下左右に対称性で，背景の茶色も均一なことは，良性病変を示唆する． Ⓜ️Ⓣ

50　用語を理解するための基本的所見

starburst pattern（爆発的星生成パターン）

ここをcheck！
- 対称軸は2本
- 全体に爆発的星生成パターン
- 規則正しい細い線条
- 放射状に配列
- 中央は無構造黒色色素沈着

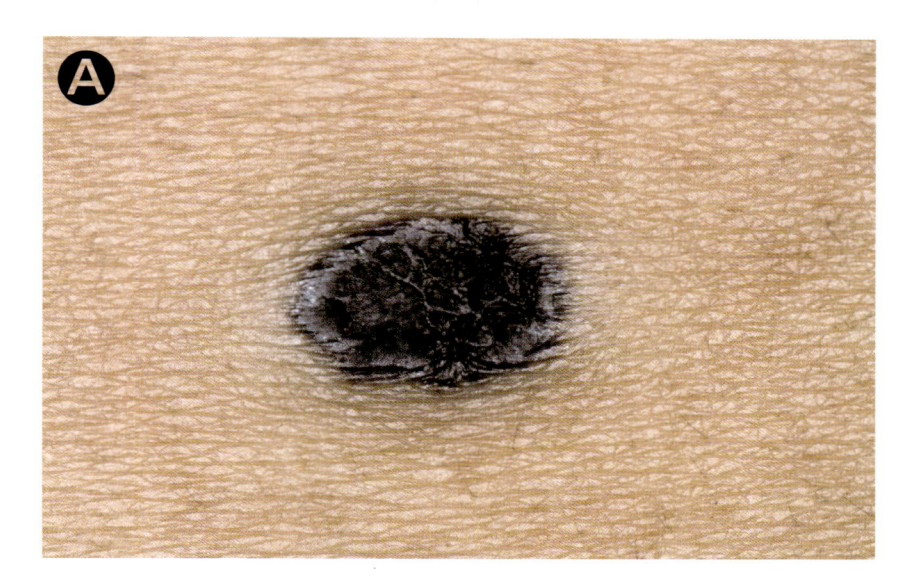

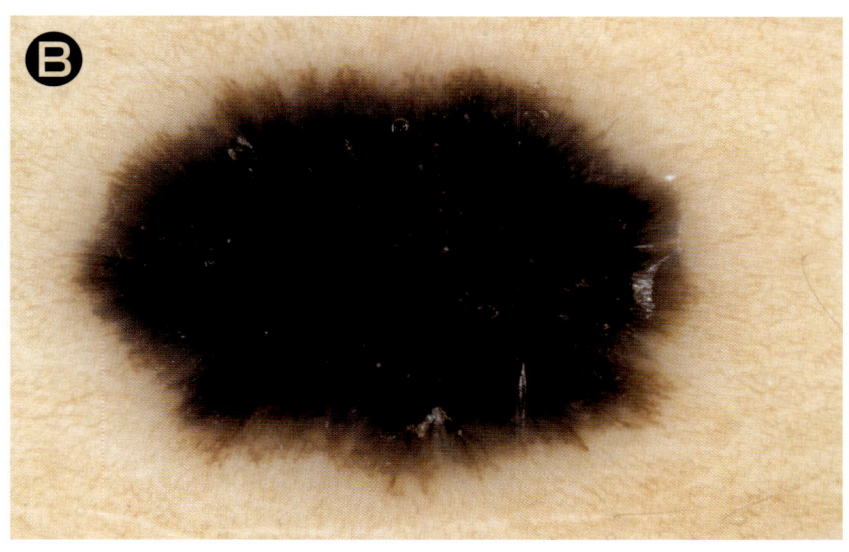

Ⓐ

Ⓑ

【参考】組織図はp.13ⓒ
■ Reed（Spitz）母斑

臨床的には扁平に隆起する黒色楕円形の小結節（Ⓐ）．ダーモスコピーでは，細い線条が辺縁部に全周性に規則正しく配列し，典型的ないわゆる爆発的星生成パターン（スターバーストパターン）を呈する（Ⓑ）．Reed母斑（色素性Spitz母斑）に特徴的な所見である．中央部はほぼ黒色の均一な無構造領域を示す．角層内に多量のメラニンが存在するためであり，下部の構造観察ができない．スコッチテープで角層をストリップすると下部の構造がみえてくることもあり試してもよい．また画像を明るめに補正して観察するとみえなかった構造が姿を現すこともある．(MT)

1/ Global pattern

1 Global pattern（全体構造）

multicomponent pattern（多構築パターン）

ここをcheck！
- 対称軸がない
- 多数の色合いを呈する
- 不規則な線条
- 青白色ベール
- 不規則色素沈着
- 全体に多構築パターン

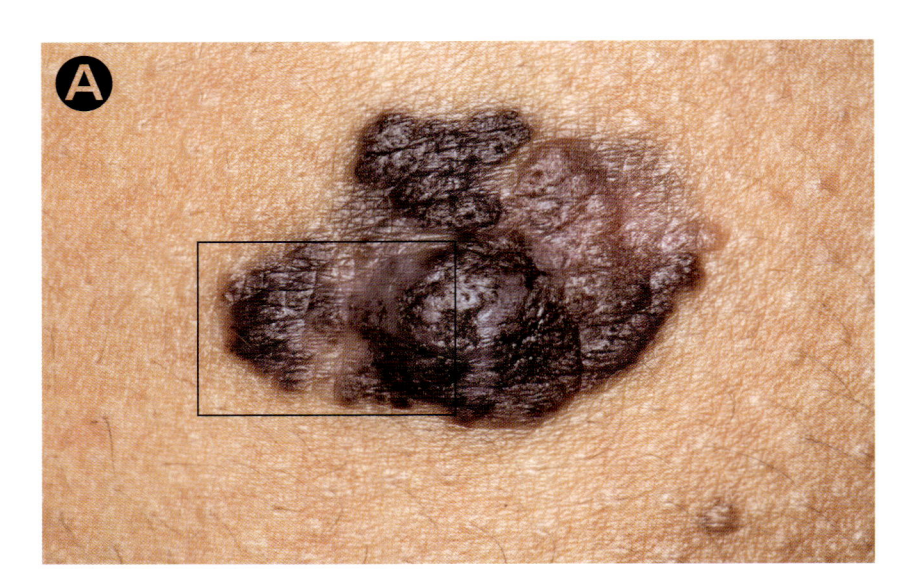

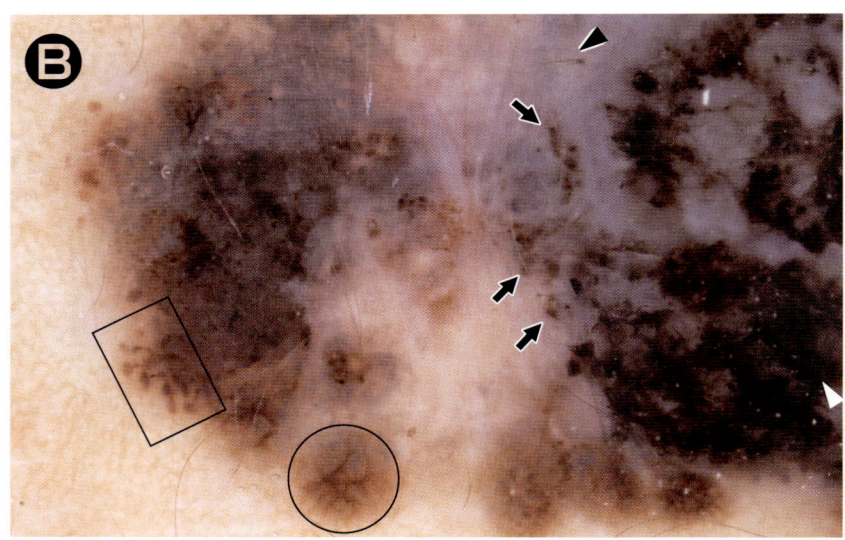

【参考】p.72, 119と同一症例
■ 表在拡大型黒色腫

臨床的に不整な形状と色合いを伴う黒色局面である（Ⓐ）．

ダーモスコピーでは，不規則な形の青白色ベール（Ⓑ，▲），黒色色素沈着（Ⓑ，△），不規則な色素小球・小点（Ⓑ，→），不規則な線条（Ⓑ，□内），不規則な太い色素ネットワーク（Ⓑ，○内）を部分的に認める．すなわち，3つ以上の構造を伴うから，全体像は多構築パターンである．

白色領域は周囲健常部よりも白く，瘢痕による線維化を反映している．Ⓜ

unspecific pattern（非特異的パターン）

ここをcheck！
- 潰瘍・壊死による濃褐色無構造領域
- 不規則線状血管拡張
- 不規則な青白色均一領域

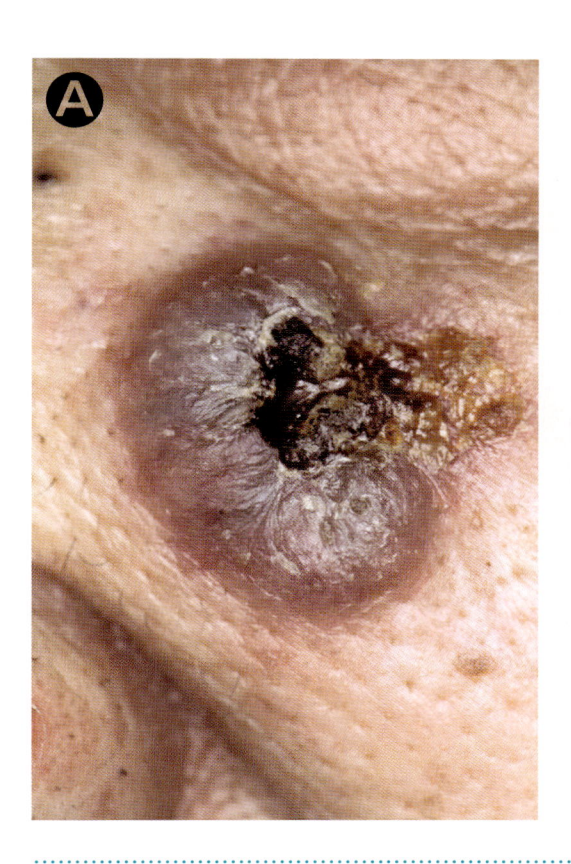

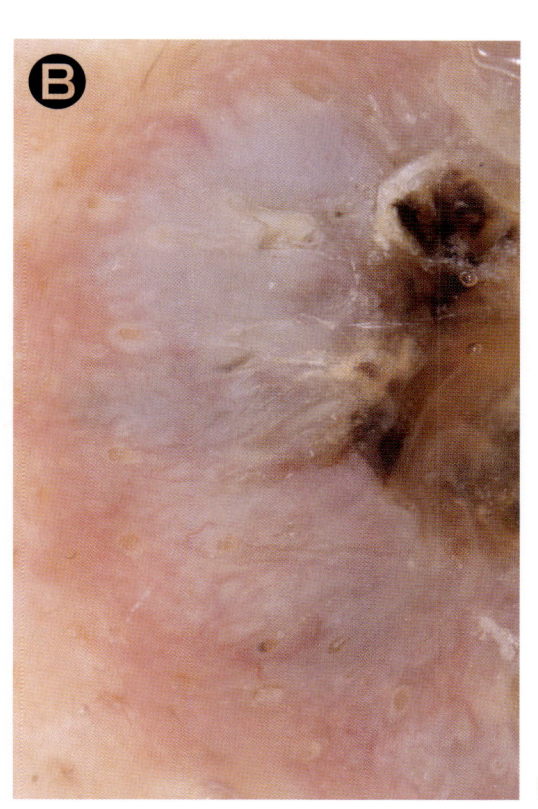

■ 有棘細胞癌

　臨床的には壊死・潰瘍を伴う暗紅色小結節を呈した有棘細胞癌である（Ⓐ）．

　ダーモスコピーではほぼ無構造な，一部青白色調を帯びた均一紅色領域を示す．不規則な線状の血管拡張もみられる点は悪性腫瘍を示唆する（Ⓑ）．いずれのパターンにも当てはまらないため，非特異的パターンとなる．

　このように，構造に乏しい非特異的パターンは診断的価値が低い．

　壊死部では黒色ないし褐色でやはり構造に乏しい．痂皮部では黄褐色均一領域を呈する．

1/ Global pattern　53

2 細部構造（色素性構造・形態）

1. Pigment network　typical：定型的色素ネットワーク

ここをcheck！
- 対称軸は2本
- 全体構造は網状パターン
- 細い定型的色素ネットワーク
- 網目の色は褐色

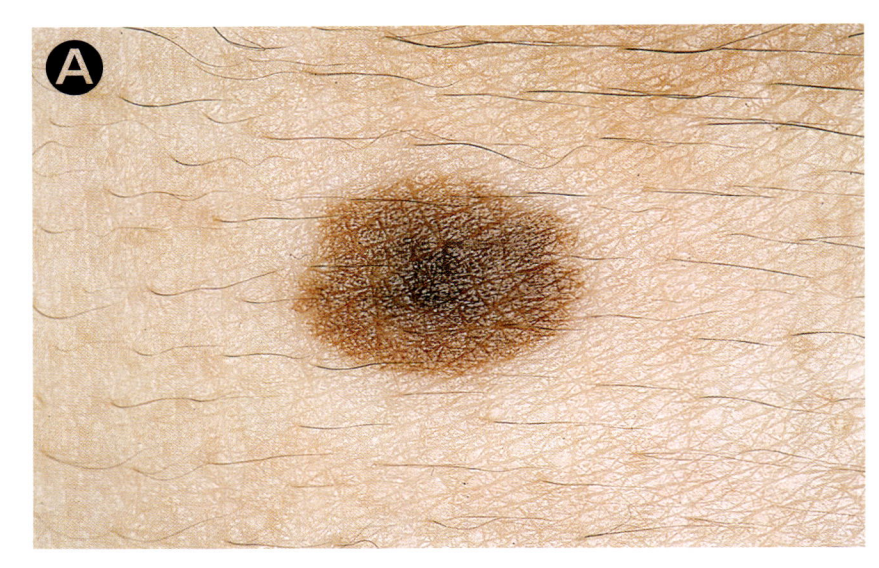

networkの模式図

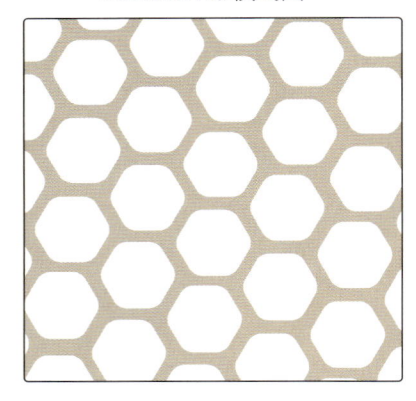

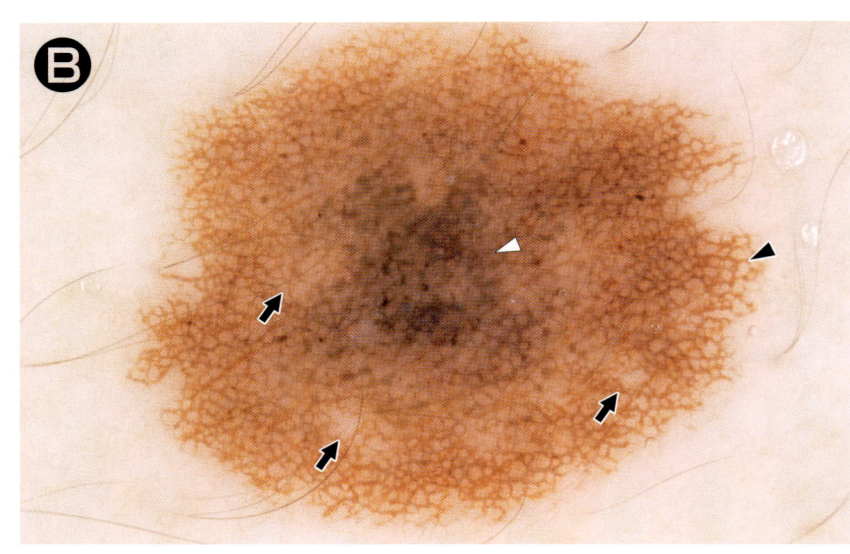

■ Clark母斑

臨床像は，ほぼ平坦な楕円形の濃褐色斑である（Ⓐ）．

ダーモスコピーでは，中央はやや不規則な濃褐色色素ネットワーク（Ⓑ, △）であるが，周辺部では褐色の網目の大きさがきれいに揃い，規則的である．すなわち，定型的色素ネットワークである（Ⓑ, ▲）．全体的な構築は色素ネットワークで構成されているから，網状パターンである．

Multifocalに限局性の色素脱失を認めるが，それらは規則的に分布しており，偏りはない．自然消褪現象とは異なり，色素脱失領域には瘢痕様の白さはない（Ⓑ, →）．

54　用語を理解するための基本的所見

1. Pigment network　　atypical：非定型色素ネットワーク

ここをcheck！
- 対称軸はない
- 不規則な色素ネットワーク
- 不規則なびまん性色素沈着
- 不規則な線条
- 全体に多構築パターン
- Blue-white structures

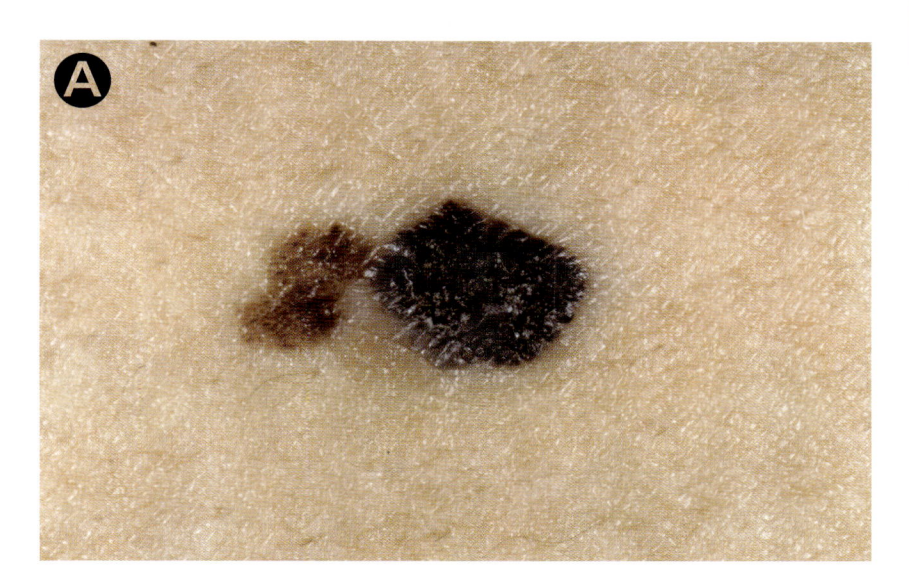

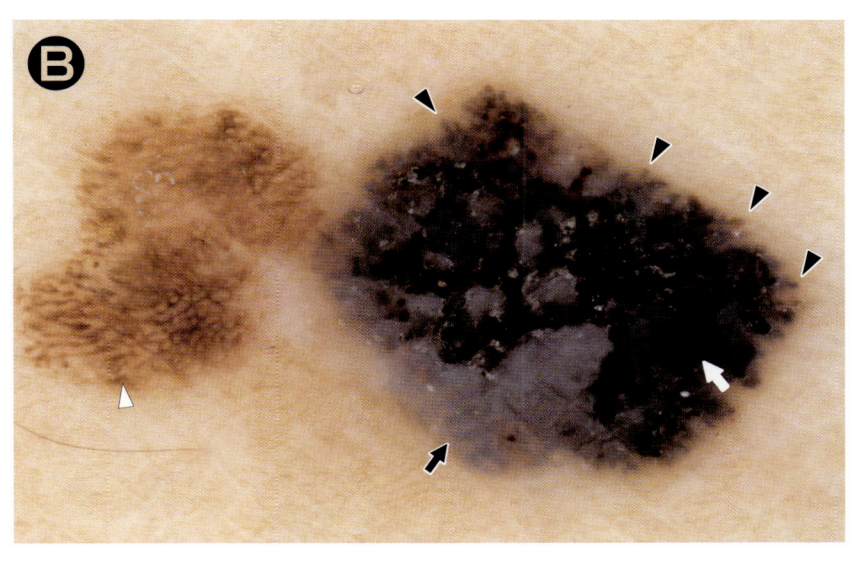

■ 表在拡大型黒色腫

　臨床像は不規則な濃褐色および黒色の色素斑（Ⓐ）．
　ダーモスコピー上，左側に不規則で太い色素ネットワーク（Ⓑ，△），右側に不規則びまん性の色素沈着（Ⓑ，⇨）を認める．色素沈着周囲には部分的に不規則な線条がみられる（Ⓑ，▲）．3つの要素からなるので，全体像は多構築パターンである．
　黒色部の下方や内部には青白色の領域をいくつか認めるが（Ⓑ，→），自然消褪構造と青白色ベールとの鑑別は困難なため，これらを区別せずにまとめて blue-white structures（青白色構造）と呼称する．

2 細部構造（色素性構造・形態）

2. Negative pigment network　脱色素ネットワーク

ここをcheck！
- 対称軸は2本
- 全体構造は小球状パターン
- 規則正しい褐色の色素小球
- 中央部の背景は白色網目状
- 中央は無構造な青黒色色素沈着

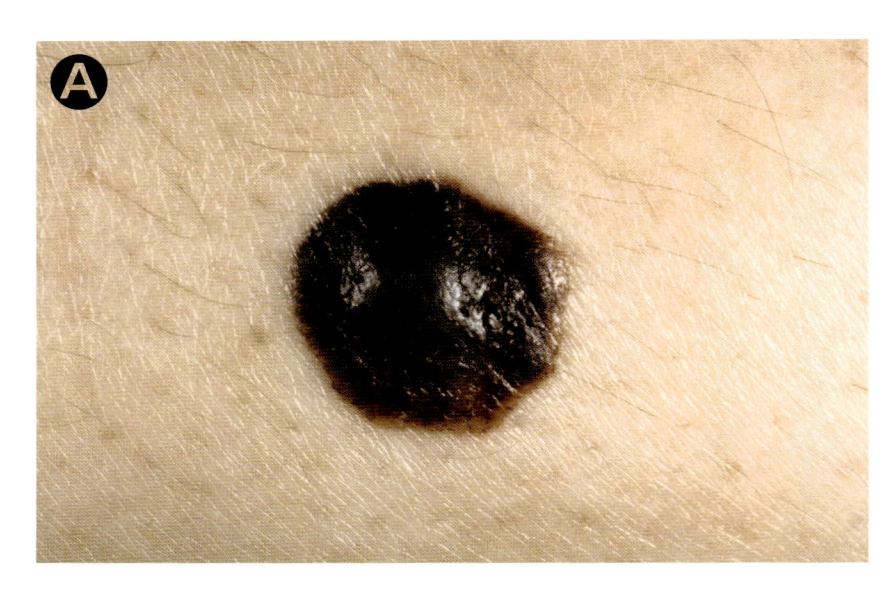

negative network の模式図

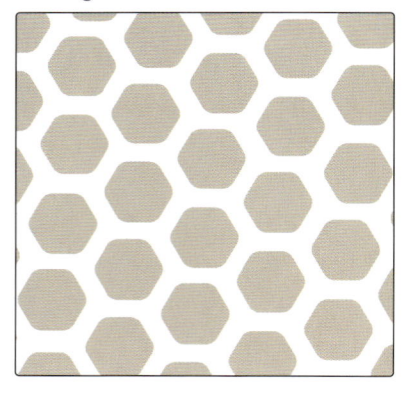

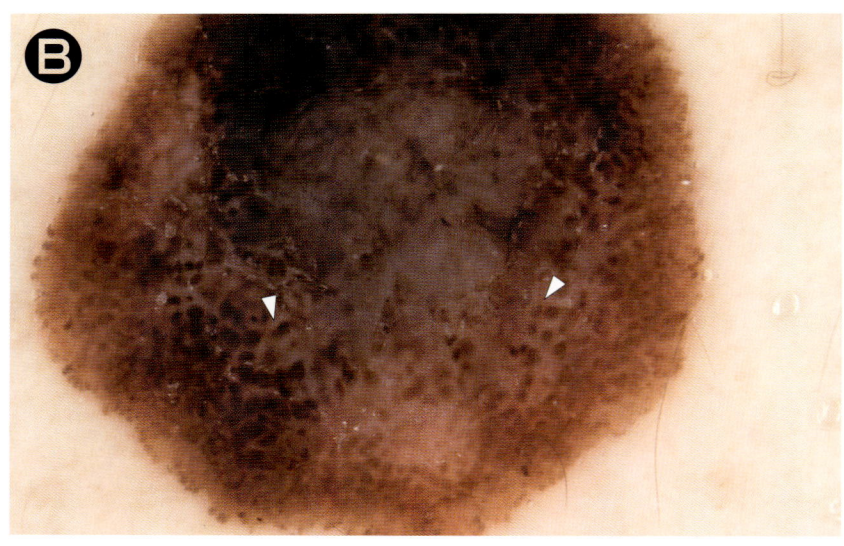

■ Spitz 母斑

　臨床的にはわずかにドーム状に隆起する黒色円形の小結節（Ⓐ）．
　ダーモスコピーでは，大きさの揃った褐色の色素小球が全体に規則正しく配列し，小球状パターンを呈する（Ⓑ）．中心部の背景は網目状に白色を呈し（Ⓑ，△），いわゆる脱色素ネットワークとなっている．表皮肥厚を伴うSpitz母斑にはよくみられる所見である．褐色の色素小球は組織学的に真皮表皮境界部の胞巣に対応し，それを取り囲むような表皮肥厚が白色のベールを構成するので，両方の組織構築が脱色素ネットワーク形成に寄与する．Ⓜ️Ⓣ

56　用語を理解するための基本的所見

3. Pseudonetwork　typical：定型的偽ネットワーク

ここをcheck！
- 対称軸は2本
- びまん性色素沈着
- 毛包に一致する色素脱失
- 全体構造は網状パターン

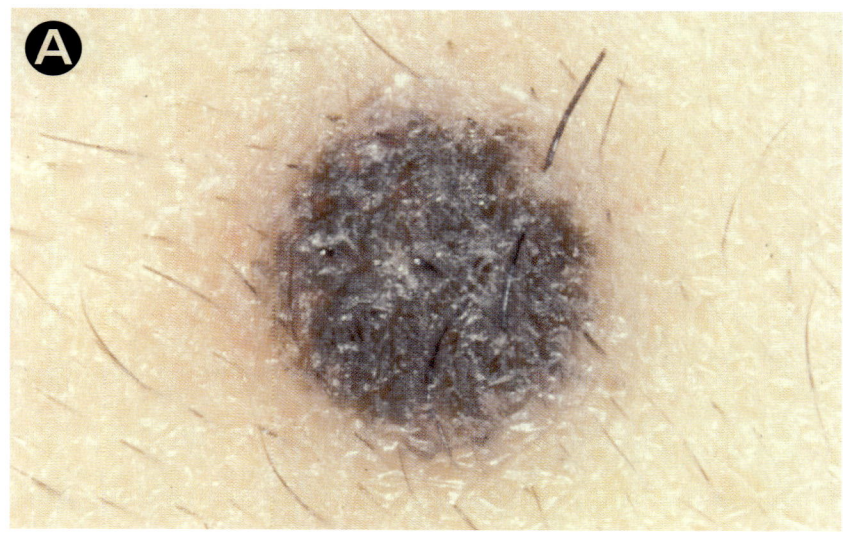

A

B

pseudonetwork の模式図

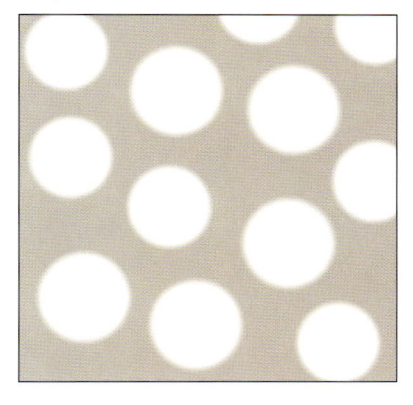

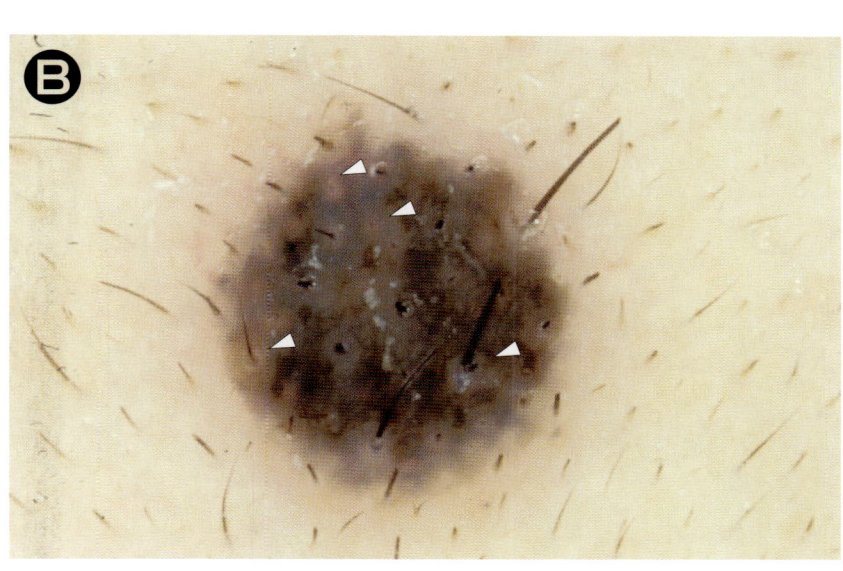

■ Miescher 母斑

　臨床的に軽度隆起する軟らかい黒色小丘疹（Ⓐ）であり，Miescher 型の真皮型色素細胞母斑である．
　ダーモスコピーでは全体がびまん性に濃褐色の色素沈着を示すが，毛包脂腺部が色素脱失（Ⓑ，△）しているため，全体構造は偽ネットワークによる網状パターンとなる．顔面の Miescher 母斑にはもっとも普遍的にみられる所見である．
　この型は色素細胞が真皮深層に及ぶが，メラニンを持つのは浅層の細胞のみである．したがって不完全なレーザー治療を行うと，不規則な形の再発を来すため要注意である．Ⓜ️Ⓣ

2 細部構造(色素性構造・形態)

3. Pseudonetwork　atypical：非定型偽ネットワーク

ここをcheck！
- 臨床像でも対称軸はない
- 全体構造は網状パターン
- 色調の濃淡差が大きい
- 毛包のまわりが濃い
- 色調分布が不規則

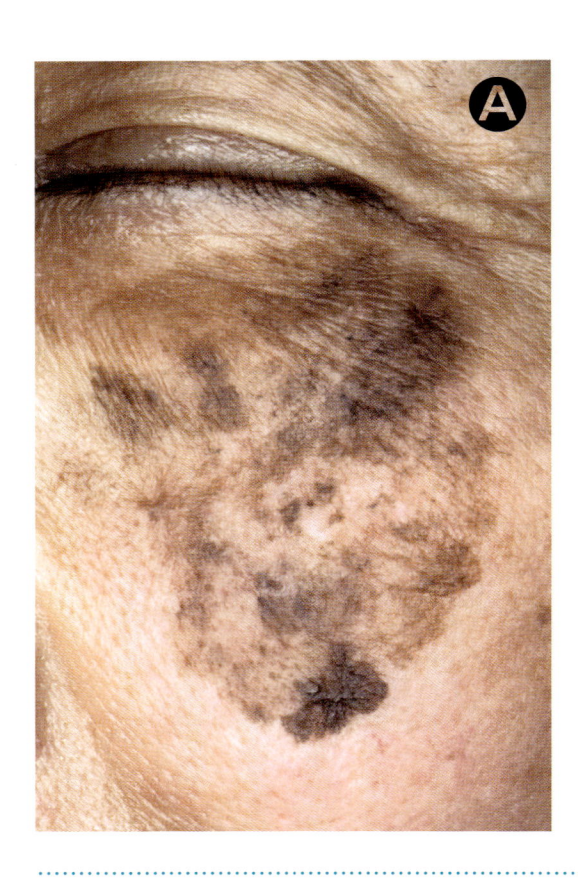

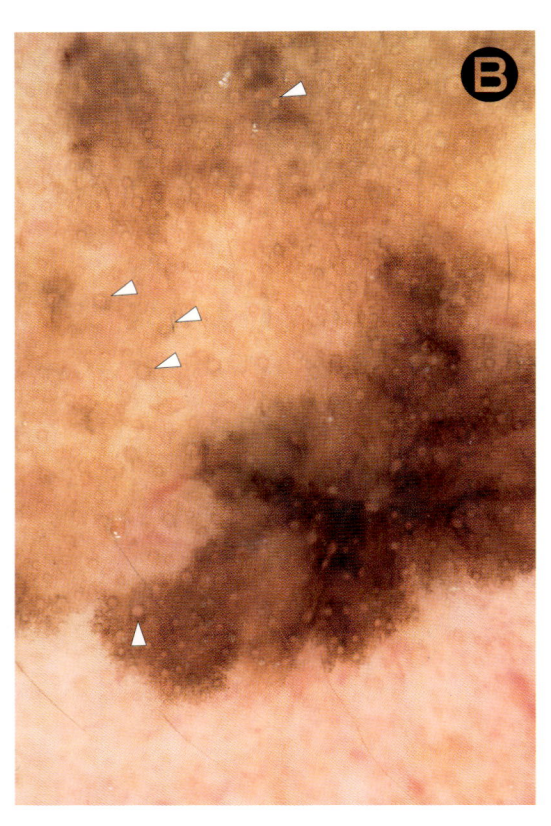

■ 悪性黒子

　臨床的には不整形で大型，色の濃淡差が大きな，平坦な色素斑(Ⓐ)．
　ダーモスコピーで毛包部に色素脱失を認め，全体構造は網状パターンである(Ⓑ)．色は淡褐色から濃褐色まで濃淡差の大きい不規則な色素沈着である．
　毛包周囲に環状の色素沈着があり，非対称性の分布を示す(asymmetric pigmented follicular openings)(Ⓑ，△)．
　顔面では表皮突起がほぼ平坦なため色素ネットワークを形成せず，毛包脂腺部が黄白色に抜けるため偽ネットワークとなる．悪性黒子ではその分布が不規則である．

4. Streaks

regular：規則的線条 ①

ここをcheck！
- 形はやや非対称
- 細い線条は規則的
- 中央部は黒色の無構造領域
- 全体像は爆発的星生成パターン

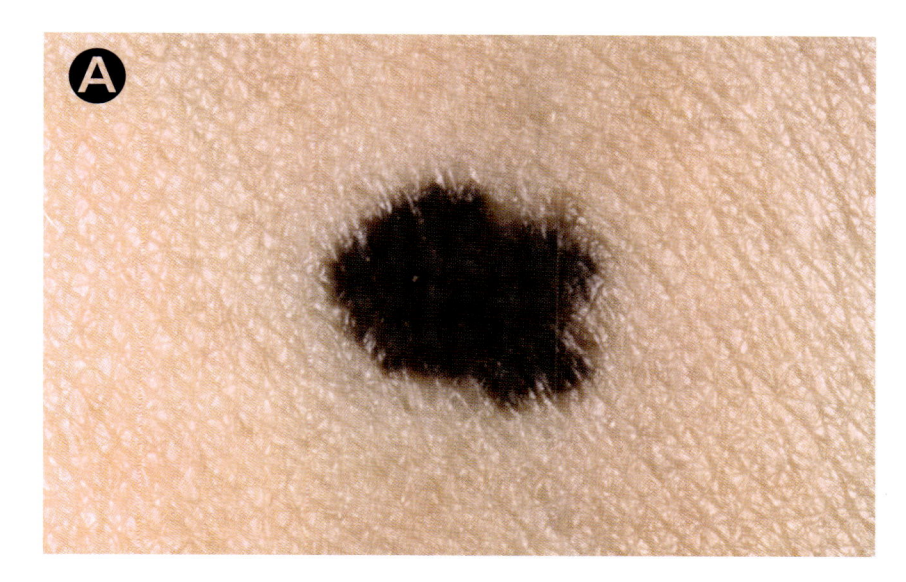

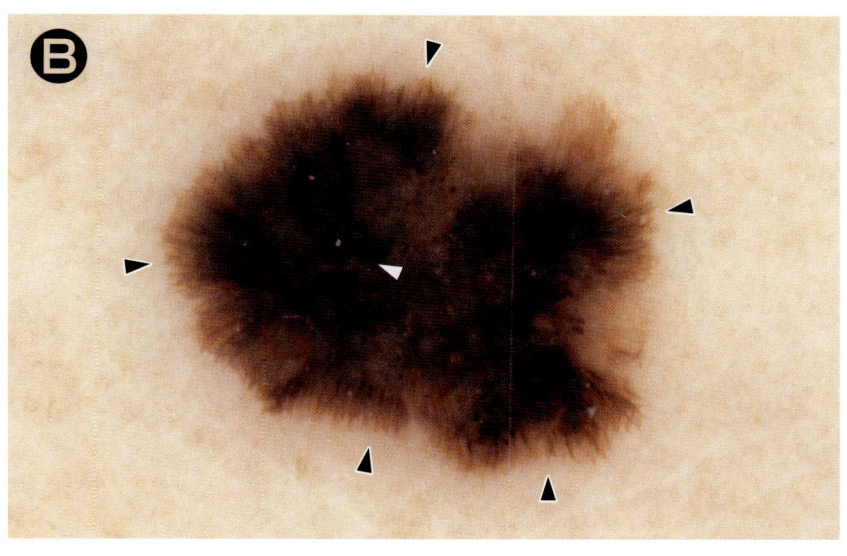

■ Spitz 母斑

　臨床的にやや不整な形状の黒色斑である（Ⓐ）.
　ダーモスコピーでは，規則的な細い線条がほぼ全周性に配列し（Ⓑ，▲），全体構造は爆発的星生成パターンである．中央部は黒色ないし青白色の色素沈着（Ⓑ，△）でほぼ無構造である．細い線条は組織学的に病巣辺縁部のメラノサイトの個別性増殖に対応している．中央部の無構造領域では角層内にメラニンの排泄が多いということを反映するが，比較的均一であるのが Spitz 母斑の特徴であり，悪性黒色腫との鑑別点である．

2/ 細部構造（色素性構造・形態）

2 細部構造（色素性構造・形態）

4. Streaks　　regular：規則的線条 ②

ここをcheck！
- 中央部は濃褐色の色素ネットワーク
- 周囲は規則的な線条
- 中央部は青白色の背景
- 辺縁部は淡褐色の背景
- 形は不規則でも構造は規則的

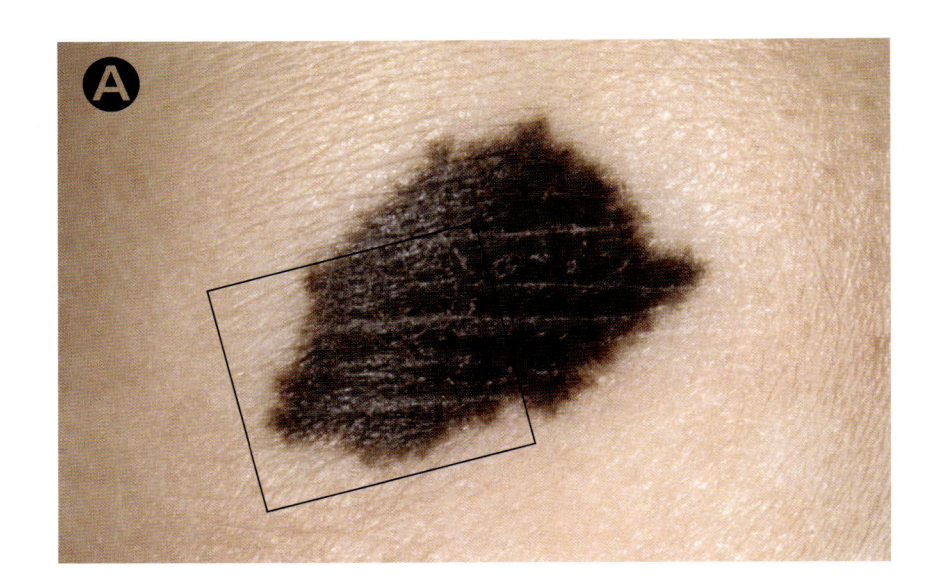

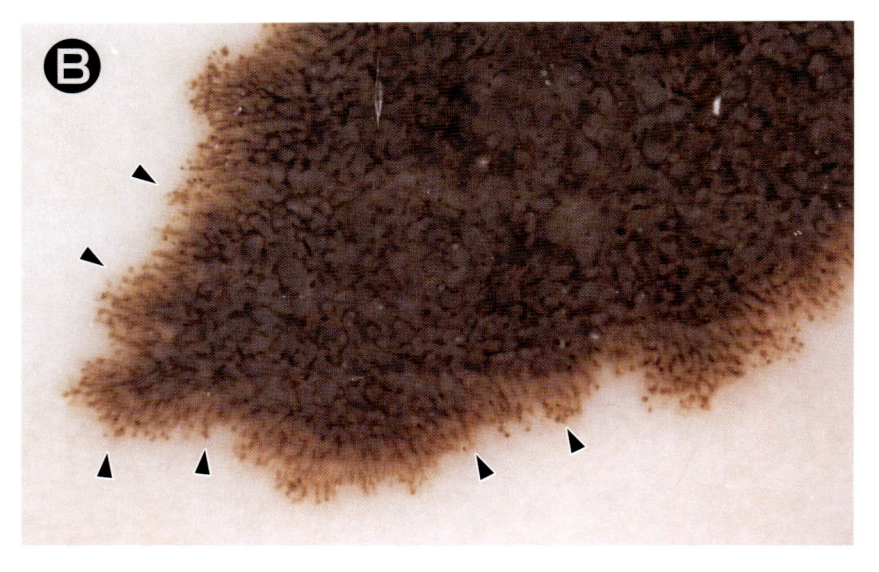

■ 先天性母斑

　臨床的には不整な形であるが，色合いは均一な黒色斑を呈する先天性母斑である（Ⓐ）．

　ダーモスコピーでは，中央部は青白色の背景の上に黒色の比較的規則的な色素ネットワークであり，全体構造は網状パターンである（Ⓑ）．辺縁部では淡褐色の背景の上に規則的な濃褐色の線条が放射状に配列する（Ⓑ，▲）．このような先天性母斑では角層内にもメラニン排泄が多く，そのために黒い色素ネットワークとなると考えられる．　MT

4. Streaks　irregular：不規則線条

ここを check！
- 辺縁に不規則線条
- 中央部に青白色ベール
- 不整形の黒色色素沈着
- 不規則な色素小点・小球

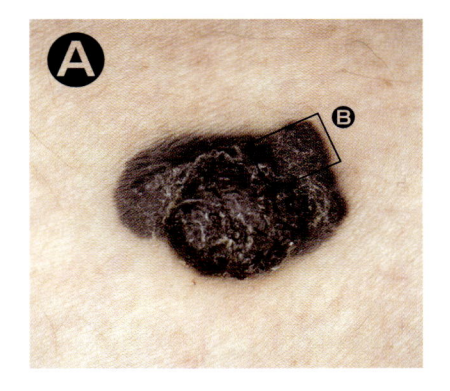

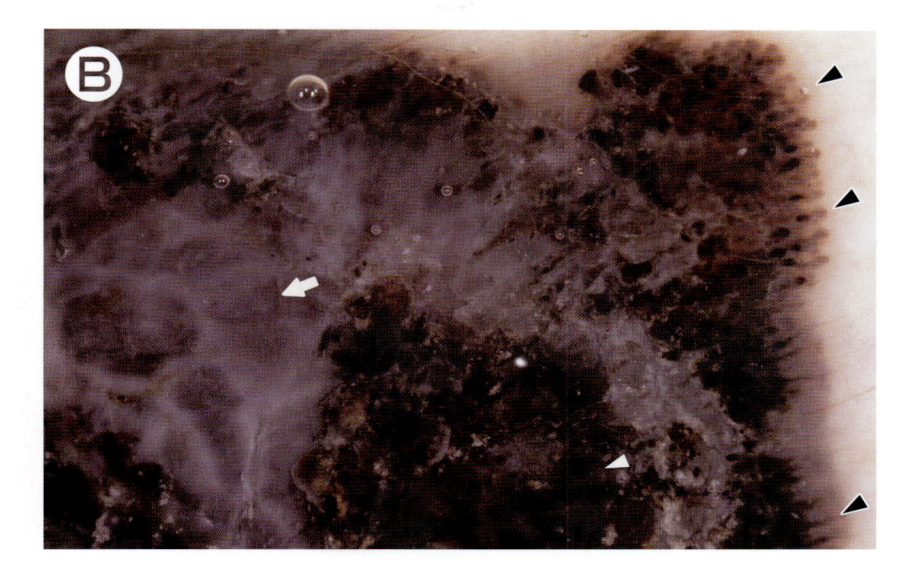

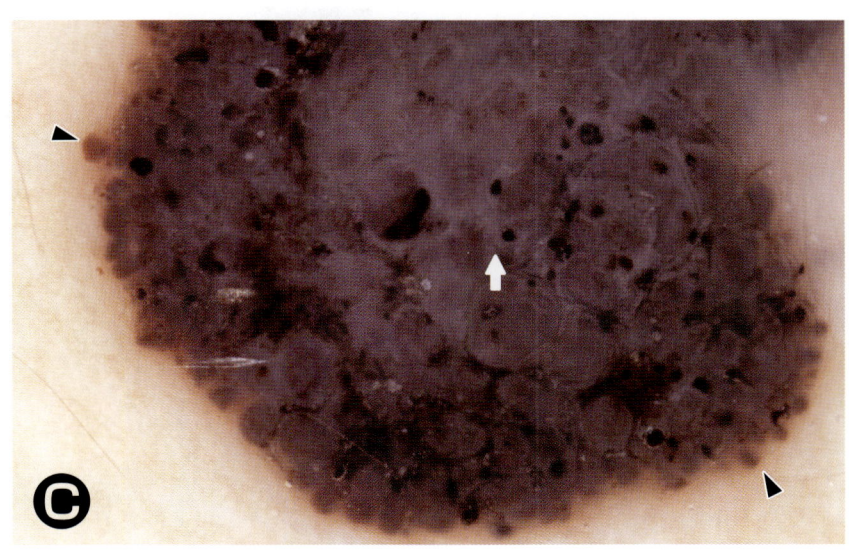

【参考】Ⓒは別症例：臨床図はp.15
■ 表在拡大型黒色腫

臨床的に切れ込みを有する不整形の黒色結節である（Ⓐ）．
ダーモスコピーでは辺縁に不規則な線条を伴い（Ⓑ，Ⓒ，▲），中央部は不規則な黒色の色素沈着（無構造領域）（Ⓑ，△）と青白色ベール（Ⓑ，Ⓒ，⇨）からなり，典型的な悪性黒色腫の所見である．

黒色の色素沈着部では角層内にも多量のメラニンを有するために下部の構造は観察できず，無構造な黒色となる．青白色ベールの組織では，orthohyperkeratosisを伴う正常表皮下にメラノーマ細胞の増殖があると考えられる．MT

2/ 細部構造（色素性構造・形態）

2 細部構造（色素性構造・形態）

4. Streaks　　悪性黒色腫との鑑別

ここをcheck！
- 皮溝部と皮丘部の両方に線状色素沈着
- 皮丘部に太く，皮溝部に細い
- 無構造黒色色素沈着
- 辺縁部の背景は淡褐色
- 中央部の背景は青白色

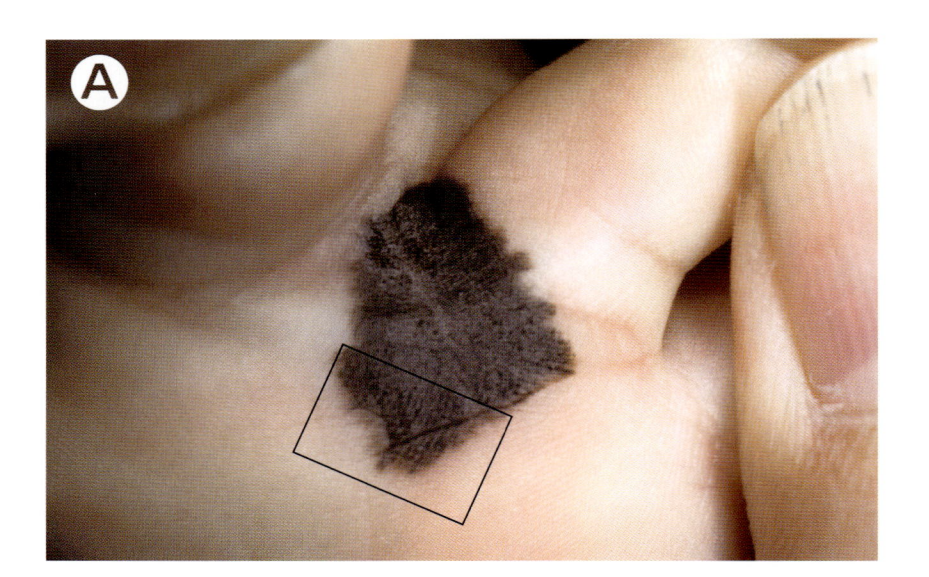

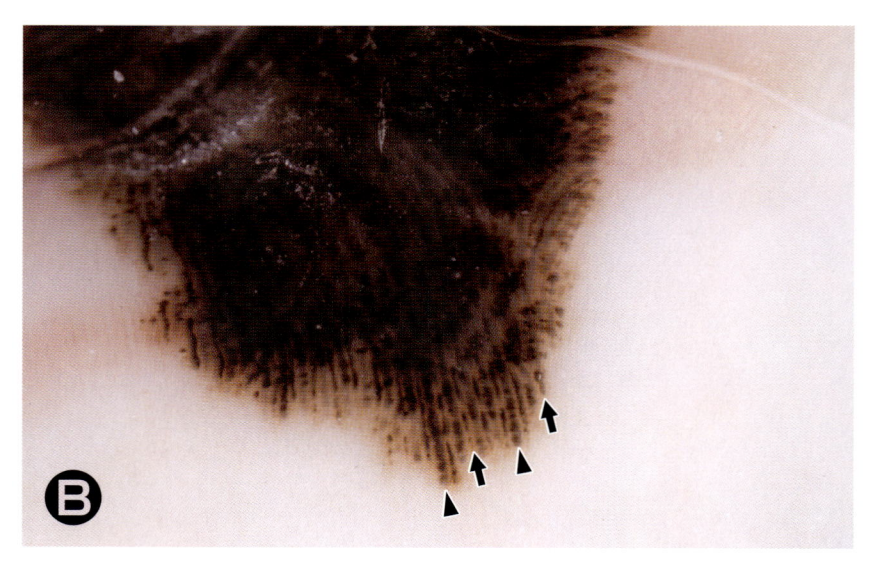

■ 先天性母斑

　少し珍しい例を紹介しよう．臨床的には不整な形の黒色斑を呈する足底部の先天性母斑である（Ⓐ）．
　ダーモスコピーで辺縁部を観察すると（Ⓑ），線条（streaks）にもみえるが，よく観察すると線の太さにリズムがあり，太い線状色素沈着（Ⓑ，▲）と細い線状色素沈着（Ⓑ，➡）を交互にくり返している．また，太いほうをよくみるとエクリン腺開孔部を認め，そこが皮丘であることがわかる．したがって，皮溝平行パターンの亜型である finer parallel furrow pattern である．臨床経過としては小児の先天性母斑なのだが，ダーモスコピーで皮丘平行パターン（悪性）と解釈してはいけない． Ⓜ️Ⓣ

5. Dots/Globules　　regular：規則的色素小点／色素小球

ここをcheck！
- 対称軸は1本
- 全体構造は小球状パターン
- 色と大きさの揃った色素小球

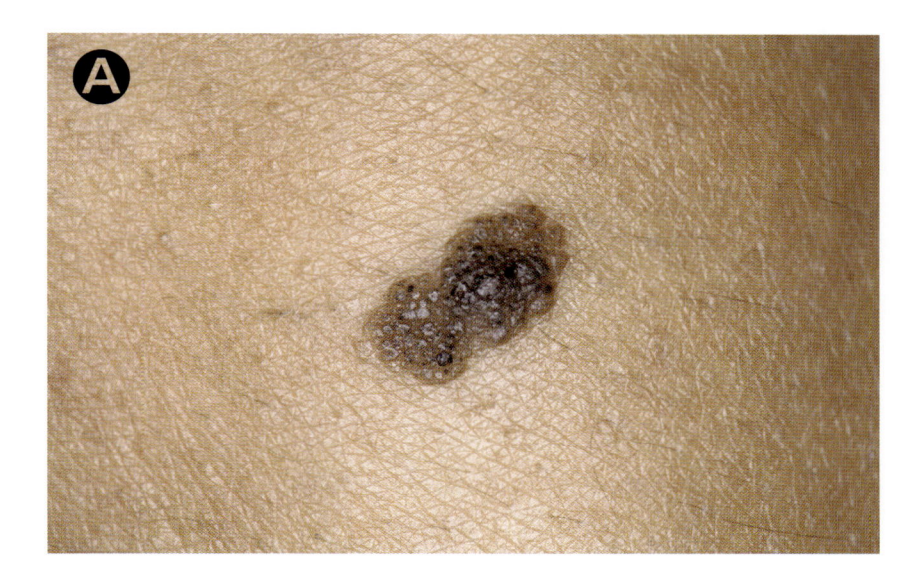

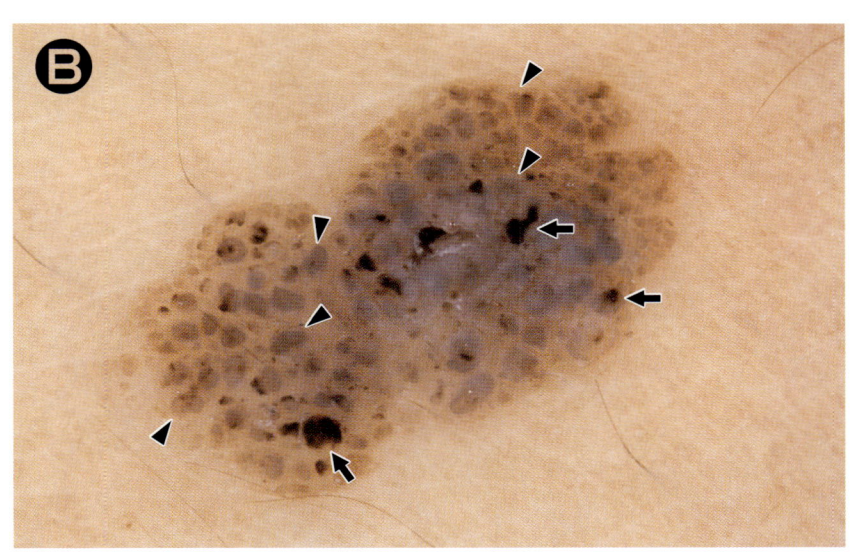

【参考】p.47と同一症例
■ 脂漏性角化症

　臨床像は，やや乳頭状に隆起する脂漏性角化症である（Ⓐ）．
　ダーモスコピーでは，脂漏性角化症としては例外的な色素小球を中心とする小球状パターンであるが，小球の大きさはほぼ一様で，色の分布も中央よりが青白色，辺縁が褐色，と規則的である（Ⓑ，▲）．したがって，規則的色素小点／色素小球と言える．
　濃褐色の不規則に分布する色素小球／色素小点（Ⓑ，➡）にみえるのは角栓に対応する構造であり，メラニンによる色素沈着ではない． Ⓜ️Ⓣ

2/ 細部構造（色素性構造・形態）　63

2 細部構造（色素性構造・形態）

5. Dots/Globules　　irregular：不規則色素小点／色素小球

ここをcheck！
- 臨床的に対称軸はない
- 不規則な色素小点・色素小球
- 不規則でびまん性の青白色ベール

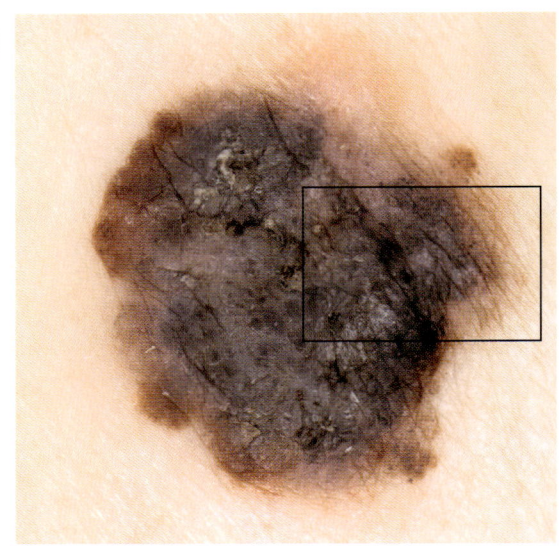

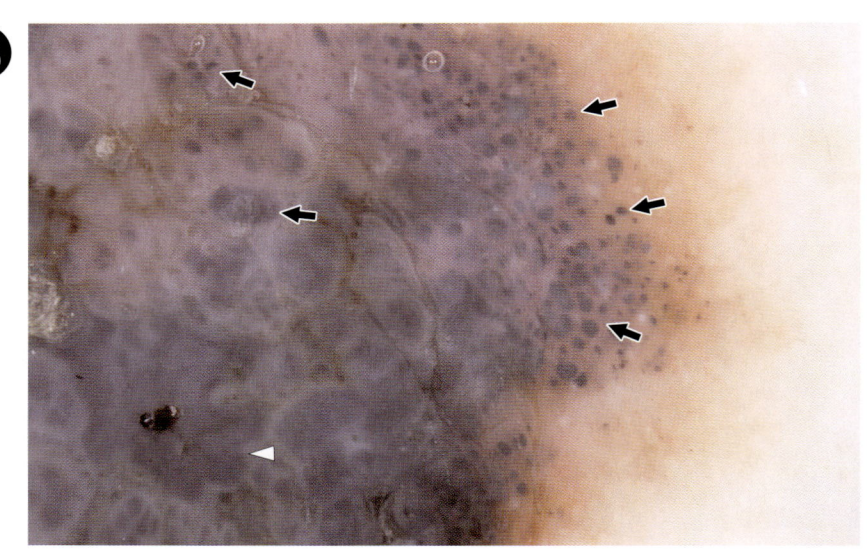

【参考】p.97と同一症例
■ 表在拡大型黒色腫

　臨床像は不規則で濃淡差の大きい黒褐色の結節（Ⓐ）．
　ダーモスコピー上，不規則な青白色領域を認め（Ⓑ，△），大小さまざまの青白色の色素小球（Ⓑ，➡）が不規則に分布する．ここでは構成要素は主として色素小球であるが，全体像をみると多構築パターンとなる（☞p.97）．

　基底細胞癌の多発性灰青色小球との鑑別が問題となるが，基底細胞癌ではこれほどに密集する小型のglobules（小球）をみることはないので鑑別が可能である．
　青白色の領域が多いのは真皮内増殖を反映している．

6. Hypopigmentation localized：限局性色素脱失 ① focal（単発性）

ここをcheck！
- 限局性色素脱失
- ほぼ対称的な病変
- 定型的色素ネットワーク
- 全体構造は網状パターン

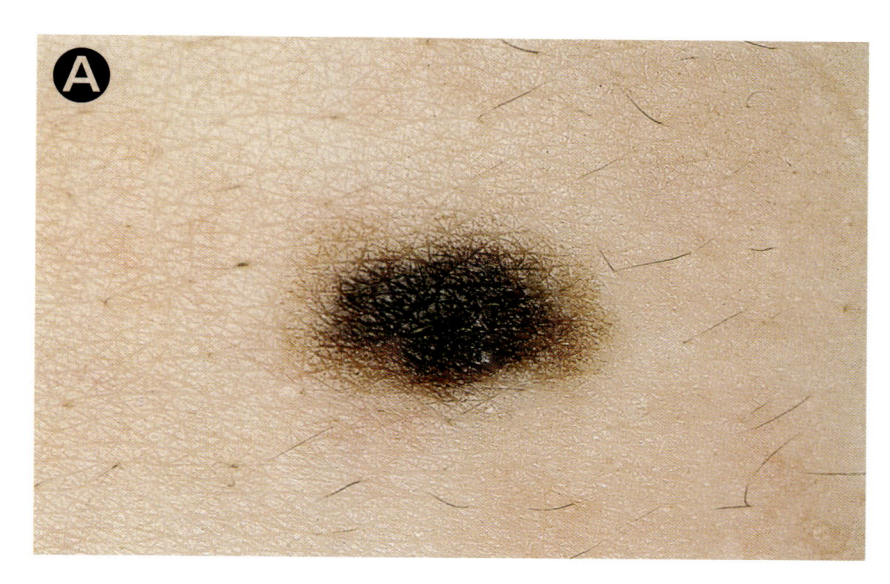

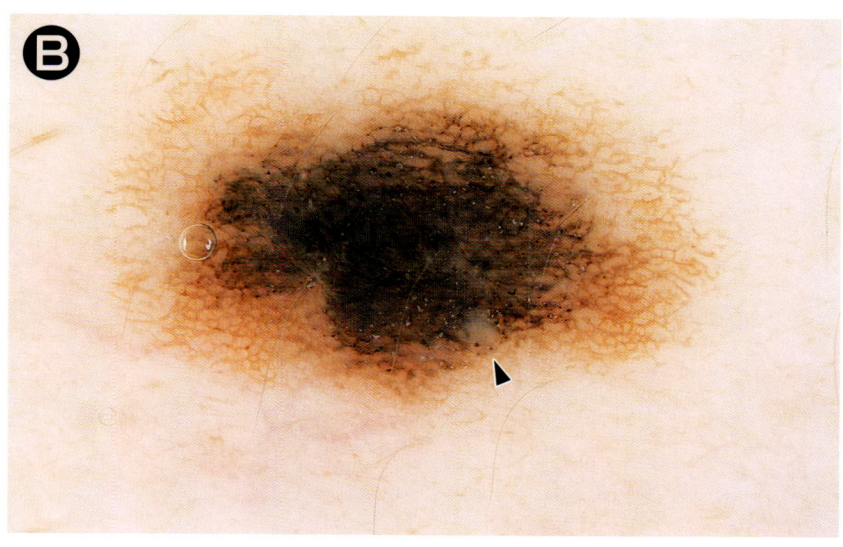

■ Clark 母斑

臨床的に境界が不鮮明な黒色斑である（Ⓐ）．

ダーモスコピーでは，辺縁にいくほど淡くなる定型的色素ネットワークを認め，全体構造は網状パターンである（Ⓑ）．中央部に限局した黒色色素沈着があるが，悪性黒色腫と違って，規則的な分布である．

右下の小さな領域に単発性の色素脱失がある（Ⓑ, ▲）．

このような部分的色素脱失はClark型の色素細胞母斑ではしばしばみられる．色素脱失をみるときは，単発か多発か，分布が規則的か不規則かなどを判断する．さらに，メラニン量の低下だけなのか，それとも瘢痕様に白いのか，を考えて自然消褪現象と区別することが重要である．Ⓜ︎Ⓣ

2 細部構造（色素性構造・形態）

6. Hypopigmentation　localized：限局性色素脱失 ② regular multifocal（規則的多発性）

ここをcheck！
- 対称軸はみつけにくい
- 規則的な多発性色素脱失
- 皮溝部優位の線状色素沈着
- 全体構造は平行パターン
- 色調はほぼ一様な褐色調

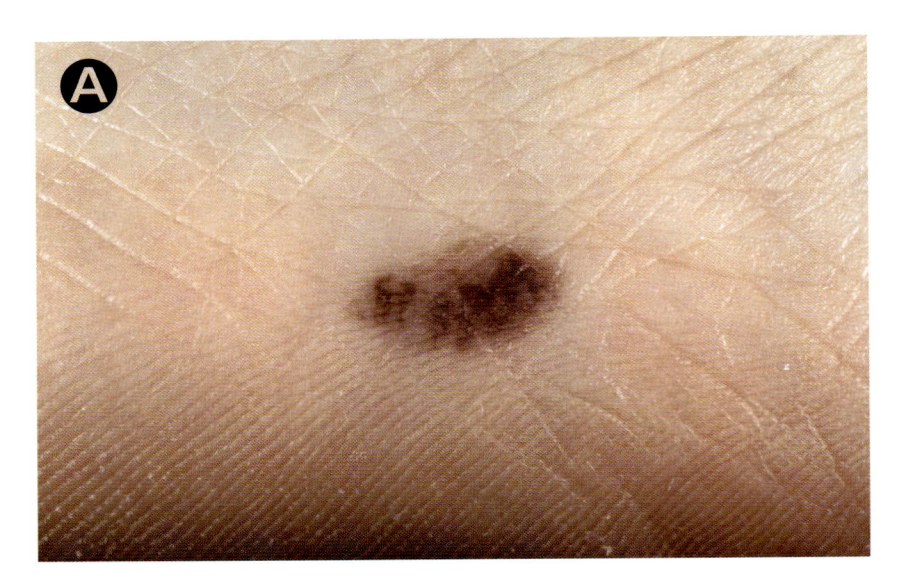

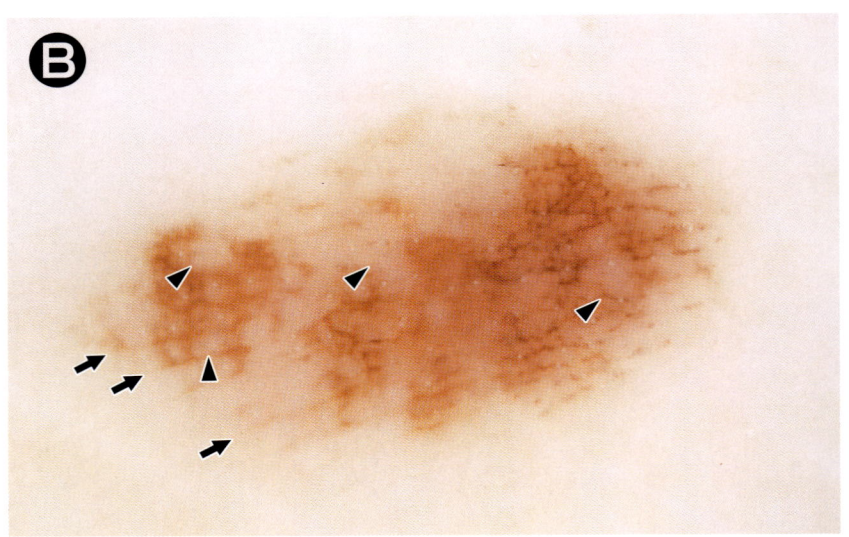

　臨床的には平坦な黒色斑を呈する足縁部の色素細胞母斑である（Ⓐ）．

　ダーモスコピーでは，皮溝優位の褐色の色素沈着（Ⓑ，➜）であり，多発性に比較的規則的な色素脱失を呈する（Ⓑ）．色素脱失は少し偏りがあるものの，悪性の場合と異なり，背景の色合いと構造は規則的な分布とみなせる．また瘢痕形成を思わせるような白さはない．基本的にエクリン汗孔の周りに色が抜ける傾向がある（Ⓑ，▲）．

　右上部では皮丘部にも網状の色素沈着パターンがみられる（crista reticulated variant）．全体構造は平行パターンである．

6. Hypopigmentation　localized：限局性色素脱失 ③ irregular multifocal（不規則的多発性）

ここを check！
- 対称軸はない
- Multifocal hypopigmentation
- 非定型色素ネットワーク
- 不規則色素小点・色素小球
- 全体構造は多構築パターン

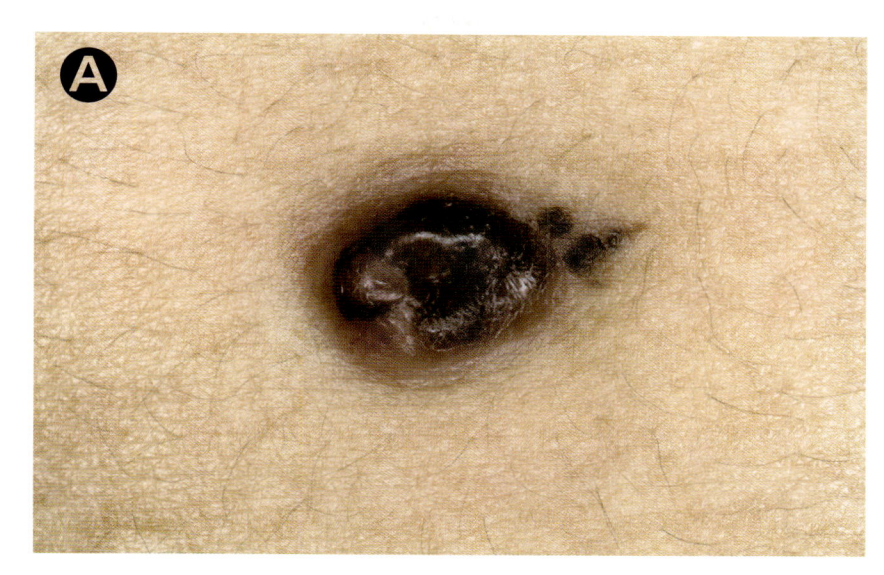

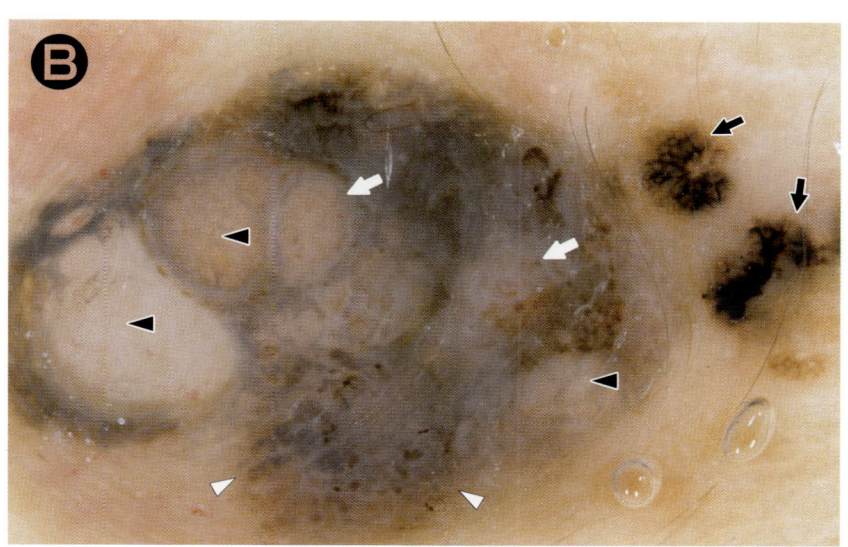

【参考】p.132と同一症例
■ 表在拡大型黒色腫

　臨床的には不整形で小型の軽度に隆起する黒色結節である．周囲に衛星病変を伴う（Ⓐ）．
　ダーモスコピーで限局性の不規則な色素脱失が多発している（Ⓑ，▲）．瘢痕様に白いため，線維化を伴うと考えられる．また，非定型色素ネットワーク（Ⓑ，➡），不規則色素小点・色素小球（Ⓑ，△）を認め，全体構造は多構築パターンである．悪性黒色腫が強く疑われる所見である．
　不規則な点状ないし線状の血管拡張もみられる（linear-irregular vessels）（Ⓑ，⇨）．

2 細部構造（色素性構造・形態）

6. Hypopigmentation　diffuse：びまん性色素脱失 ①

ここをcheck！
- 全体的に色素脱失
- 限局性に色素沈着が残存
- 周囲健常部より白いということはない
- 全体構造は均一パターン

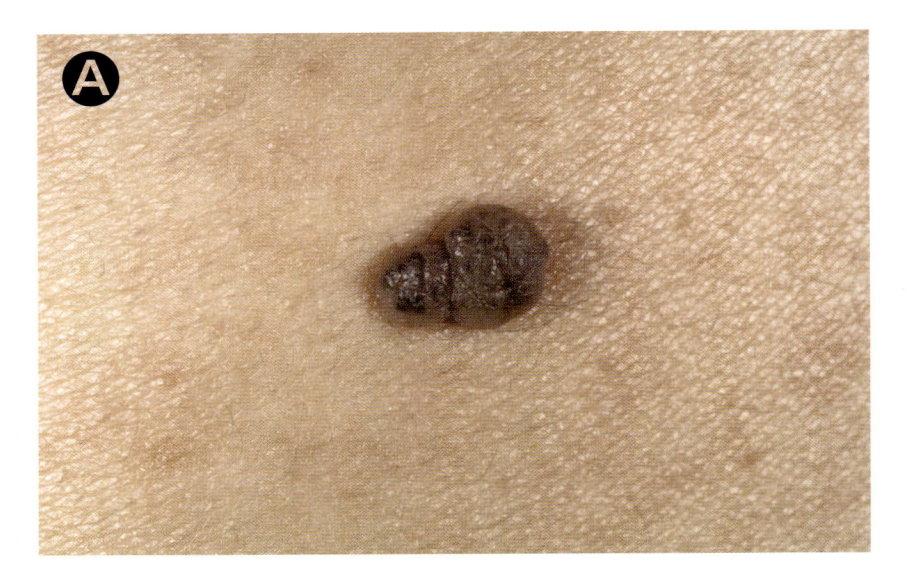

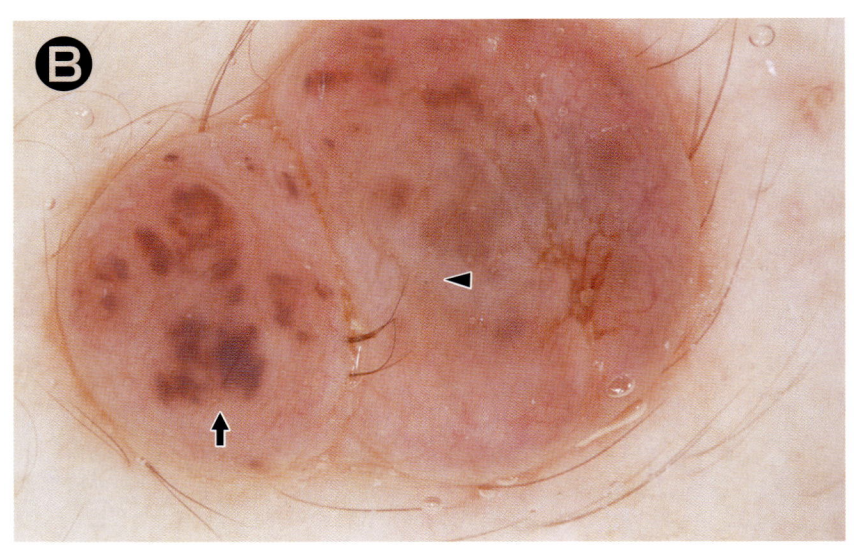

■ Unna 母斑

　臨床的に半球状に隆起する軟らかい黒色小丘疹（Ⓐ）であり，Unna 型の真皮型色素細胞母斑である．
　ダーモスコピーでは全体がびまん性に色素脱失しているが（Ⓑ，▲），瘢痕様の白色ではない．すなわち周囲と同じくらいの色調であり，線維化はない．悪性黒色腫の自然消褪現象とは大きく異なる点である．

　部分的に褐色色素沈着を残すが，上層の母斑胞巣の一部にのみメラニン沈着があるためである（Ⓑ，→）．顔面の Unna 型や Miescher 型の色素細胞母斑が古くなると，このような色素脱失をみることが多い．

6. Hypopigmentation　diffuse：びまん性色素脱失 ②

ここをcheck！
- 形は対称的
- 全体に色素脱失
- 規則的色素小球
- 全体構造は小球状パターン

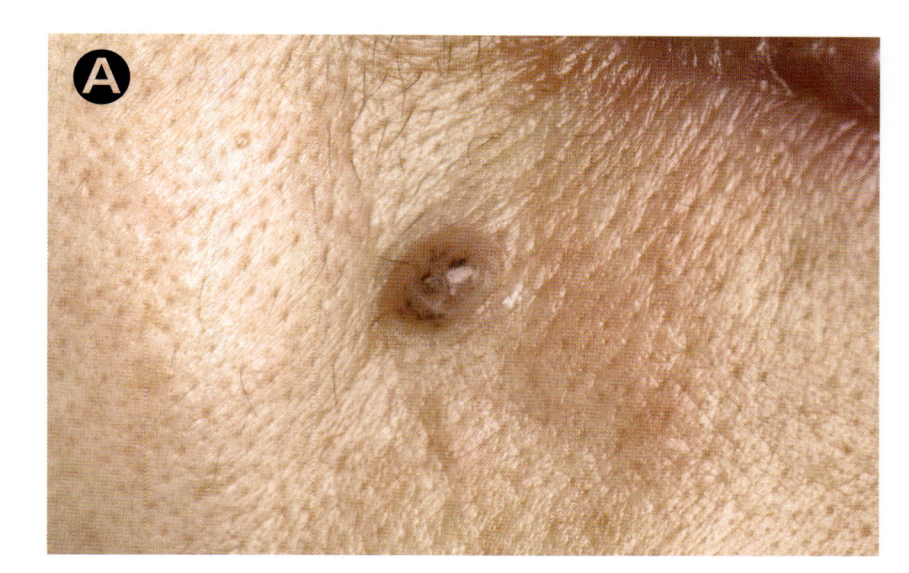

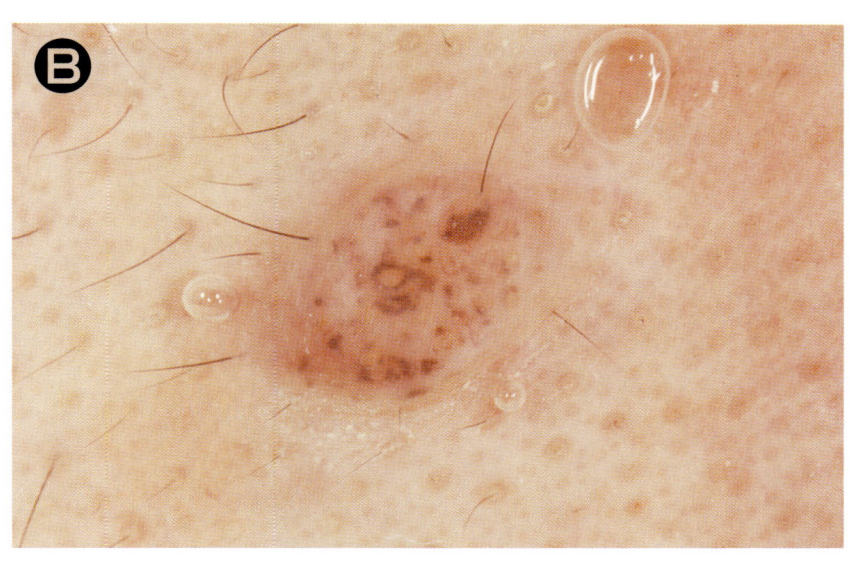

■ Miescher 母斑

　臨床的に半球状隆起する軟らかい小丘疹である（Ⓐ）．
　ダーモスコピーでは，規則的な褐色の色素小球が全体に撒布し，びまん性の色素脱失を伴う（Ⓑ）．全体構造は小球状パターンである．
　古くなったMiescher型の色素細胞母斑によくみられる所見である．この型の母斑細胞は真皮深層に及ぶことが多く，深部では神経様変化を伴うこともある．メラニン色素は表層の色素細胞のみに観察され，褐色の色素小球に対応すると考えられる．組織深部にはメラニンを認めないことが多い．

2 細部構造（色素性構造・形態）

7. Blue-whitish veil　青白色ベール

ここをcheck！
- 非対称的な病変
- 不規則なびまん性の青白色領域
- 全体構造は多構築パターン
- 不規則色素小点・色素小球

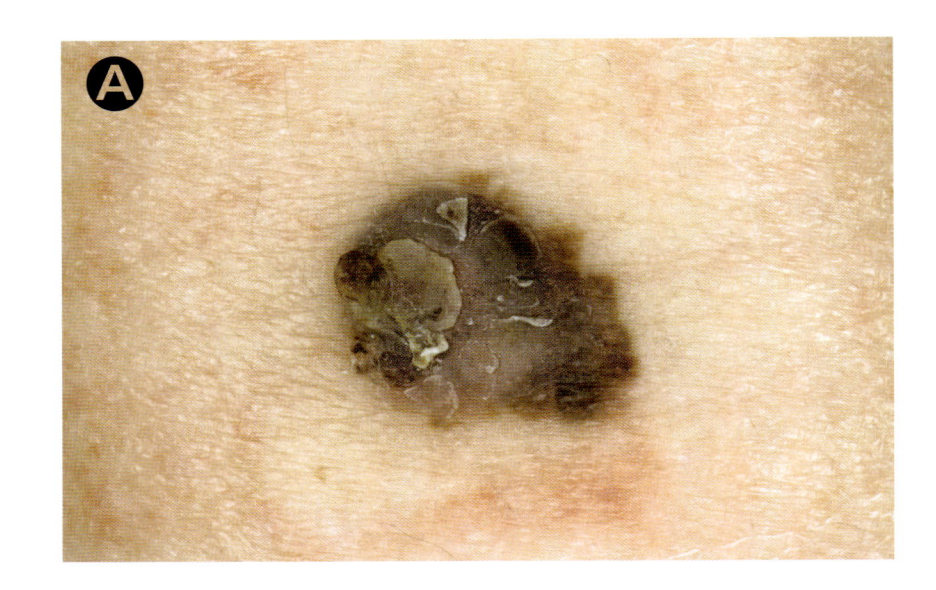

■ 表在拡大型黒色腫

　臨床像はやや隆起する不整形の小さな黒色結節である（Ⓐ）．

　ダーモスコピーでは，不規則に広範囲を占める灰青色ないし青白色の領域を認めるが（Ⓑ，△），これを blue-whitish veil（青白色ベール）と呼び，悪性黒色腫に特異性の高い所見とされている．メラニンを多量に有し，真皮で増殖するメラノーマ細胞の存在を意味する．しかしながら，自然消褪構造（☞ p.71，72）との鑑別がむずかしいことから，最近では，青白色構造（blue-white structures）と総称することが提唱されている．一部には不規則な黒色の色素小点／色素小球も認める（Ⓑ，⇨）．

　上部にはやや不鮮明ながら太い褐色の色素ネットワークが存在する（Ⓑ，▲）．中央部には不規則な点状血管，線状血管もみられる（Ⓑ，→）．

　全体構造としては多構築パターンを呈し，悪性黒色腫が強く疑われる．　MT

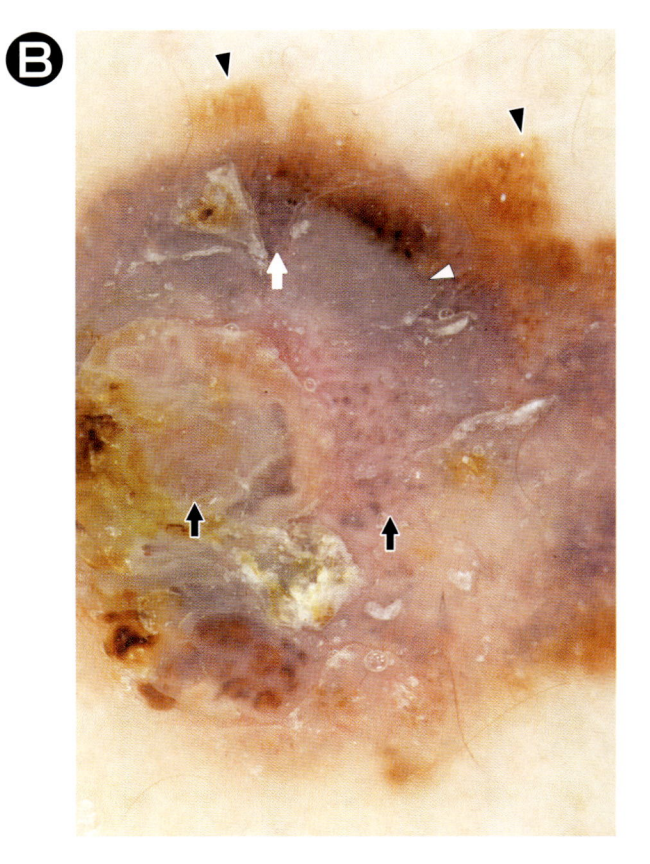

8. Regression structures 自然消褪構造 ①

ここを check！
- 対称軸はない
- 赤・白・黒・青が不規則に混在
- 瘢痕様の白色領域と血管増生
- 青白色顆粒状の自然消褪構造
- 全体構造は多構築パターン

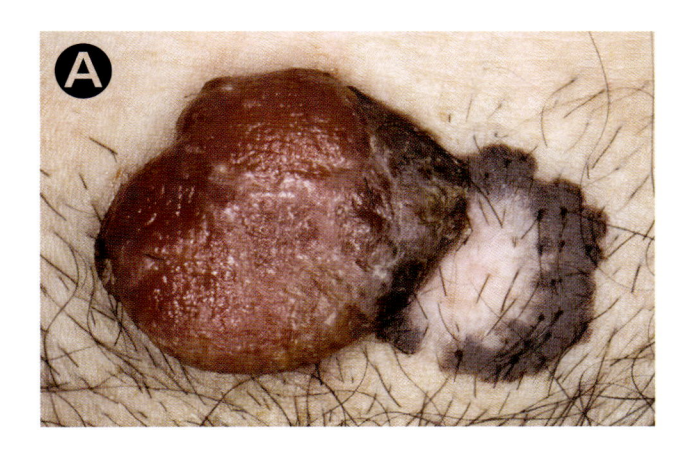

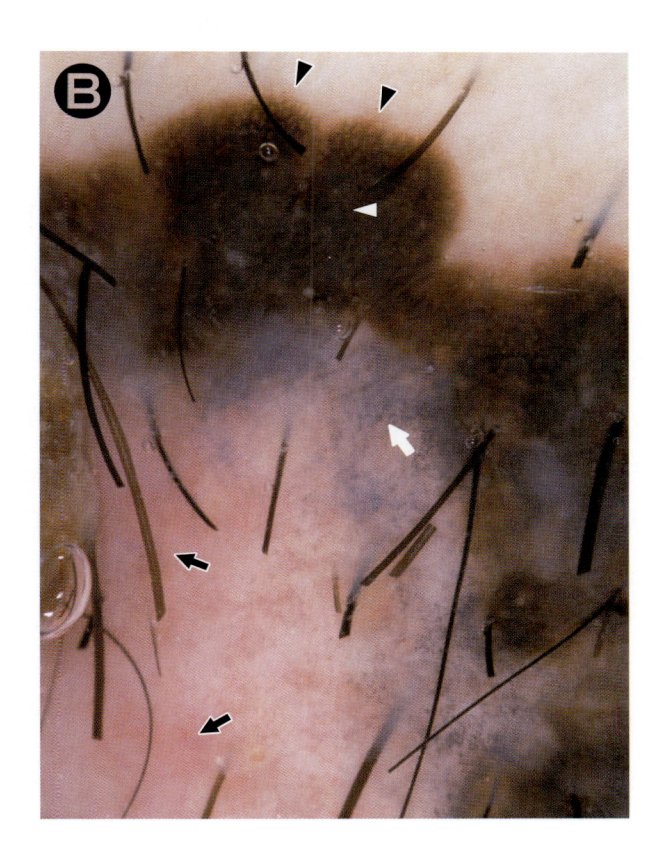

【参考】p.30と同一症例

■ 表在拡大型黒色腫

臨床像は不規則な肉芽様隆起と瘢痕様白色部を伴う黒色斑からなる局面である（Ⓐ）．

ダーモスコピー上，不規則な形の黒色無構造領域（Ⓑ，△）の上には太くて濃い非定型色素ネットワークがある（Ⓑ，▲）．中央から下には健常部より白い，瘢痕様の白色領域があり，その一部は顆粒状の青色領域（Ⓑ，⇨）に移行する．これらの白色領域は線維化，青色領域はメラノファージに対応し，これらを合わせて自然消褪構造または青白色構造（blue-white structures）と呼ぶ．また，左側は乳白紅色調（milky-red）を呈し，これは自然消褪構造内血管と呼ばれ，悪性黒色腫に非常に特徴的な所見である（Ⓑ，➡）．組織では表皮萎縮，毛細血管増生，メラノファージと線維化がある（Ⓒ）． MT

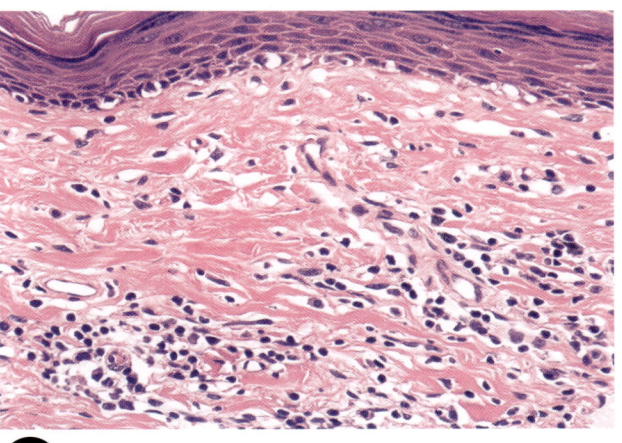

2/ 細部構造（色素性構造・形態）

2 細部構造（色素性構造・形態）

8. Regression structures　自然消褪構造 ②

ここをcheck！
- 臨床的に非対称性の病変
- 瘢痕様の白色領域
- 青白色顆粒状の自然消褪構造
- 不規則線条
- 不規則な黒色色素沈着
- 全体構造は多構築パターン

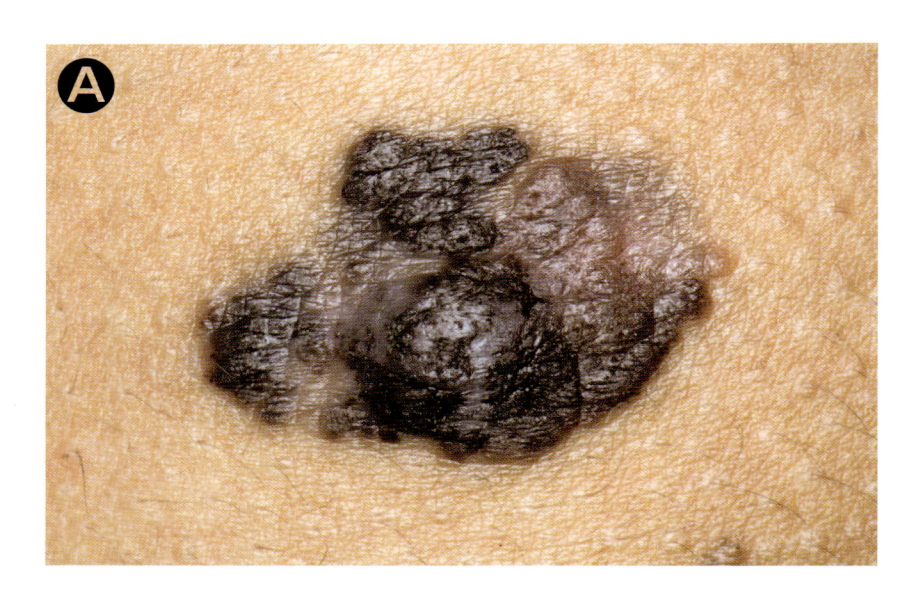

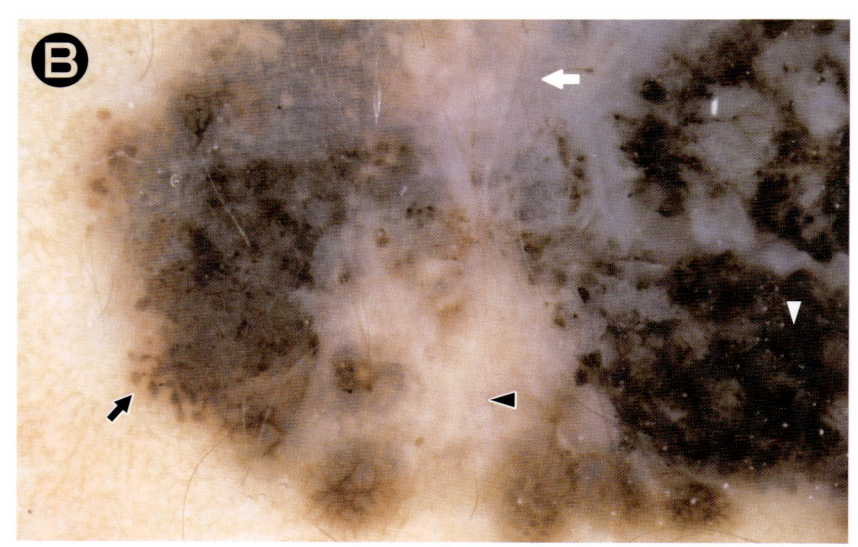

【参考】p.52，119と同一症例
■ 表在拡大型黒色腫

　臨床的には不整形の隆起性黒色局面で，一部に赤い部分がある（Ⓐ）．

　ダーモスコピーでは全体に不規則な黒色色素沈着（Ⓑ，△）が目立つ．下部中央には瘢痕様の白色領域（Ⓑ，▲）があるが，組織学的に線維化に相当する部分である．上部には一部顆粒状，一部びまん性の青色領域（Ⓑ，⇨）を認め，メラノファージが顆粒状部分，メラノーマ細胞の真皮内増殖がびまん性部分にそれぞれ対応すると考えられる．白色領域と青色領域の両者を併せて自然消褪構造と呼ぶ．左辺縁部には不規則な太い線条が観察される（Ⓑ，➡）．Ⓜ️Ⓣ

3 顔面にみられる所見

typical pseudonetwork（定型的偽ネットワーク）

ここをcheck！
- 対称的な病変
- 規則的なびまん性の青褐色色素沈着
- 毛包に一致して規則的色素脱失
- 偽ネットワーク
- 全体構造は網状パターン

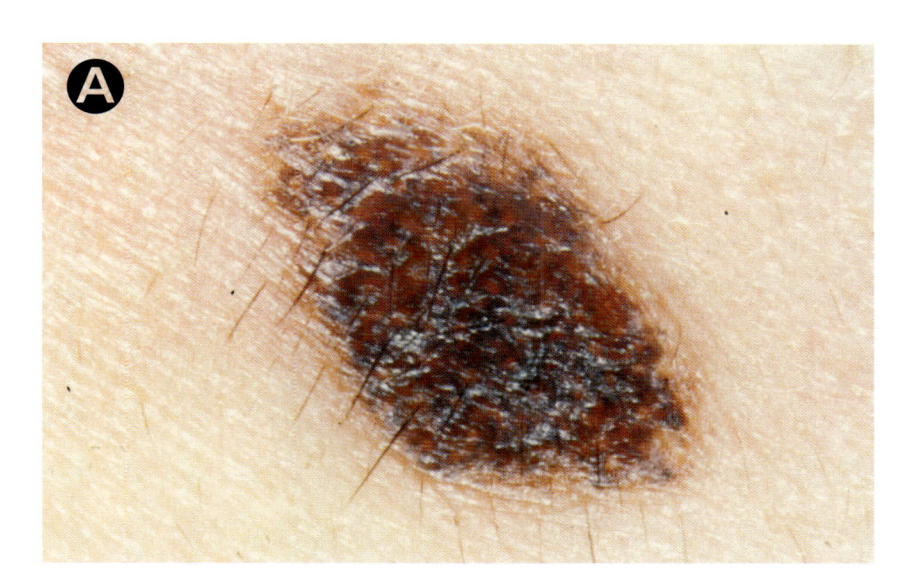

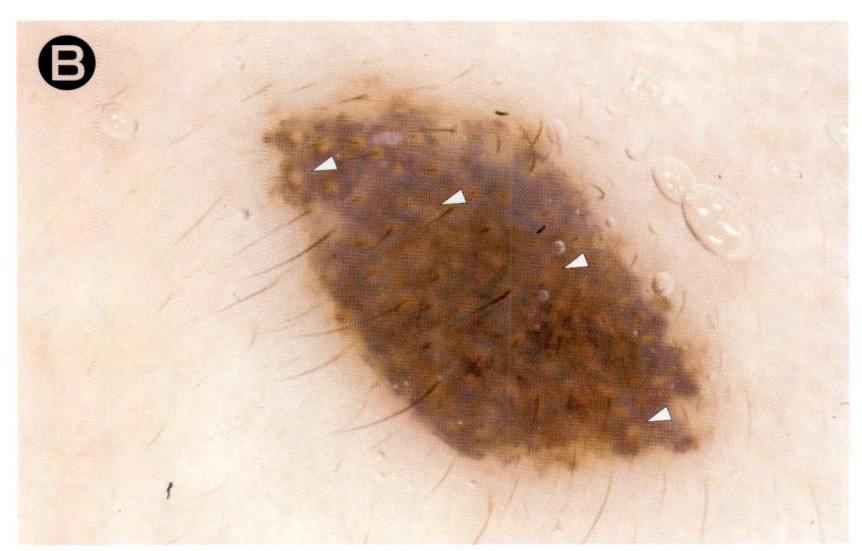

■ Miescher 母斑

　臨床像は，やや隆起する有毛性の小さな平行四辺形の褐色結節である（Ⓐ）．

　ダーモスコピーでは，全体に規則的に青褐色の色素沈着を認めるが，毛包一致性に規則的な多発性色素脱失（Ⓑ，△）がみられるため，典型的な偽ネットワークによる網状パターンを呈する．ほぼ一様な色素沈着は，真皮で増殖する，メラニンを比較的多く有する色素細胞の存在を意味する．毛包脂腺は黄白色の色素脱失を呈することが多く，それによって構成される太い網目構造を偽ネットワークという．顔面の Miescher 型真皮内母斑によくみられる所見である．病変部で多毛であることも診断の手がかりとなる．Ⓜ🆃

3 顔面にみられる所見

gray pseudonetwork（灰色偽ネットワーク）

ここをcheck！
- 臨床的に非対称性の病変
- 毛包部の色素脱失
- 淡褐色，青褐色，灰青色の混在する色素沈着
- 顆粒状の青みを帯びた灰色偽ネットワーク
- 全体構造は網状パターン

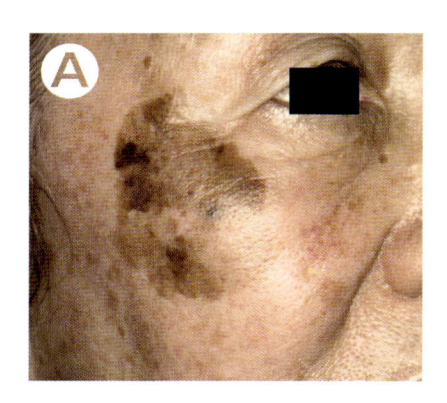

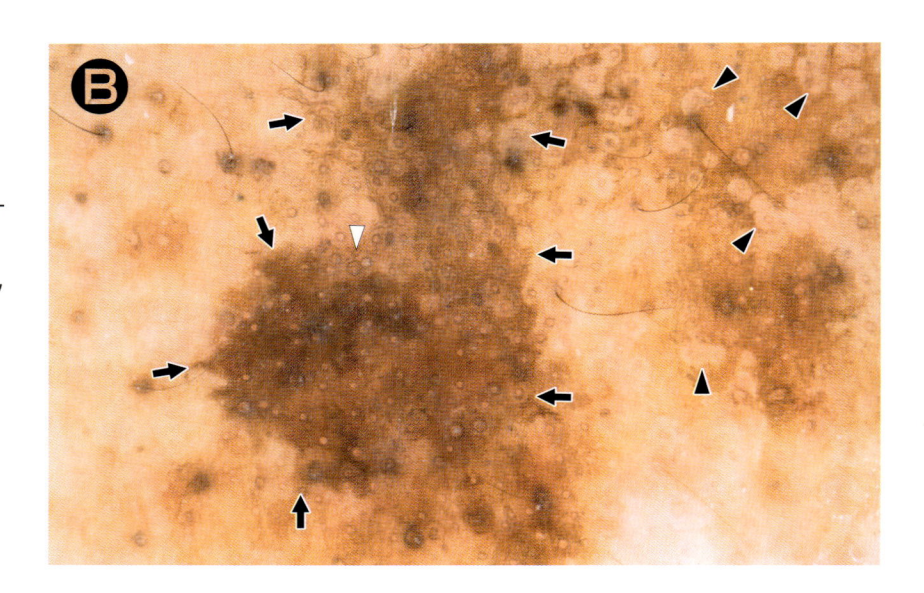

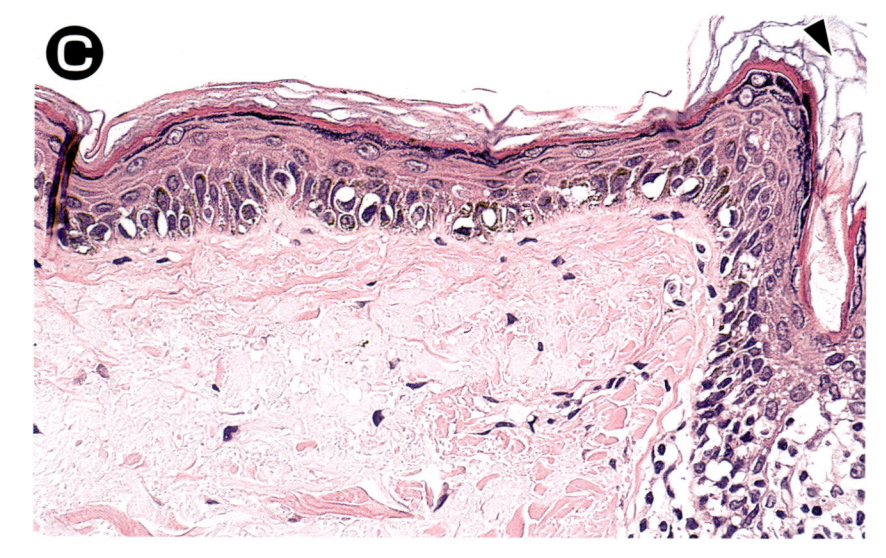

■ 悪性黒子

　臨床像は，濃淡不規則な不整形の褐色ないし黒色斑であり悪性黒子が強く疑われる（Ⓐ）．

　ダーモスコピー上，毛包に一致する多発性の色素脱失を認め（Ⓑ，▲），濃淡不整な非定型偽ネットワークである．環状顆粒構造（Ⓑ，△）もみられる．灰青色ないし青褐色の色素沈着部（Ⓑ，➡）では毛包が色素脱失を呈するため，同部では灰色の偽ネットワークとなる．

　対応する組織（Ⓒ）では，基底層でメラニンを有する異型メラノサイトおよび真皮浅層の solar elastosis とメラノファージが存在するが，毛包内側部はメラニンを欠くため白く抜ける（Ⓒ，▲）．初期の悪性黒子では組織像で異型細胞が目立たないこともあり，このようなダーモスコピー像が診断の手がかりとなる．

rhomboidal structures（菱形構造），annular-granular structures（環状顆粒構造）

ここをcheck！
- 臨床的に対称軸はない
- 淡褐色〜濃褐色の不規則な分布
- 非定型偽ネットワーク
- 菱形構造
- 環状顆粒構造
- 全体構造は網状パターン

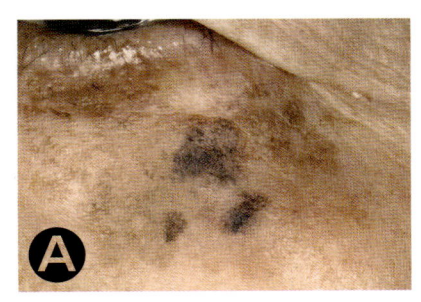

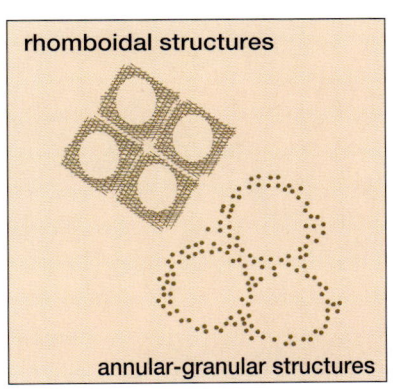

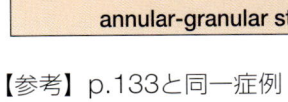

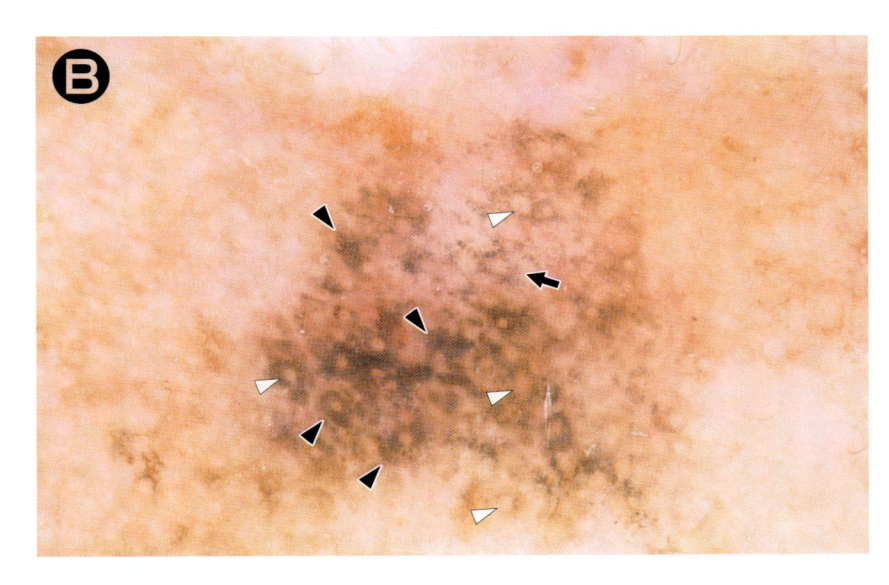

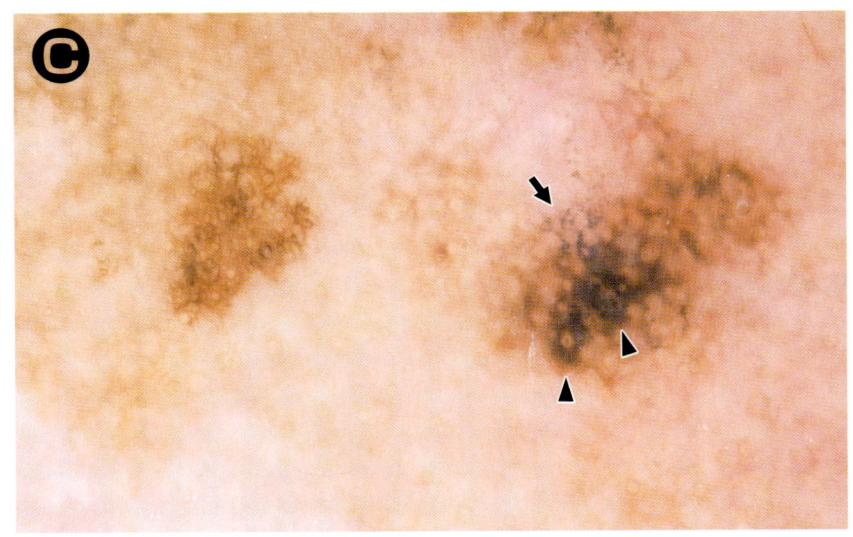

【参考】p.133と同一症例
■ 悪性黒子

　臨床像は，濃淡不規則な不整形の褐色ないし黒色斑である（Ⓐ）．

　ダーモスコピー上，毛包に一致する多発性の色素脱失を認め（Ⓑ，△），太くて濃淡不整な非定型偽ネットワークである．いくつかの毛包周囲には特に色素が集中して存在し，黒色の菱形構造（Ⓑ，Ⓒ，▲）がみられる．また，白く抜ける毛包を取り囲むように灰青色の環状顆粒構造（Ⓑ，Ⓒ，➔）も認められる．この環状顆粒構造が拡大・融合して太くなると，菱形構造を形成する．

　対応する組織構造は真皮浅層のメラノファージ，表皮内のメラニンを有するメラノーマ細胞，基底層のメラニン沈着などであり，これらが不規則に組合わさる結果，非定型偽ネットワークとなる．

3/ 顔面にみられる所見　75

3 顔面にみられる所見

asymmetric pigmented follicular openings（非対称色素性毛孔開大）

ここをcheck！
- 毛包部に一致して色素脱失
- 非定型偽ネットワーク
- 非対称色素性毛孔開大

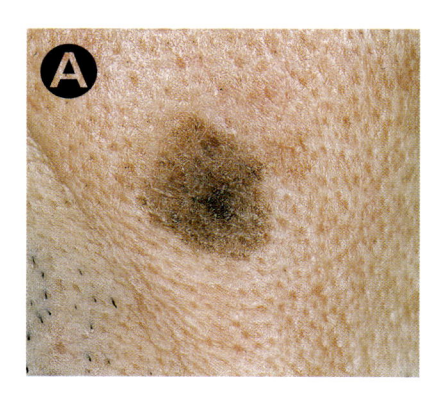

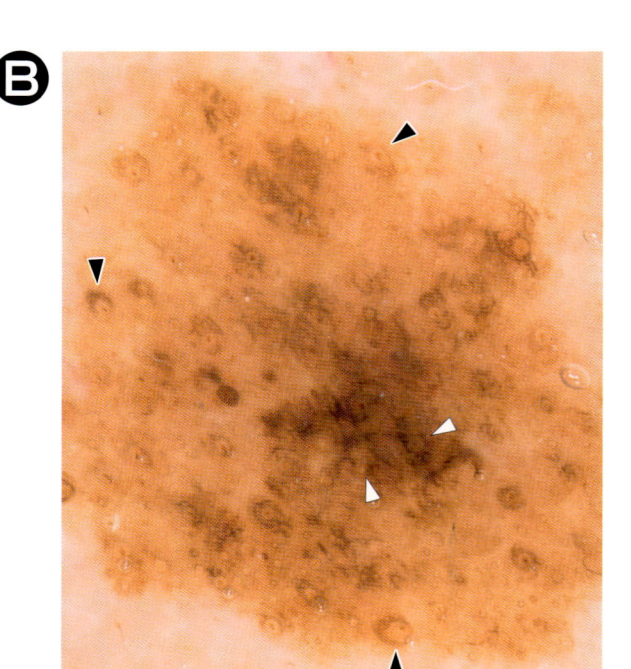

■ 悪性黒子

　臨床像は平坦な褐色斑（Ⓐ）で日光黒子様である．
　ダーモスコピーでは濃淡不規則な褐色色素沈着であり，毛包に一致して色素脱失がみられることから非定型偽ネットワークによる網状パターンを呈する．一部の毛包周囲では偏った色素沈着がみられ，非対称色素性毛孔開大（asymmetric pigmented follicular openings）と考えられる（Ⓑ，▲）．これは毛包周囲のメラノーマ細胞の増殖に偏りがあり，そのためにメラニン色素の分布が非対称となる．このような偏りが増強すると（Ⓑ，△），菱形構造と呼ばれる所見に近づく．組織像では，毛包の片側に異型メラノサイトの胞巣形成がみられる（Ⓒ）．

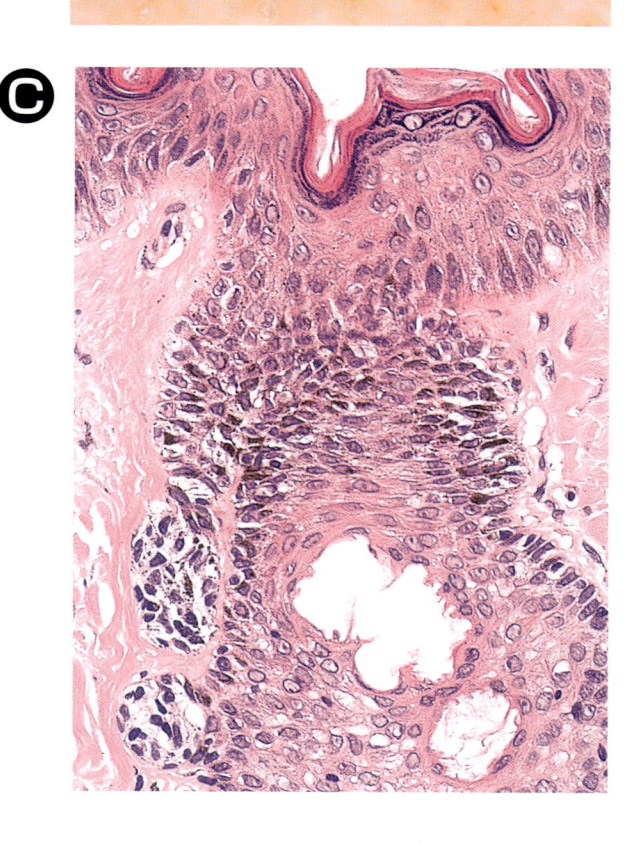

4 掌蹠にみられる所見

準備体操

ここを check !
- 角層の皮溝と皮丘
- 2種類の表皮突起
- crista (profunda) limitans
- crista (profunda) intermedia
- エクリン汗管と表皮の関係

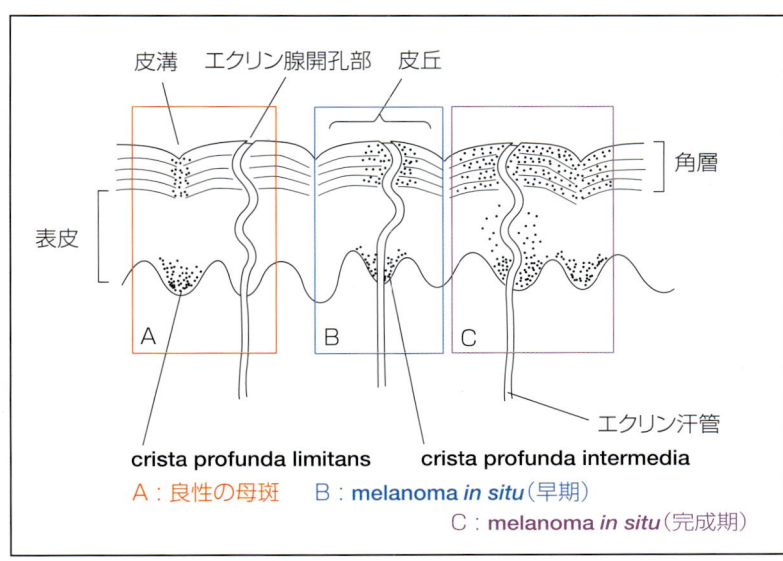

皮溝　エクリン腺開孔部　皮丘

角層
表皮

A　B　C

crista profunda limitans　crista profunda intermedia
エクリン汗管

A：良性の母斑　B：melanoma *in situ*（早期）
C：melanoma *in situ*（完成期）

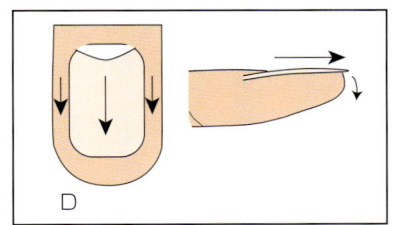

　掌蹠のメラノサイト病変を理解するには，まず掌蹠皮膚の解剖学的特徴を理解する必要がある．ご存じのように掌蹠の皮膚表面には皮丘・皮溝と呼ばれるでこぼこがあり，これにより指紋などが作られる（その他，皺や関節部の溝，手相を作る溝などがあるがここでは省略）．皮溝と皮丘は平行に配列するという特徴があるから，掌蹠の色素斑をダーモスコピーで観察すると，主に平行パターンがみられる．この皮溝皮丘に対して直角に組織切片を作成すると図に示すように，皮溝と皮丘のそれぞれに対応する表皮突起があることがわかる．皮溝部の下にある表皮突起が crista profunda limitans（皮溝部表皮突起）であり，皮丘部の下にある表皮突起が crista profunda intermedia（皮丘部表皮突起）である．エクリン腺の真皮内汗管は皮丘部表皮突起で表皮につながっており，表皮内汗管は皮丘部の中央に開孔する（☞ p.78）．

　色素細胞の増殖パターンには一定の傾向があり，母斑細胞は主に皮溝部表皮突起を中心に増殖する（A）．したがって，色素細胞母斑のダーモスコピーは細い皮溝平行パターンとなることが多く，このパターンを基本とするいくつかのバリエーションが観察される（☞ p.78～

80）．一方，悪性黒色腫では，一定の傾向がなく不規則・無秩序に増えるため，びまん性の色素斑となり，しかも濃淡不整となることが多い（B，C）．びまん性に増えても，皮溝部は角層の乱反射が多いため，色素が途絶えてみえるので，結果としてダーモスコピーでは，太い皮丘平行パターンが観察されることになる（☞ p.120～123，128，129）．

　角質は，場所によっては斜めに上がっていく．荷重部では，ずれの力がかかるために角質が斜めになると考えられ（☞ p.86），また爪の近くでは，爪が前方に伸びるのと同様に側爪郭の皮膚では前方に角質がずれていく（D，☞ p.126）．この結果，これらの部位に生じた色素斑では線維状パターン（fibrillar pattern）となる．したがって，これらの部位に生じたやや大型の母斑であれば，解剖学的・生理学的理由により，皮溝平行パターンと線維状パターンが混在することになる．そのため，パターンが混在するからといって必ずしも悪性と考える必要はない（☞ p.87，88）．また，線維状パターンが皮溝平行パターンの亜型に過ぎないという理由も推察できよう．

4 掌蹠にみられる所見

parallel furrow pattern（皮溝平行パターン）1

ここをcheck！
- 皮溝平行パターン
- 1本実線亜型
- 対称軸は2本
- 色調に偏りがない

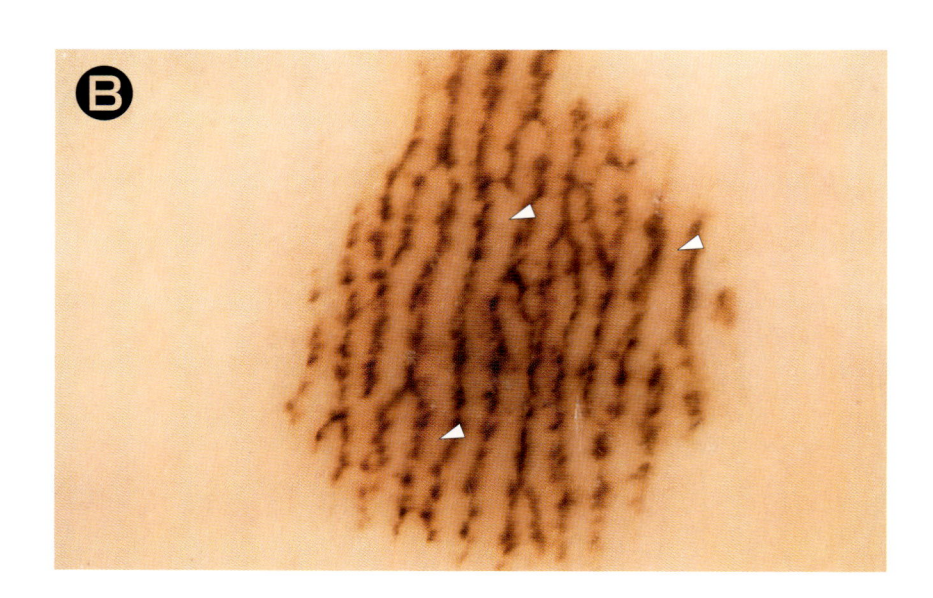

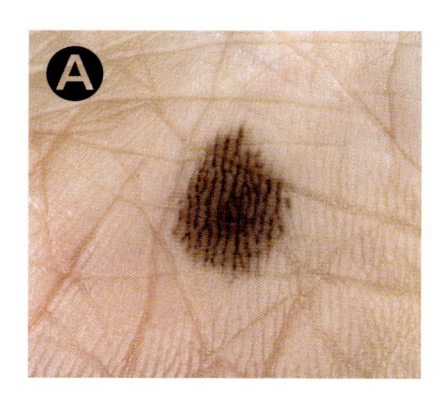

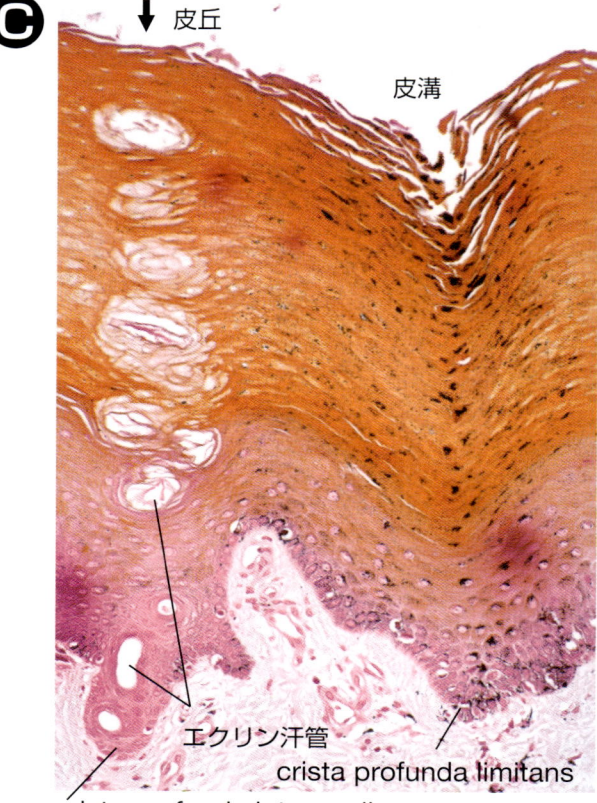

臨床的に小型の黒色斑で，ルーペ像でも平行な線状色素沈着がわかる（Ⓐ）．

ダーモスコピーでは濃褐色のきれいな線状色素沈着がほぼ平行に皮溝部に配列する．典型的な皮溝平行パターンの1本実線亜型である（Ⓑ）．よくみると皮丘部の中央には白い点状のエクリン腺開孔部がみられる（Ⓑ, △）．このエクリン腺を手がかりにして皮溝と皮丘を区別することができる（Ⓒ, →）．

対応する組織像では，皮溝部表皮突起を中心とするメラノサイトの増殖があり，異型性はない．メラニン色素は角層内にも排泄され，柱状に皮溝中心の分布となっている（Ⓒ）． MT

parallel furrow pattern（皮溝平行パターン）2

ここをcheck！
- 皮溝平行パターン
- 1本実線亜型
- 対称軸は2本
- 中央は濃褐色色素沈着

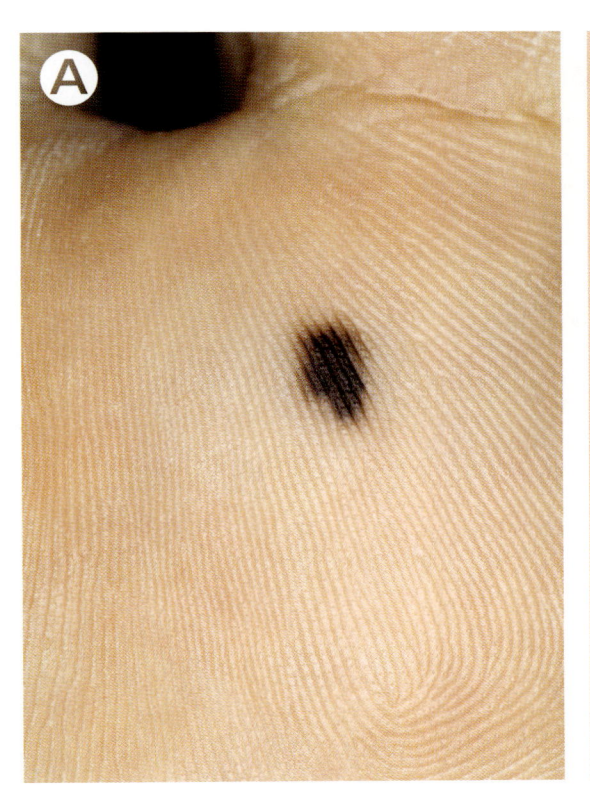

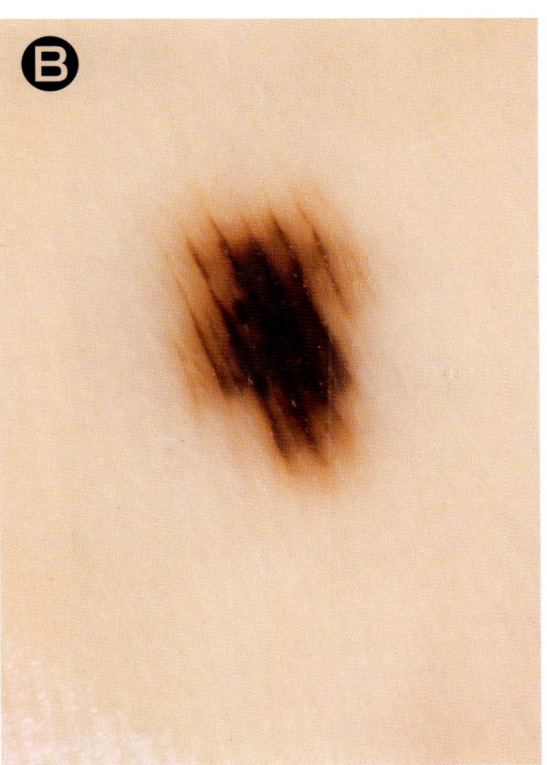

　臨床的には，小さいが黒色調の強い色素斑であり，皮溝部だけでなく，皮丘部にも色素が分布しているようにみえる（Ⓐ）．
　ダーモスコピーでは，辺縁が淡褐色，中央が濃褐色の色素沈着であり，皮溝に一致する細い線状色素沈着がある（Ⓑ）．全体像は平行パターンであり，色素分布は規則的で，辺縁にいくに従い，淡くぼやける傾向にある．
　濃褐色の中にもエクリン腺の開孔部に当たる白い線状構造をみつけることができる．白い点状ではなくて線状にみえる理由は角層が斜めにずれているためである．ずれる方向がちょうど皮溝と同じであるため，線維状パターンとはならない． Ⓜ︎Ⓣ

4 掌蹠にみられる所見

parallel furrow pattern（皮溝平行パターン）3

ここをcheck！
- 皮溝平行パターン
- 2本点線亜型
- 対称的な病変

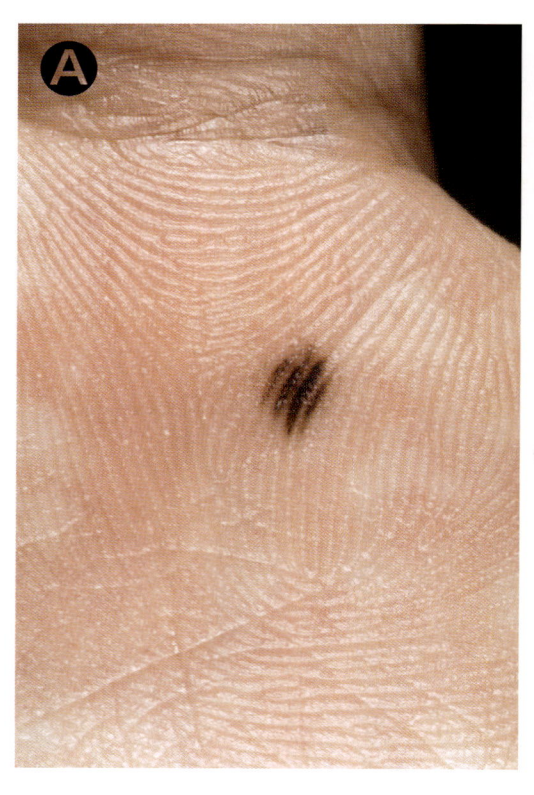

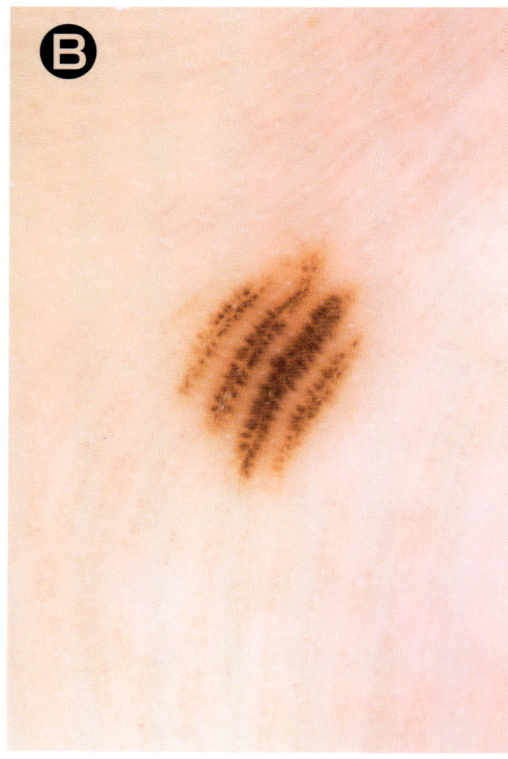

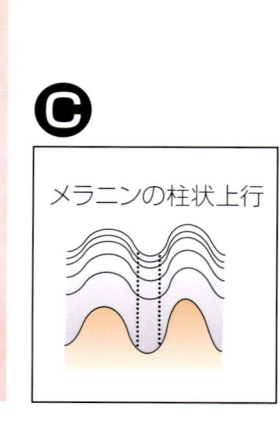

　臨床的には小さな黒色斑でルーペ像でも皮溝優位であることがわかる（Ⓐ）．

　ダーモスコピーの全体像は平行パターンであり，皮溝をはさんで左右に，2本の点線として配列する褐色色素小球構造がある．すなわち，皮溝平行パターンの2本点線亜型である．皮丘部に色素はみられず，エクリン腺開孔部の白い点状構造物のみが観察される（Ⓑ）．

　掌蹠の色素斑では皮溝に直角に組織を切り出すことが重要だが，このパターンの病理組織では，皮溝部表皮突起の両肩部に色素細胞胞巣があり，角層に至るまでメラニンが柱状に上行するのが観察される（Ⓒ）． Ⓜ️Ⓣ

lattice-like pattern（格子様パターン）

ここをcheck！
- 皮溝平行パターン
- 皮丘部を横断する線状色素沈着
- エクリン腺開孔部
- 淡褐色ないし青白色の背景

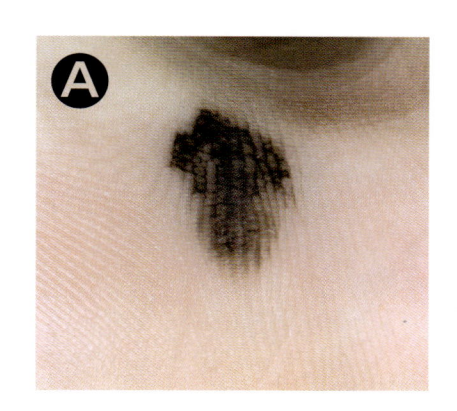

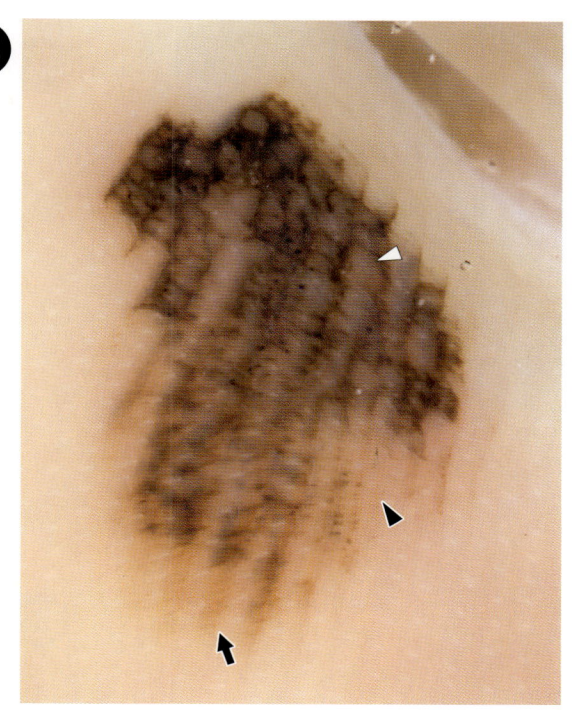

　臨床的には，黒色で色調に偏りがある小さな色素斑である（Ⓐ）．

　ダーモスコピーでは，基本的には皮溝平行パターンがみられる（Ⓑ）．皮丘部にはエクリン腺が白く点状に開孔し，そこを横断する短い線状色素沈着が全体の構築を格子様にしている．背景は全体に均一であるが，下方では淡褐色で一部に色素脱失（Ⓑ，▲）があり，上部ではやや青白色の色合いを持つ（Ⓑ，△）．また，下部では若干の線維状パターンがある（Ⓑ，➡）．

　組織では，表皮内に胞巣とメラニン顆粒がみられ，真皮内の胞巣は青白色がかった背景に寄与する（Ⓒ）．

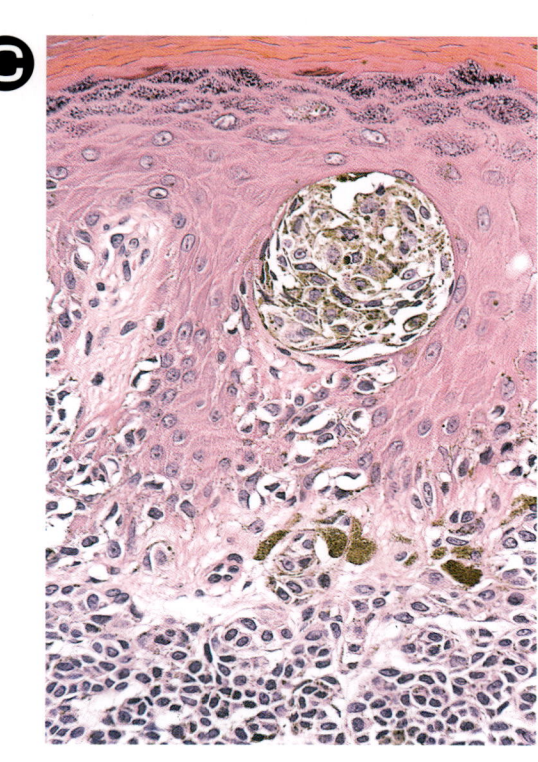

MT

4/ 掌蹠にみられる所見

4 掌蹠にみられる所見

fibrillar pattern（線維状パターン）1

ここをcheck！
- 対称軸は2本
- 辺縁で淡くぼやける
- 線維状パターン

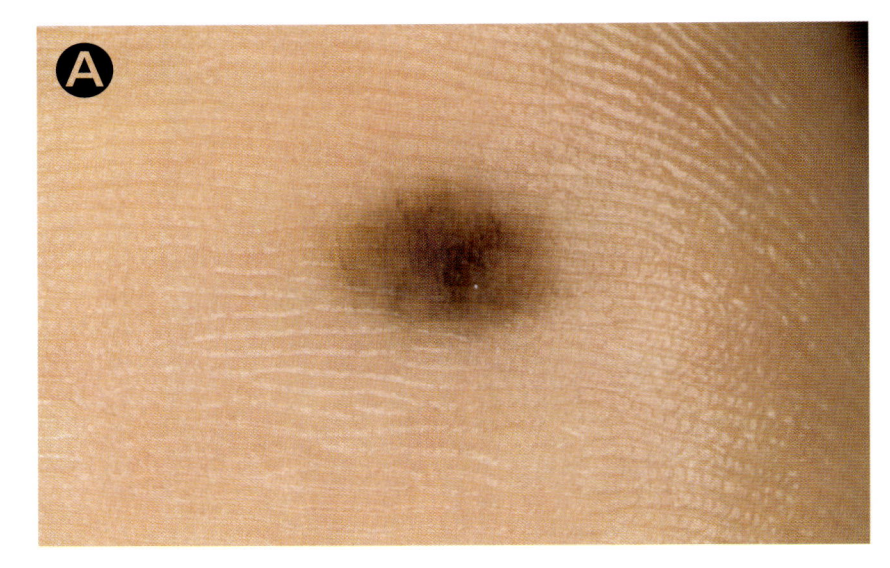

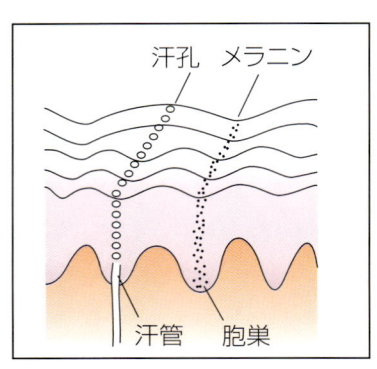

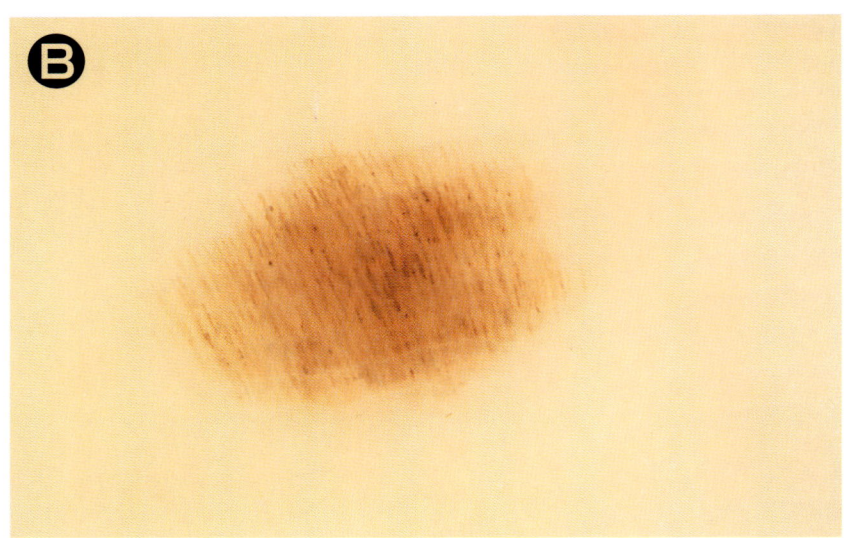

　臨床的には，不鮮明ながら皮溝とほぼ直角に刷毛で掃いたような，細線維状の濃褐色斑である（Ⓐ）．
　ダーモスコピーでは，よりはっきりと細線維状の褐色色素沈着が観察される（Ⓑ）．色合いは中央部で濃く，辺縁部では淡くぼやける傾向がある．よくみると，粒子の粗い濃褐色点状の色素小点が散在している．これらは皮溝部に集中して多くみられる皮溝部表皮突起先端部の胞巣に対応するものであろう．線維状パターンが形成される理由は，角層内を斜めに上行するメラニン色素を上から眺めるためと考えられる．　Ⓜ︎Ⓣ

82　用語を理解するための基本的所見

fibrillar pattern（線維状パターン）2

ここをcheck！
- 皮溝平行パターン
- 線維状パターン
- 均一な構造分布
- 散在する色素小点

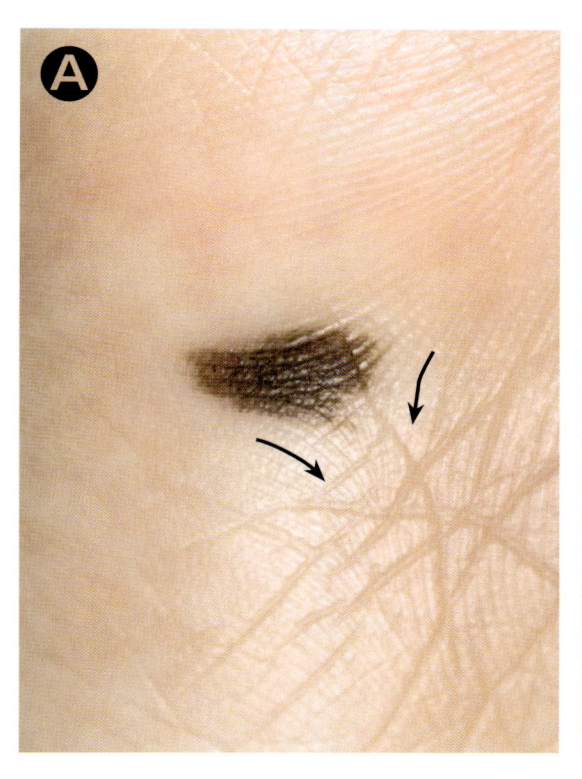

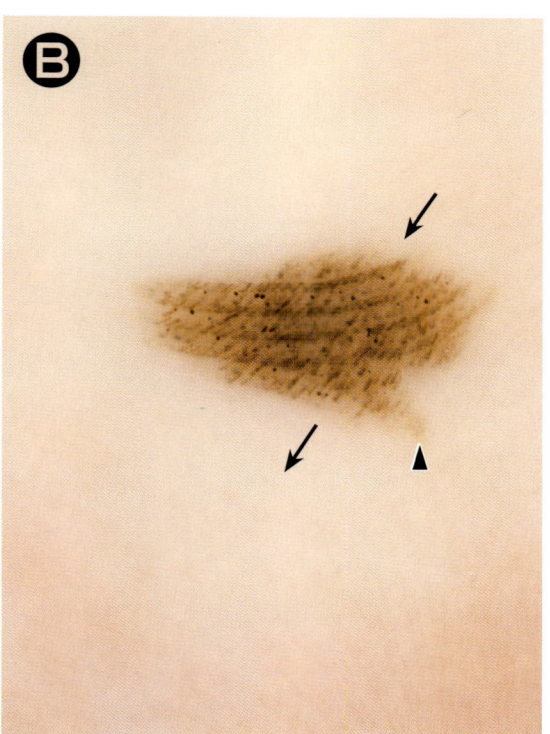

　臨床像は，皮溝・皮丘に沿ってやや細長い黒色斑であり，色調はほぼ均一である（Ⓐ）．

　ダーモスコピーでは，まず皮溝部に沿って線状の色素沈着が目立つが，よくみると同じ方向に斜めに並んでいる短い線の集まりであることがわかる（Ⓑ）．皮丘部の色素小点も混在し，全体として右上から左下に向かう流れが感じられる（Ⓑ，→）．色調も点状構造の分布も全体に均一であり，濃淡不整はない．右下に突出する部分があるが（Ⓑ，▲），ここは皮溝・皮丘が左右からV字形に合流する交点であることがルーペ像（Ⓐ，→）から読み取れる．したがって，一見すると左右不対称な形態にみえるが，実は全体として規則的な配列をする色素細胞母斑と判断できる．　MT

4 掌蹠にみられる所見

fibrillar pattern（線維状パターン）3

ここをcheck！
- 皮溝平行パターン
- 2本点線か線維状か？
- ほぼ対称的な病変
- 線維状パターンは皮溝平行パターンの亜型

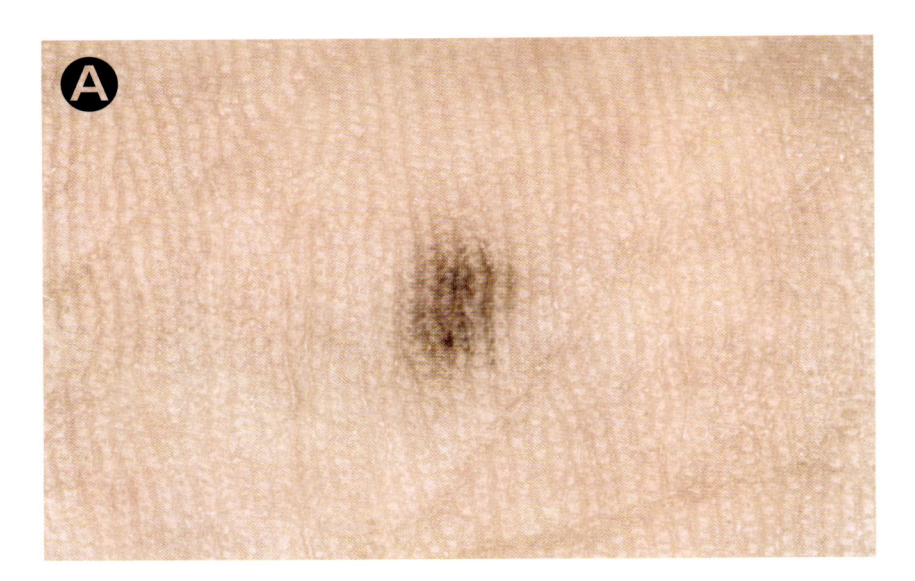

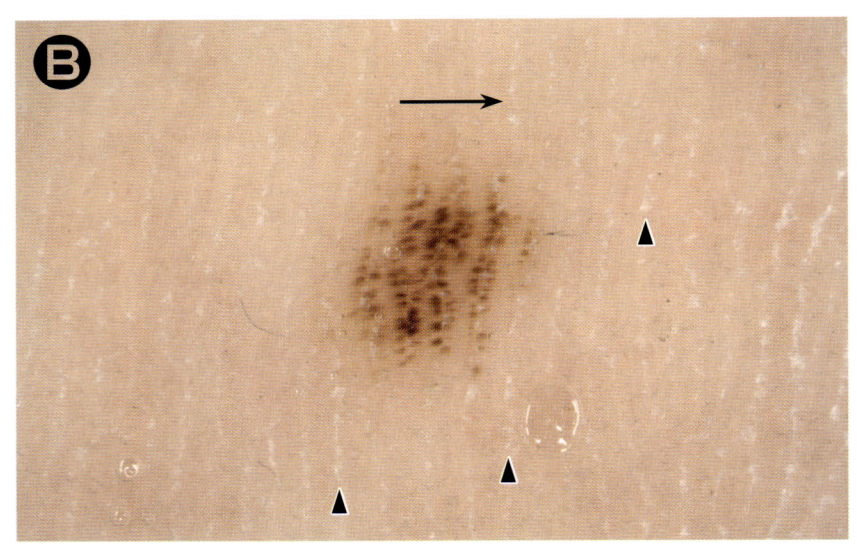

　臨床ルーペ像でも皮溝と皮丘の区別がわかる．不鮮明だが皮溝優位の小さな褐色斑である（Ⓐ）．

　このダーモスコピー像では，エクリン腺開孔部はみえず，かわりに皮溝部が乱反射で白く光ってみえる（Ⓑ，▲）．皮溝をはさんで平行に配列する2本の点線を構成する色素小点の集合にみえるが，注意深く観察すると，すべての色素小点が同じ方向，つまり皮溝と直角の方向に伸びた短線状であることがわかる（Ⓑ，→）．したがって，この場合は，皮溝平行パターンの2本点線亜型であると同時に，線維状パターンも呈していることがわかる．すなわち，線維状パターンが皮溝平行パターンの亜型にすぎないことが理解できる．Ⓜ️Ⓣ

fibrillar pattern（線維状パターン）4

ここをcheck！
- 皮溝平行パターン
- 線維状パターン
- 対称軸は2本

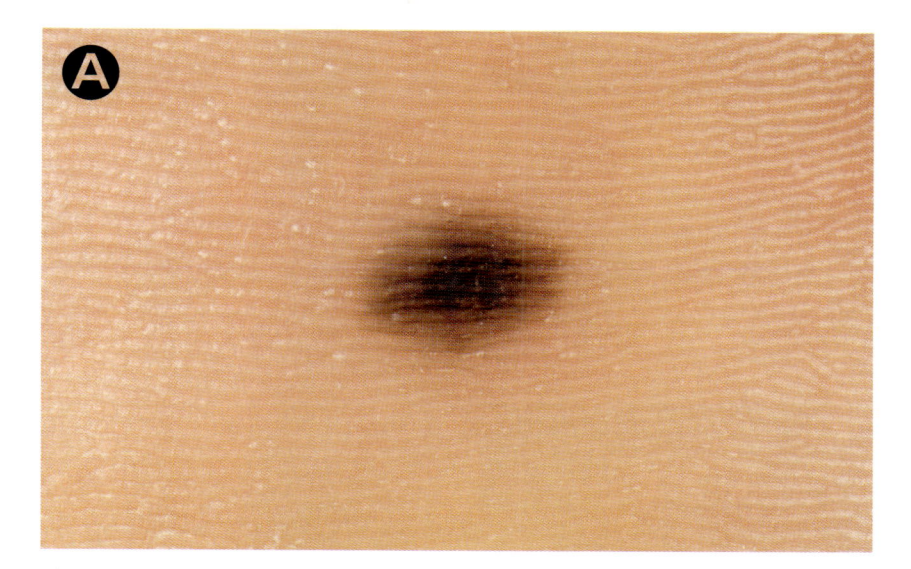

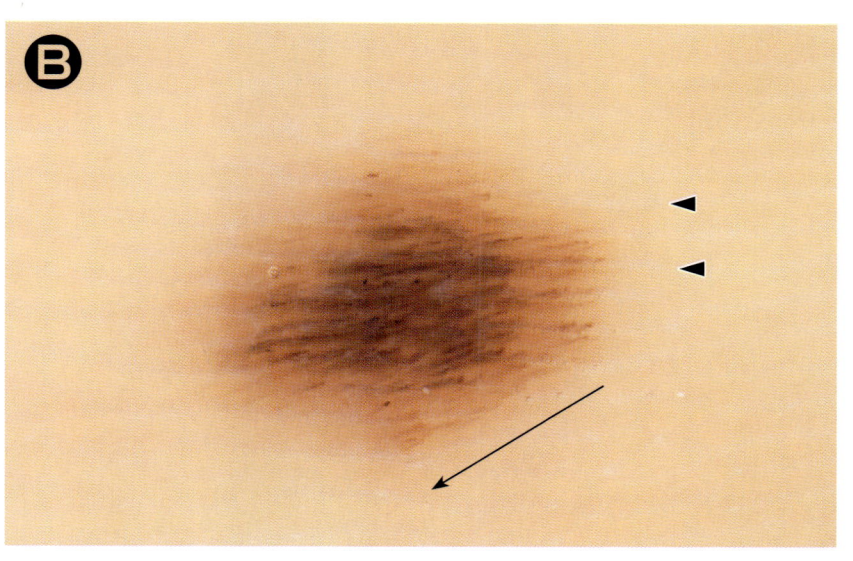

　臨床像は対称的な濃褐色斑であり，ルーペ像では皮溝優位の平行パターンを示す（Ⓐ）．

　ダーモスコピーでは皮溝部が角層の乱反射によりわずかに白く光る（Ⓑ，▲）．ほぼ皮溝平行パターンにみえるが，皮溝の下部に接して色素が濃い（皮丘部の上半分の色が濃い）ようにみえる．その理由はなぜか？　全体に色素が横に流れているように感じられるが，方向は左やや下方に向かっている（Ⓑ，→）．したがって，この症例も皮溝平行パターンであると同時に線維状パターンである．このように角層がずれる方向と皮溝の向きとの角度が小さいときは線維状パターンがはっきりしないこともある．Ⓜ️Ⓣ

4/ 掌蹠にみられる所見

4 掌蹠にみられる所見

fibrillar pattern（線維状パターン）5　　　　　● 悪性黒色腫との鑑別

ここをcheck！
- 皮溝平行パターン
- 線維状パターン
- 右から左に行くに従い移行する
- エクリン腺開孔部
- 皮丘平行パターンと間違えてはいけない

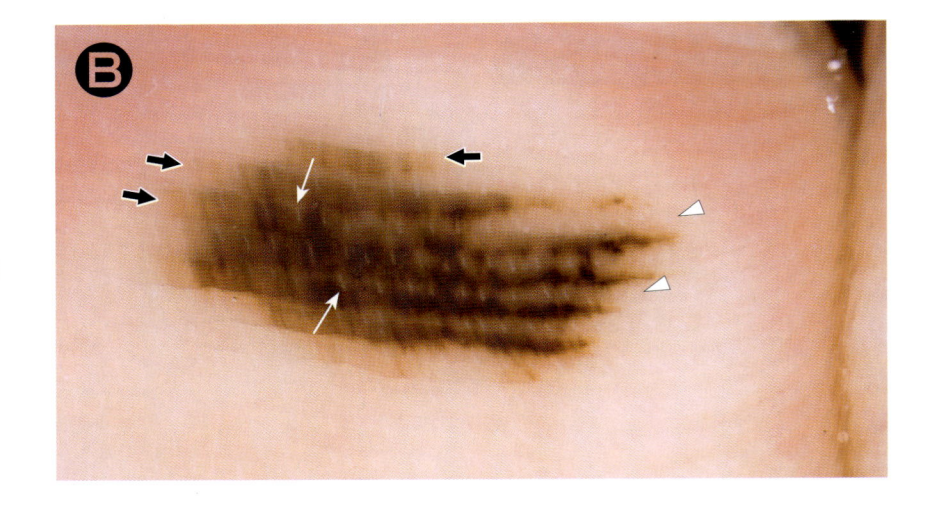

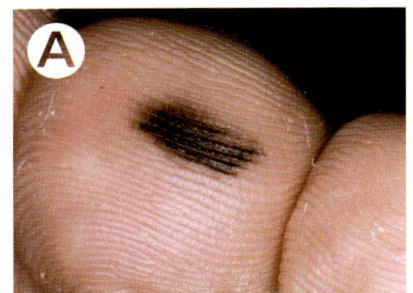

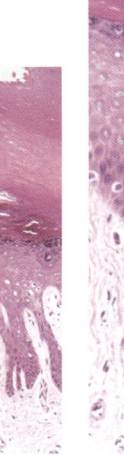

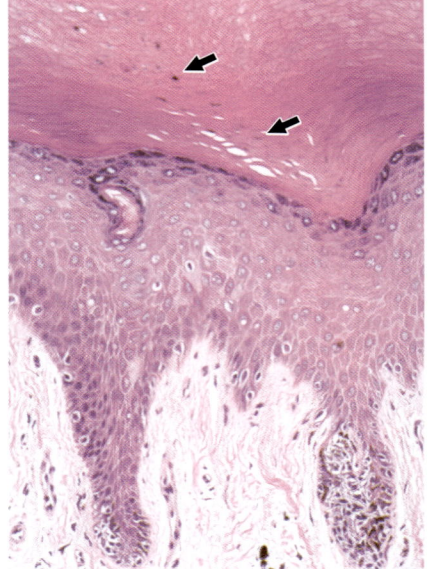

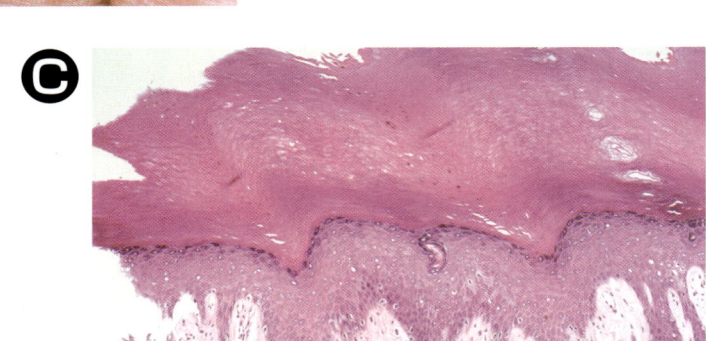

　臨床像は皮溝・皮丘方向に横長の黒色斑である（Ⓐ）．
　ダーモスコピーでは，右側は皮溝平行パターンを示すが，左方は線維状パターンである（Ⓑ）．エクリン腺開孔部は右側では白く点状に観察されるが（Ⓑ，△），左側では上方に流れて白い短線状にみえる（Ⓑ，白→）．色素も同じように左側では上方に流れており，その結果，皮丘部を褐色に染め，一見皮丘平行パターンを呈するところもある（Ⓑ，→）．しかしこれは，左に行くに従い角層の上方へのずれが大きくなるためにそうみえるだけのことであり，悪性黒色腫を疑う所見ではない．組織では皮溝部表皮突起に胞巣形成（Ⓒ，→）があり，角層を斜めに上行するメラニンの柱状分布がみられる（Ⓓ，→）．

parallel ridge pattern（皮丘平行パターン）1
fibrillar pattern（線維状パターン）6

● 悪性黒色腫との鑑別

ここをcheck！
- 一見，皮丘平行パターン
- 実は，線維状パターン
- 両者の移行像
- 色むら（濃淡不整）がある
- 悪性黒色腫とまぎらわしい

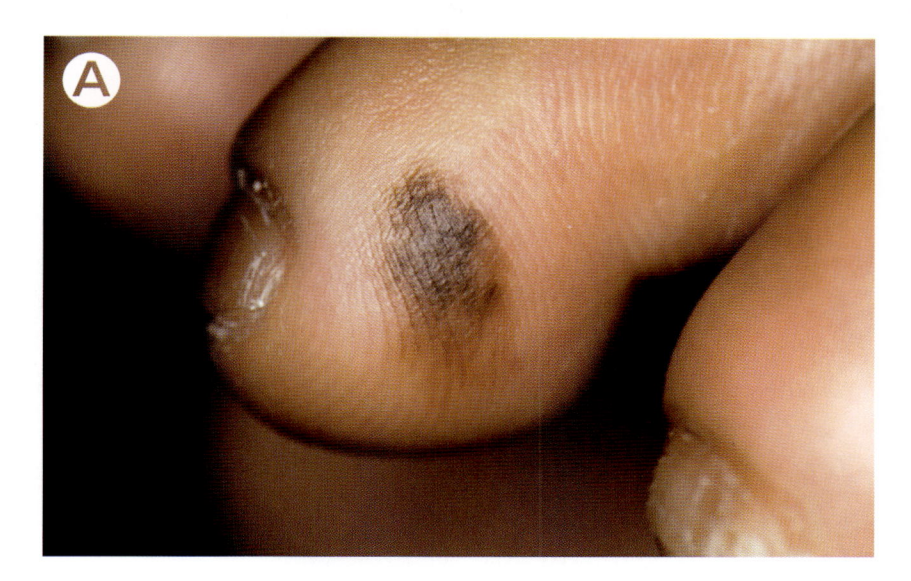

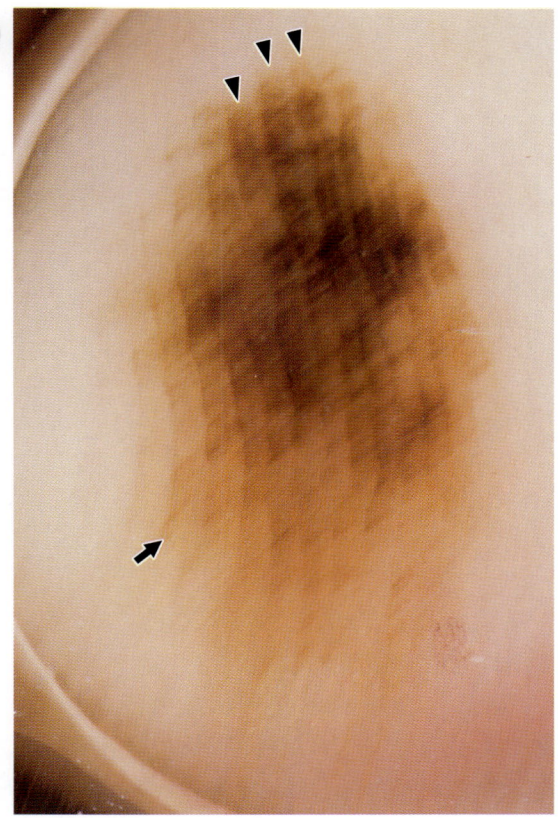

　臨床像では，皮丘部の反射が強く，皮溝部が暗いため，皮溝平行パターンにみえる（Ⓐ）．

　ダーモスコピー像の上部では，皮丘部優位の太い平行線の色素沈着を認め，一見すると皮丘平行パターンのようだ（Ⓑ，▲）．しかし，左側をよくみると皮溝部に濃い色素分布がみられ，右上方に向かって流れている（Ⓑ，➡）．したがって，線維状パターンがこのダーモスコピー像の基本構築であることが理解でき，良性の色素性病変であるという結論になる．ただし，このような紛らわしい症例では切除して組織学的な確認を行うか，3カ月ごとなどの定期的な経過観察をすることが求められる．

4 掌蹠にみられる所見

parallel ridge pattern（皮丘平行パターン）2
fibrillar pattern（線維状パターン）7

● 悪性黒色腫との鑑別

ここをcheck！

- 臨床では非対称にみえるが，ダーモスコピーではほぼ対称的構築
- 線維状パターン
- 皮丘平行にもみえる
- 末端黒子型黒色腫の皮丘平行パターンとの鑑別

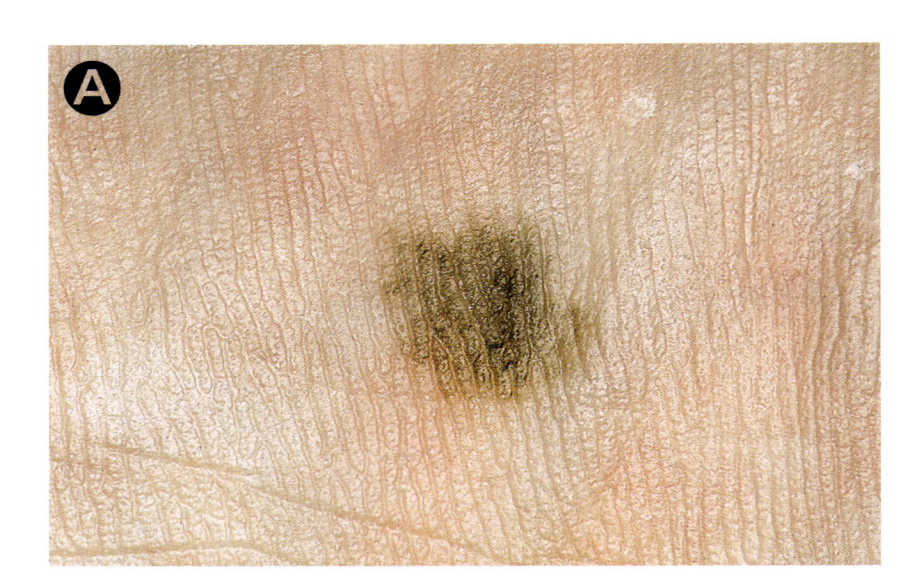

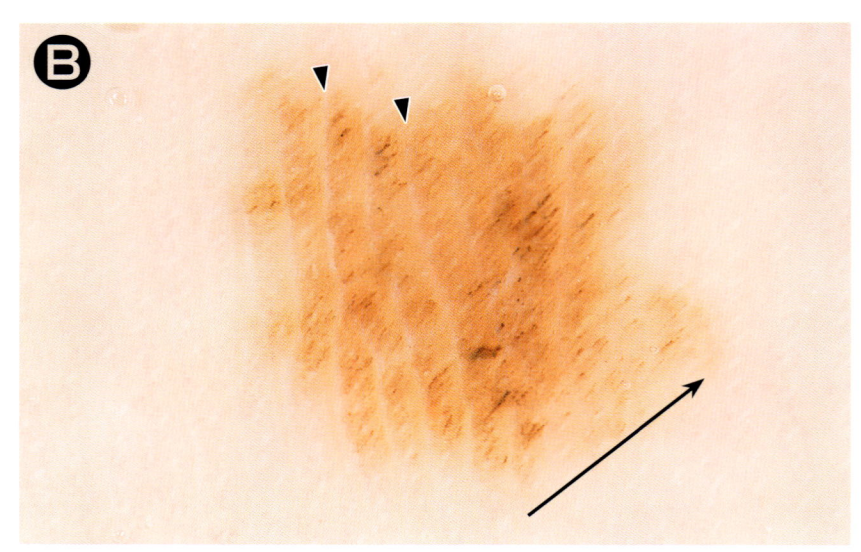

　臨床的には，不鮮明でやや不整な形にみえる濃褐色斑であり，悪性黒色腫も心配される（Ⓐ）．

　ダーモスコピーでは，線維状の褐色色素沈着が左下から右上に流れるように観察される（Ⓑ，→）．左上から右下に向かうのかもしれないが，皮溝の両側の色の濃さを比較すると右側で濃い傾向が読み取れる（Ⓑ，▲）．したがって，角質のずれは右上に向かうと判断した．色合いは全体に褐色調で分布に大きな偏りはない．中央部で濃く，辺縁部でやや淡い．基本的には良性の母斑にみられる線維状パターンを呈しているが，悪性黒色腫の特徴である皮丘優位にもみえる．このような症例では，ダーモスコープの性能や倍率によっては皮丘平行パターンと判断される可能性もあり，注意を要する．　MT

parallel ridge pattern（皮丘平行パターン）3 　●悪性黒色腫との鑑別

ここを check !
- 皮丘平行パターン
- 対称的な偏りのない病変
- 均一な淡褐色斑
- 悪性黒色腫診断の例外

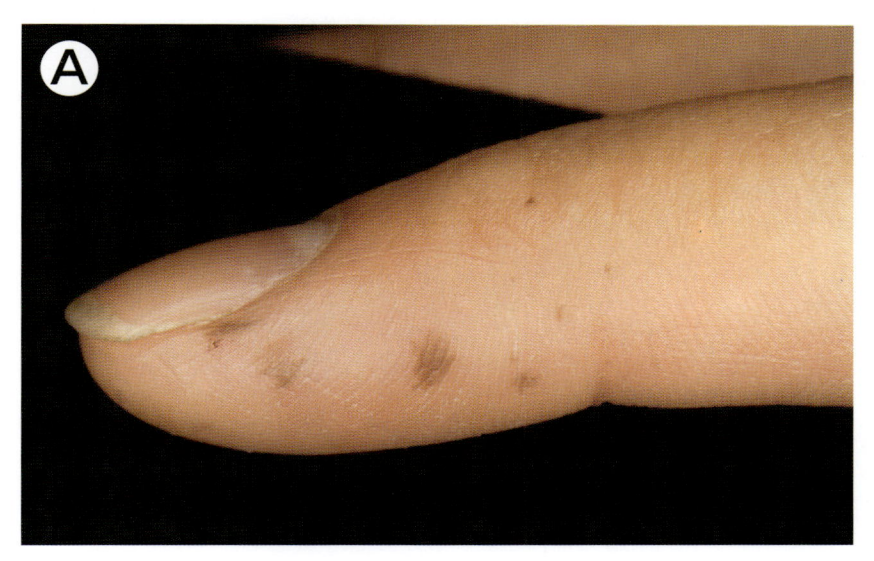

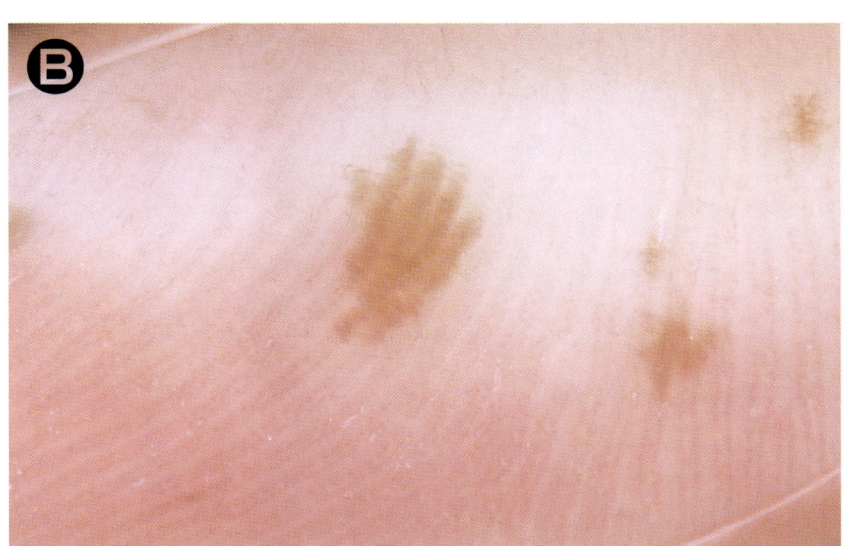

■ Laugier-Hunziker-Baran 症候群

　臨床的には，小褐色斑が指先に多発しており，Peutz-Jeghers 症候群や Laugier-Hunziker-Baran 症候群が疑われる（Ⓐ）．

　ダーモスコピーでは，皮溝部が白く線状に色素脱失しているために皮丘平行パターンとなっている（Ⓑ）．色の偏りはなく，ほぼ均一な淡褐色の色素沈着である．病変は対称性で色や構造の偏りもなく，皮丘平行パターンであることを除けば良性の色素性病変であることを示唆している．少し離れたところにある同様の病変も同じ色合いで，皮丘優位である点も共通している．皮丘優位平行パターンは悪性黒色腫に特異的とされているが，ここで提示したように Peutz-Jeghers 症候群や Laugier-Hunziker-Baran 症候群，皮内出血も皮丘優位のパターンを示す．MT

4 掌蹠にみられる所見

その他 ❶　crista dotted variant（皮丘点状亜型）

ここをcheck！
- 皮溝平行パターン
- 皮丘部中央に色素小点が規則的に分布
- びまん性色素脱失
- 皮溝部の色素は消褪することがある

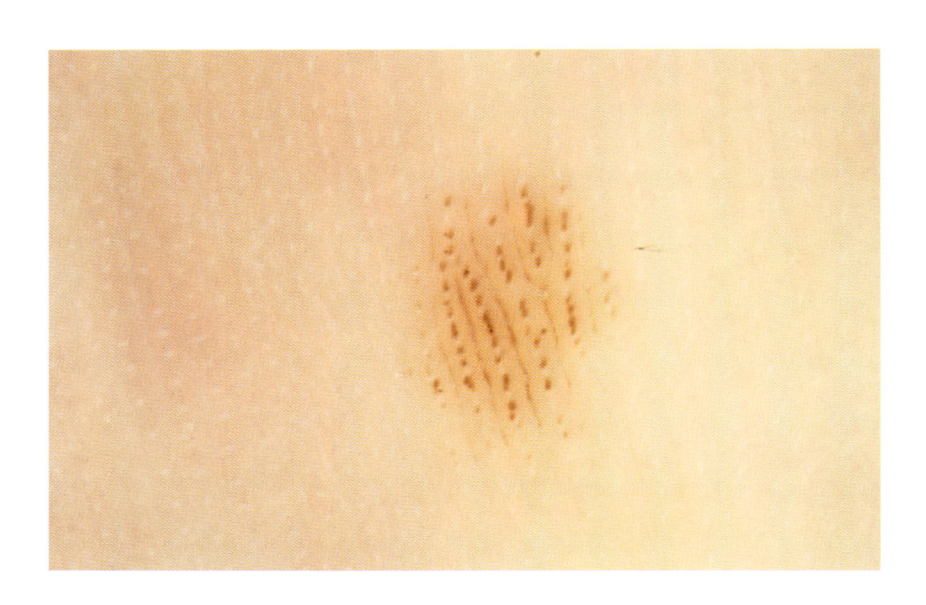

　臨床写真はないが65歳女性の足底に1〜2年前に出現した色素斑である．

　皮溝部の線状色素沈着は淡く残存しているので皮溝平行パターンであることがわかるが，全体にびまん性の色素脱失があるため，皮溝部色素線条は淡くなり，目立つのはむしろ皮丘部の中央に規則的に配列する色素小点である．周囲の健常皮膚の皮丘部には白い点状のエクリン腺開孔部も観察される．

　背景には非常に淡い褐色の均一色素沈着がある．全体として対称軸は縦横の2本であり，偏りのない病変である．経過中に皮溝部の色素が消褪することはよくあることなので，本人は気づいていないが，この病変はもっと以前から存在していたのかもしれない．Ⓜ

90　用語を理解するための基本的所見

その他 ❷　crista reticulated variant（皮丘網状亜型）

ここをcheck！
- 皮溝平行パターン
- 皮丘部網状色素沈着
- 対称軸は2本
- 褐色の背景

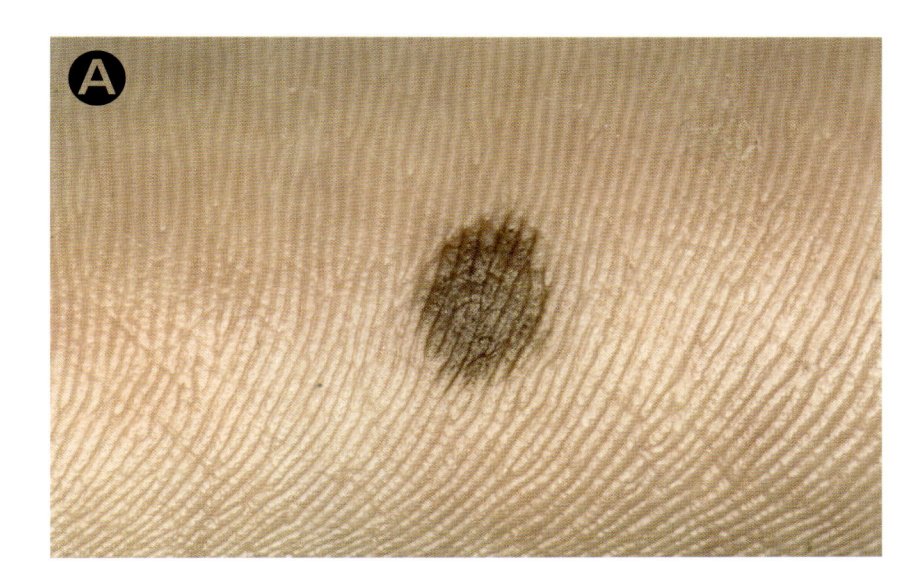

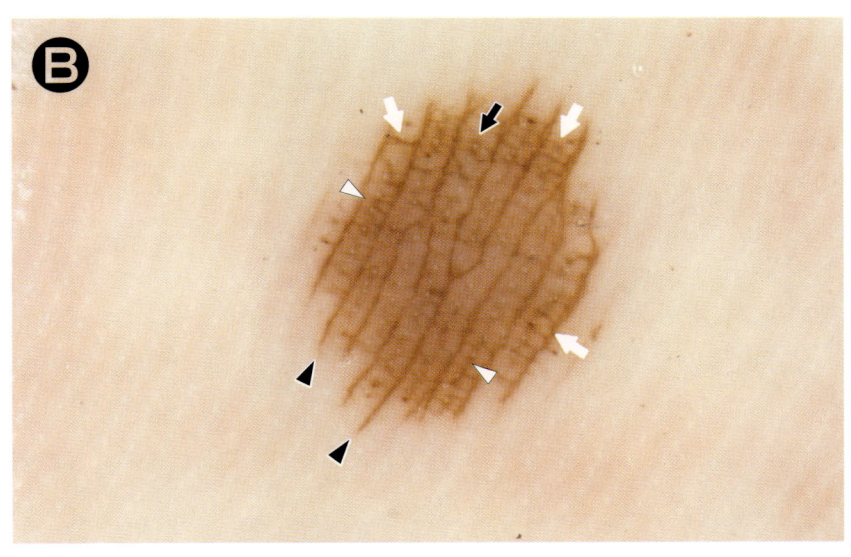

　臨床像は類円形の濃褐色斑であり，ルーペ像では皮丘部の褐色斑，皮溝部の濃褐色線状色素沈着である（Ⓐ）．
　ダーモスコピーでは，皮溝部に一致する濃褐色の線状色素沈着を呈し（Ⓑ，▲），皮溝平行パターンである．さらに皮丘部でもびまん性の淡褐色調を背景に有し，エクリン腺開孔部を取り巻く環状色素沈着（Ⓑ，→），皮丘を横切る線状色素沈着（Ⓑ，⇨），エクリン腺開孔部を互いにつなぐ線状色素沈着（Ⓑ，△）などがあり，皮丘部に網目模様を形成している．このようなパターンを皮丘網状亜型と呼ぶ．　*MT*

4/ 掌蹠にみられる所見　91

4 掌蹠にみられる所見

その他 ❸　crista tram variant（皮丘トラム亜型）

ここをcheck！
- 皮丘の両側縁部にやや太い線状色素沈着
- 皮溝部は淡褐色
- 白い点状のエクリン腺開孔部
- 皮丘平行パターンではない

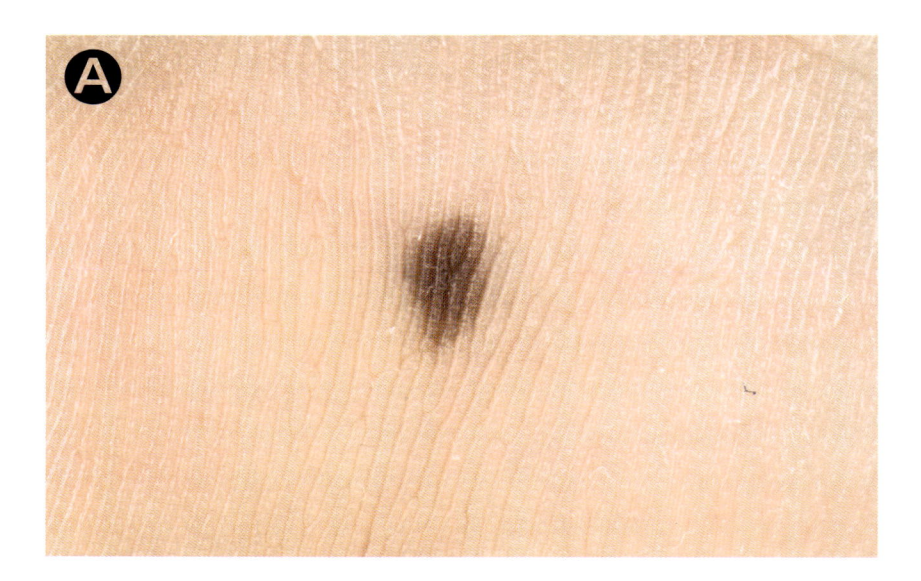

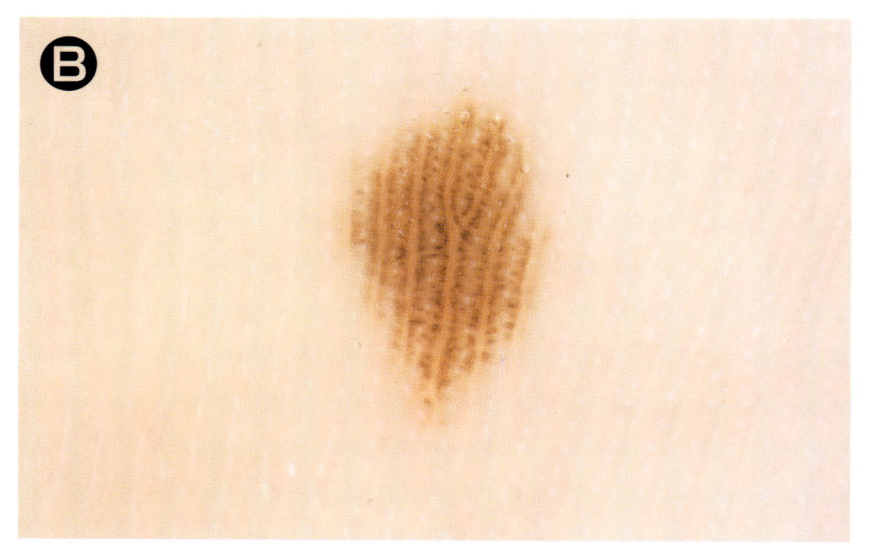

Ⓐ

Ⓑ

　臨床的には，びまん性濃褐色斑で皮溝部が濃くみえる（Ⓐ）．
　ダーモスコピーでは，皮溝部が明るく，皮丘の両側縁部にやや太い濃褐色の線状色素沈着があり，電車の軌道のようにみえる（Ⓑ）．皮溝平行パターンの2本実線亜型に近いが，皮丘部の線条が太いため，一見，皮丘平行パターンにもみえる．しかしながら，全体的に色調や構造上の偏りはないので良性病変であると判断される．このようなパターンを皮丘トラム亜型と呼ぶ．比較的稀な亜型である．皮丘中央部と皮溝部は淡褐色の色素沈着となっている．エクリン腺開孔部は白色点状にきれいに観察される．Ⓜ Ⓣ

その他 ❹　汗孔の確認

ここをcheck！
- 皮溝平行パターン
- 1本実線亜型＋皮丘点状亜型
- 白色点状の汗孔
- 汗孔にはメラニンがない

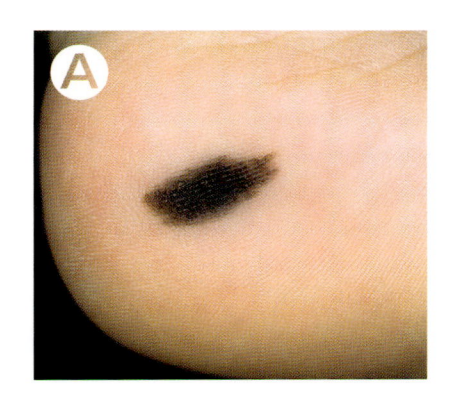

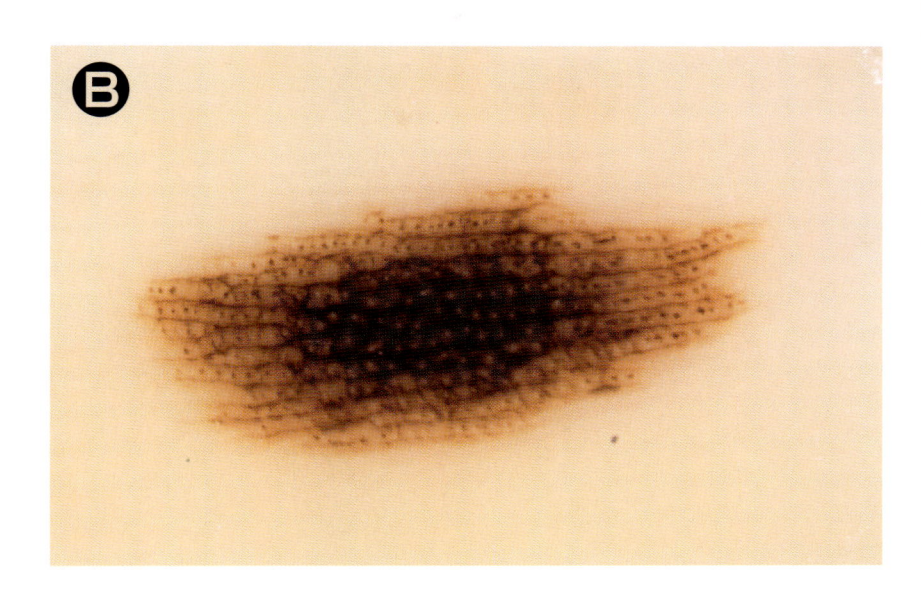

　エクリン腺開孔部（汗孔）は肉眼でみることはできないが，ルーペ像で確認できることが多い．ルーペ像では，反射が多いために明るくみえる太い皮丘部と，反射が少ないため暗くみえる細い皮溝部が観察される．そして皮丘部の中央に，わずかに陥凹する点状の汗孔が確認できる．

　ダーモスコピーでは，皮丘の中央に白い点状に規則正しい間隔で配列するのが特徴である（Ⓑ）．ときに白い短線状に観察されるが，これは角層が斜めに"ずれている"場合の所見である．つまり，ダーモスコピーでは，角層を通過する汗管のほぼ全長を上からみているのである．白いのはエクリン汗管がコイル状に角層内を上がるため，同部の乱反射が多いことを反映している．辺縁部で観察される黒い点は，汗孔間に存在する胞巣に由来するメラニンが上行して角層に到達したものである．

　組織上，やや粗な角層内汗管をはさむようにメラニン柱がみられる（Ⓒ）．Ⓜ️Ⓣ

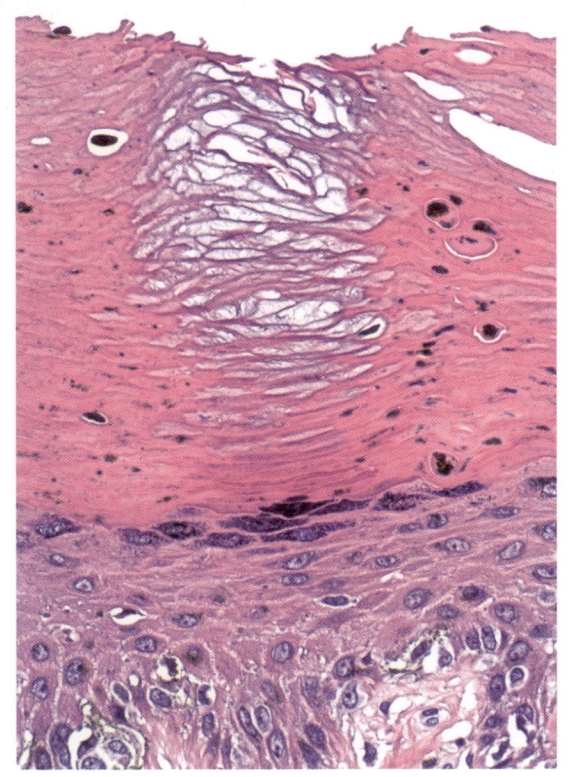

5 Vascular pattern（血管構造）

comma-like vessels（コンマ状血管）

ここをcheck！
- 褐色の色素小球
- びまん性色素脱失
- コンマ状血管

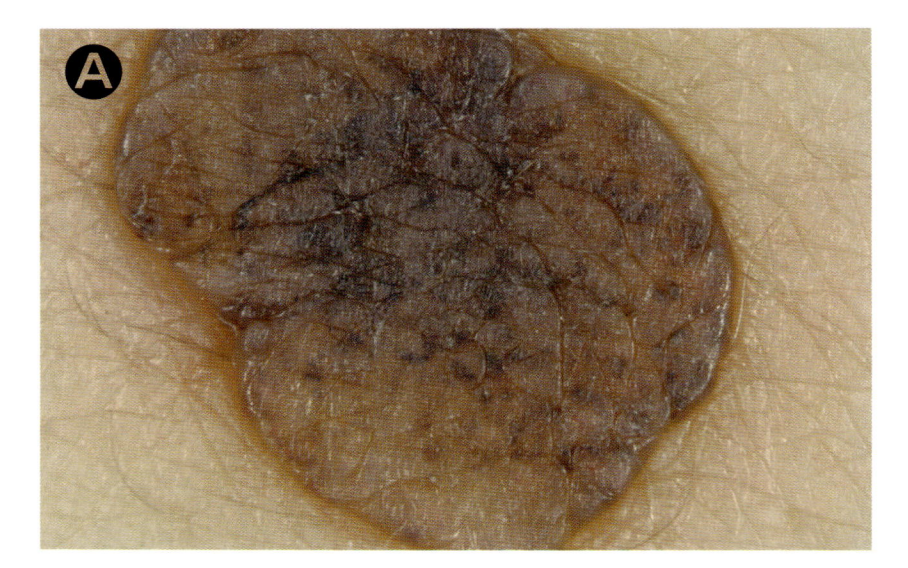

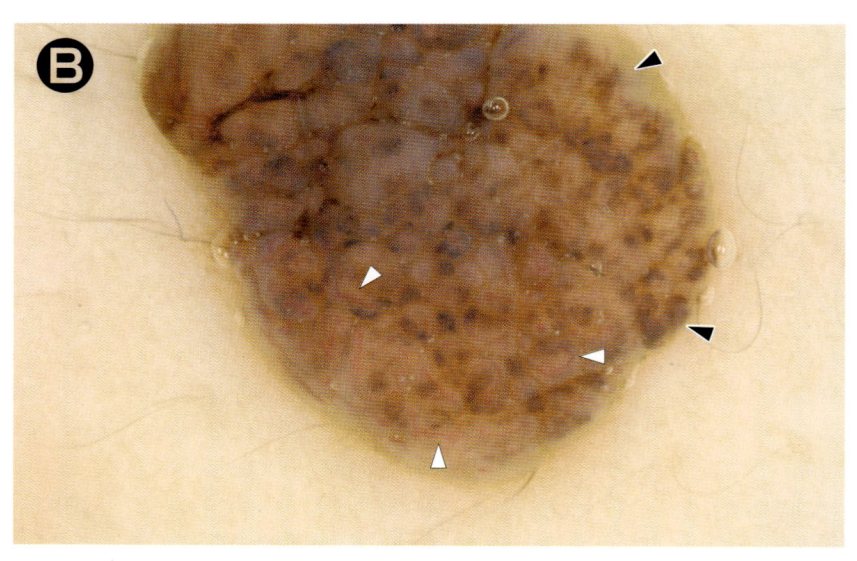

■ Unna 母斑

　臨床像はダーモスコープを用いてゼリーなしで撮影されているため，半球状に隆起する軟らかい結節が潰されて，平坦な褐色結節となっている（Ⓐ）．
　ダーモスコピーでは，大小の褐色色素小球が規則的に全体的に分布している（Ⓑ，▲）．これらは真皮上層に存在する色素細胞の胞巣に対応する．胞巣はびまん性に存在するが，色素を持つ細胞は上部の一部分に限られているため小球状の分布としてみられる．全体的に一様に色素が減少しており，規則的びまん性色素脱失である．
　真皮乳頭部の血管が上行して折り返しているのを，コンマ状血管として観察できる（Ⓑ，△）. MT

hairpin, linear-irregular vessels（ヘアピン血管，線状不規則血管）

ここをcheck！
- ヘアピン血管
- 線状不規則血管
- 白色領域

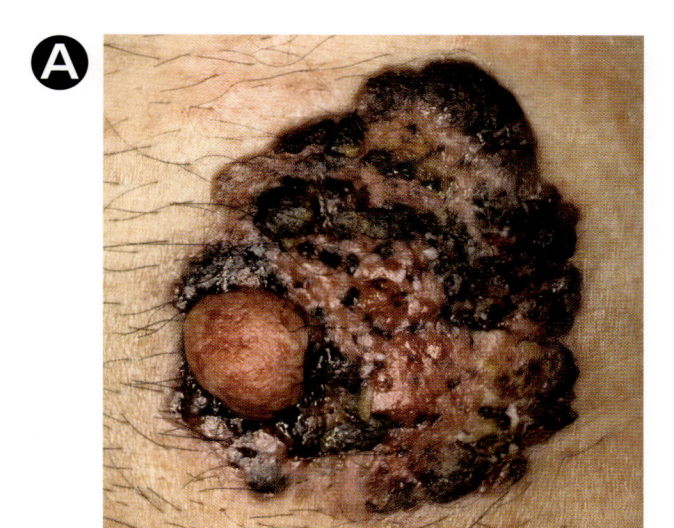

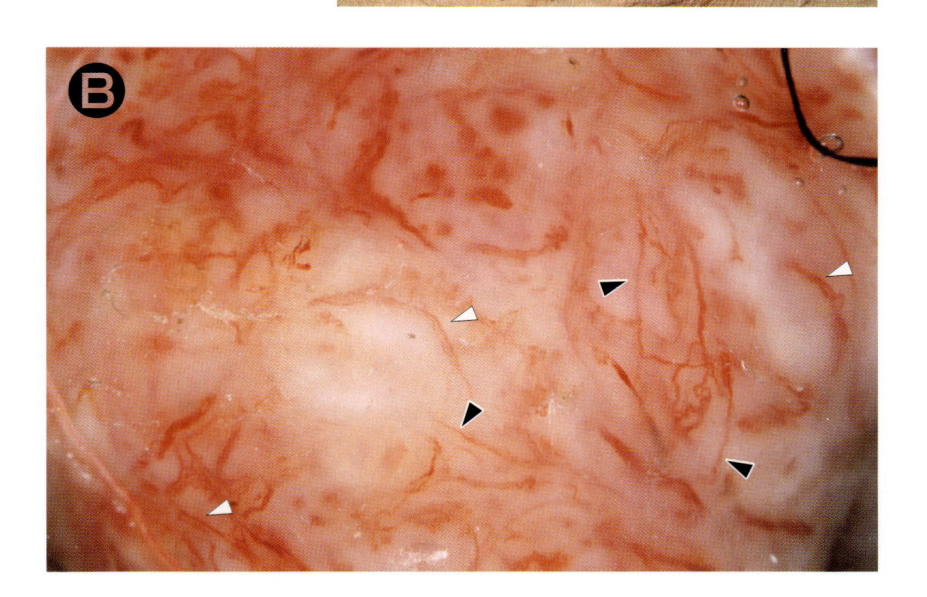

■ Bowen癌

　臨床的に不規則な黒色結節の中に紅色結節が隆起している（Ⓐ）．不規則に虫食い状の潰瘍も混在し，臨床的にケラチノサイト病変を示唆する．

　紅色結節部をダーモスコピーにて観察すると，びまん性白色領域は瘢痕様に白く，同部には多数の不規則な血管増生を伴う．不規則に走る線状の血管（線状不規則血管，Ⓑ，▲）が主であり，一部は2本の血管が平行に走る（ヘアピン様血管，Ⓑ，△）．瘢痕様の白色領域は組織学的には強い線維化を反映する所見と考えられる．この症例はBowen癌であるが，同様の異型な血管増生は浸潤性の悪性黒色腫においても観察される．

5 Vascular pattern（血管構造）

dotted vessels（小点状血管）

ここをcheck！
- 小点状血管
- びまん性色素脱失
- 乳白紅色領域

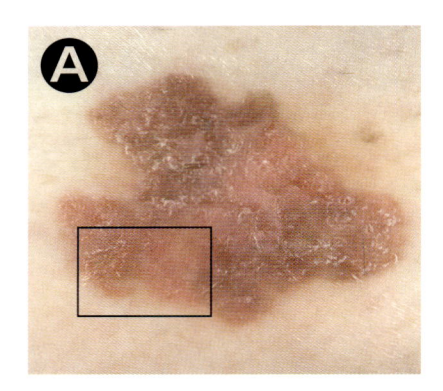

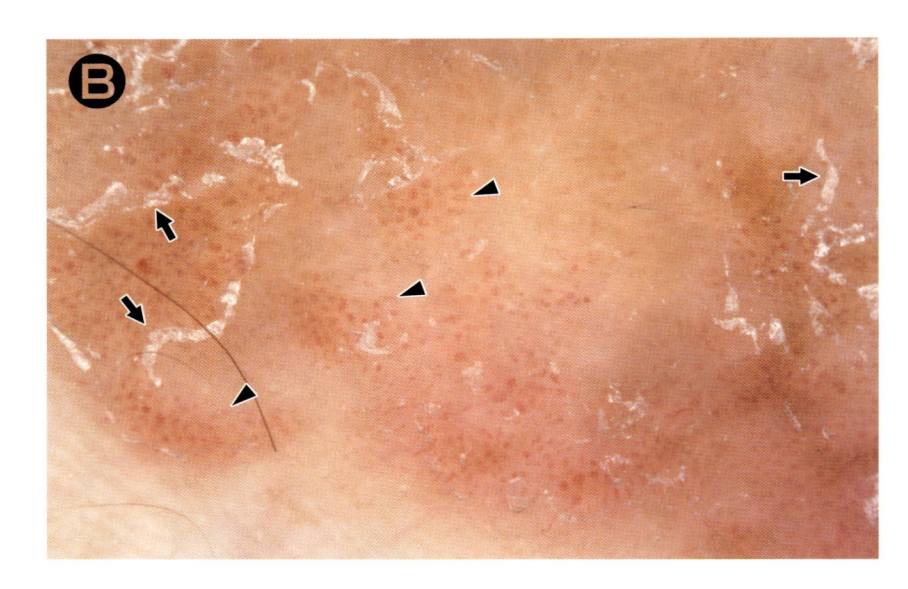

■ Bowen 病

　臨床的には不規則な形状の褐色斑であり，一部に淡紅色部分がある（Ⓐ）．

　淡紅色部をダーモスコピーで観察すると，多数の小点状血管が不規則に分布することがわかる（Ⓑ，▲）．

　びまん性の色素脱失と淡褐色の背景が混在し，メラノサイト病変を示唆する構造に乏しい．不規則な雲母様の白色構造物が多数みられ，これは光の乱反射の産物であってBowen病や光線角化症などの角化性の病変であることを示す（Ⓑ，→）．

　背景が乳白紅色を呈する領域には，多数の毛細血管増生が存在するであろう．

　組織では表皮に異型ケラチノサイトが増殖し，真皮乳頭部の血管拡張と小円形細胞浸潤をみる（Ⓒ）．

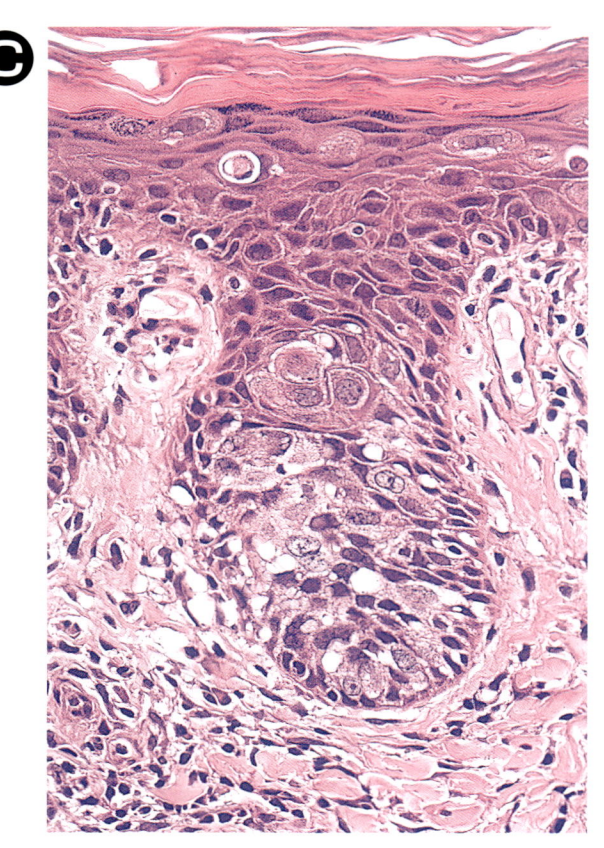

vessels within regression structures （自然消褪構造内血管）

ここをcheck！
- 小点状血管
- 線状不規則血管
- 白色領域
- 青白色ベール
- 非定型色素ネットワーク

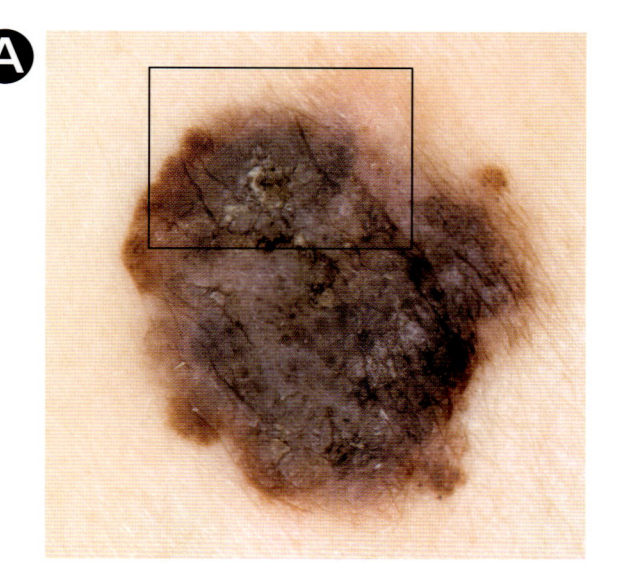

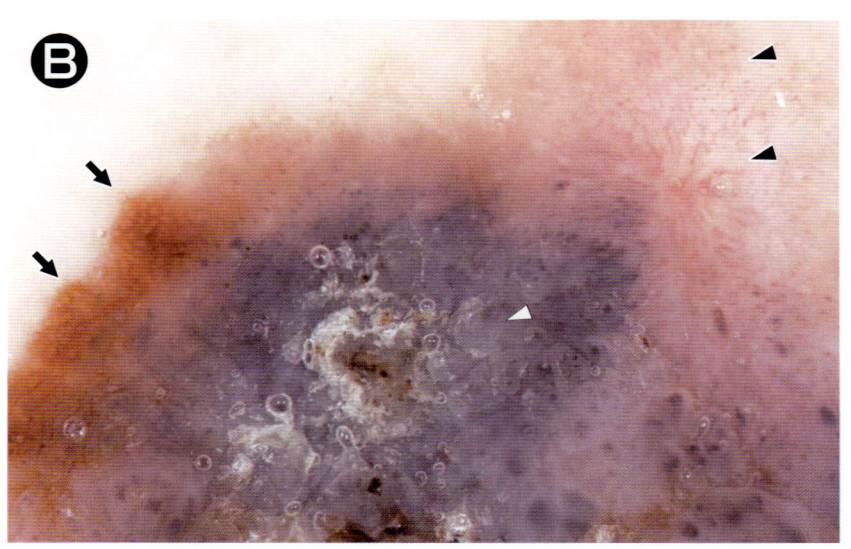

【参考】p.64と同一症例
■ 表在拡大型黒色腫

　不整形の黒色結節であり，境界がはっきりしているところと不鮮明なところがある（Ⓐ）．
　ダーモスコピーにてまず目につくのは，中央部のびまん性の青白色ベールである（Ⓑ，△）．また，左上部には太く濃い非定型色素ネットワークがみられる（Ⓑ，→）．右上部にやや乳白淡紅色にみえる白色領域があるが，同部には不規則な線状血管と小点状血管が観察される（Ⓑ，▲）．このように瘢痕様の白色領域にみられる血管構造を自然消褪構造内血管と呼び，浸潤性の悪性黒色腫の可能性を強く疑う．乳白紅色（milky-red）となることが多い．全体構造は多構築パターンである．　**MT**

5/ Vascular pattern

第3章

各論

1 良性メラノサイト系病変

典型例の診断演習・所見の取り方の実際（Spitz 母斑）

ここをcheck！
- びまん性の色素脱失
- 点状の血管拡張
- 濃褐色の大小不規則な面皰様開大
- 白色雲母様の乱反射像
- ややぼんやりした稗粒腫様嚢腫

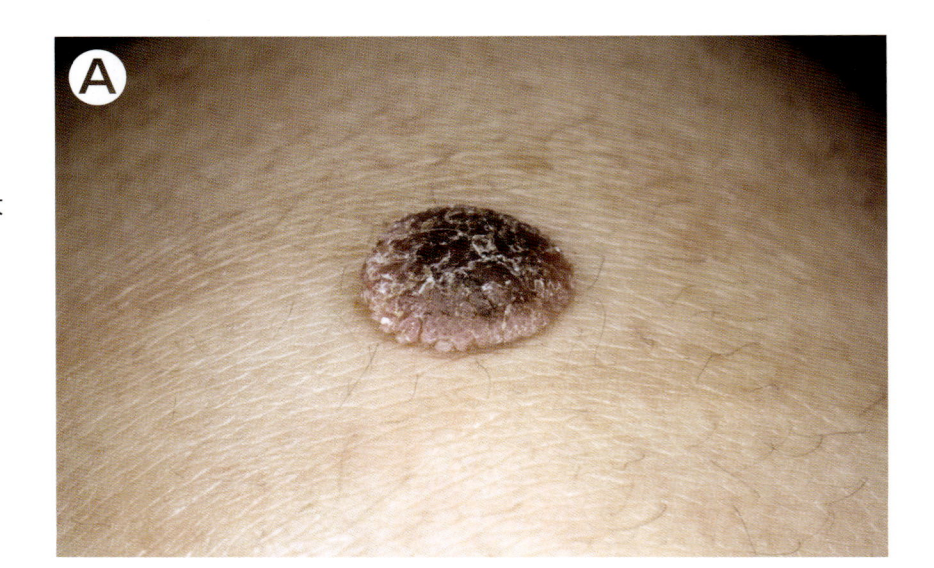

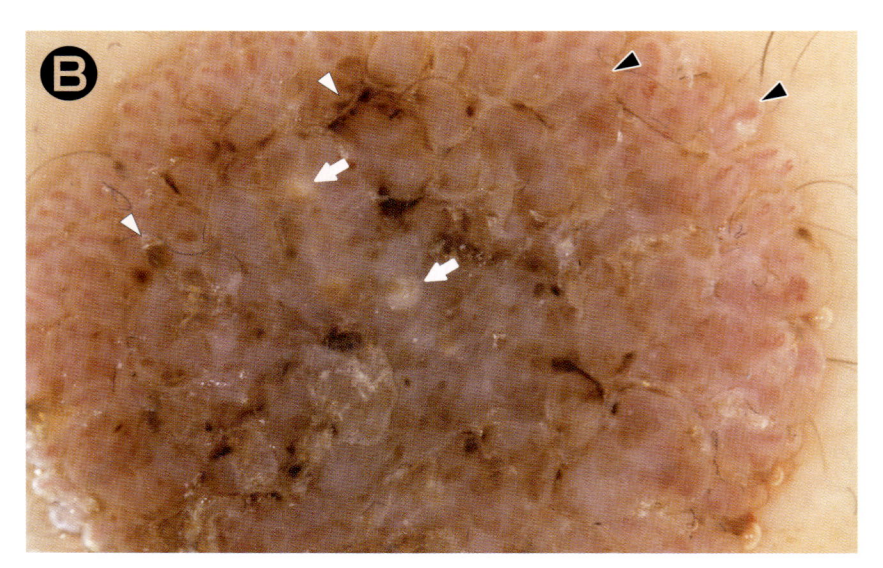

　臨床像は，広基有茎性で表面が乳頭状の褐色結節であり，辺縁が紅色調を呈する（Ⓐ）．

　ダーモスコピーでは，全体に規則的な色素脱失があり，点状ないしコンマ状の血管構造が目立つ（Ⓑ，▲）．これらの血管を包み込む白色のベールは互いに密に接して，敷石状の小球状構造を作る．

　小球間には濃褐色で不規則な形の面皰様開大がある（Ⓑ，△）．組織学的には角栓部分に対応する構造である（Ⓒ，▲）．なぜなら，濃褐色の境界明瞭な構造は角質が茶色であることを意味し，周囲の表皮および真皮内にメラニン由来の構造がないからである．一部にみられる白色雲母様の乱反射像は表面に付着する鱗屑を反映する．

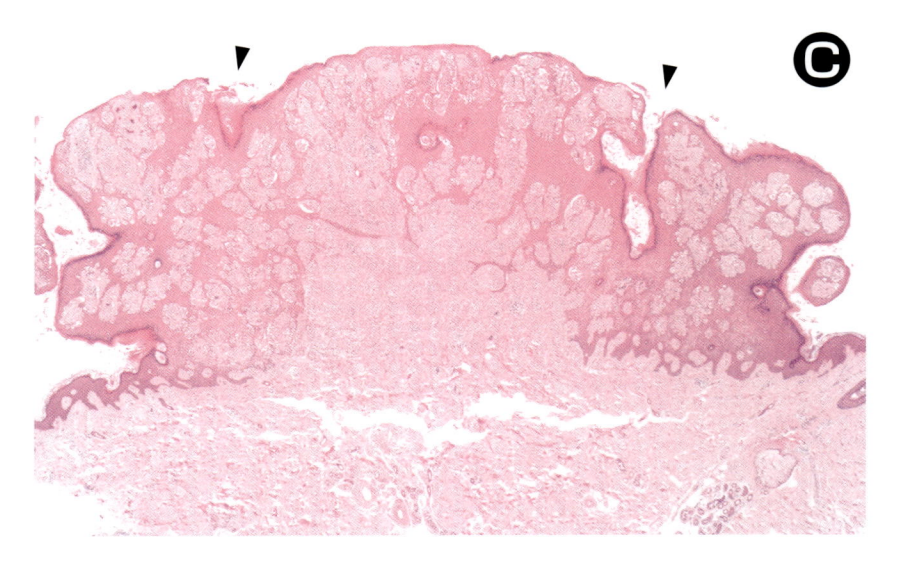

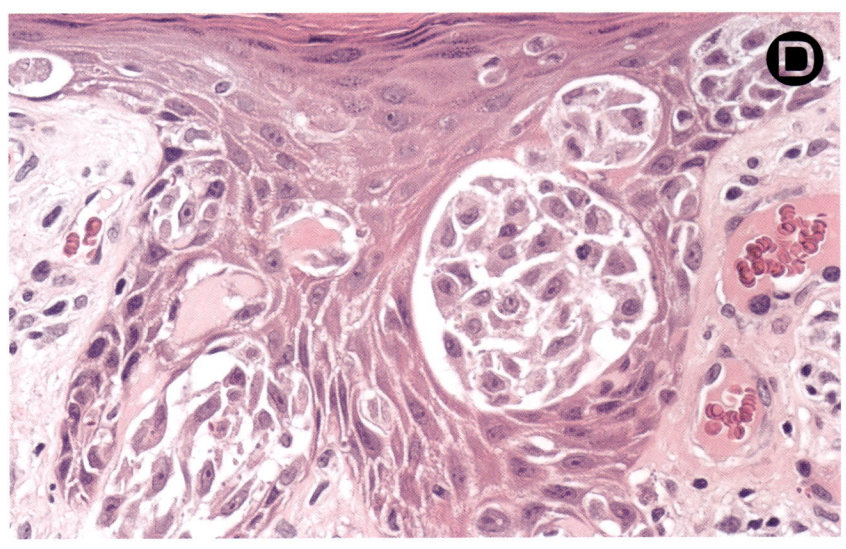

組織弱拡大像では，不規則な網目状の表皮突起の延長を伴う上方突出性の病変であり，角栓形成がある（ⓒ，▲）．おそらく乳頭状に増殖する結節がやや斜めに切れているため，網状表皮突起を呈しているのであろう．角栓内にメラニンはないので，表皮脂質が酸化して濃褐色に変色するものと推定される．強拡大では，表皮内の胞巣形成，個別性の増殖，Kamino 小体がみられる（Ⓓ）．真皮乳頭層には多数の拡張する毛細血管増生があり，ダーモスコピー像の点状，コンマ状血管構造に反映される．表皮内および腫瘍胞巣内にはほとんどメラニンがない．したがって，真皮乳頭を包むような表皮肥厚が白色小球状構造に対応する．Ⓜ︎Ⓣ

1 良性メラノサイト系病変

Clark 母斑 1

ここを check !
- 対称軸は2本
- 全体構造は網状パターン
- 定型的色素ネットワーク
- 多発性限局性の色素脱失
- 中央部に青白色の色素小球

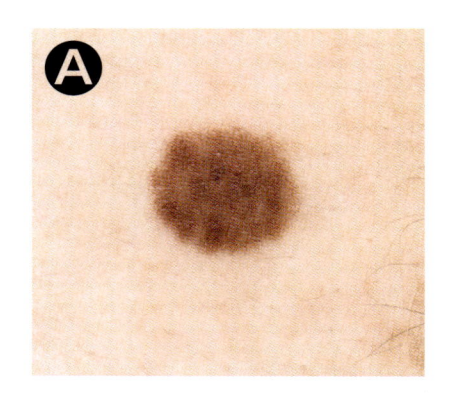

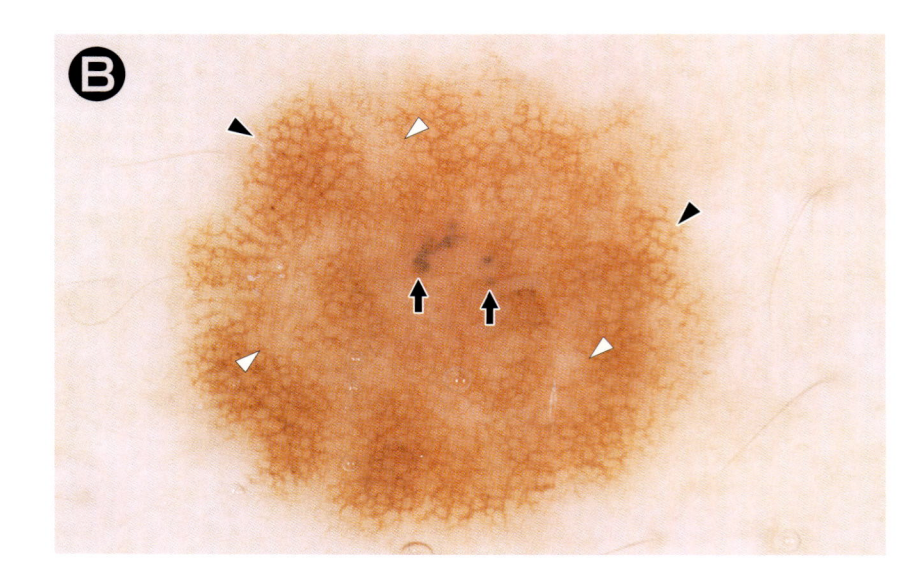

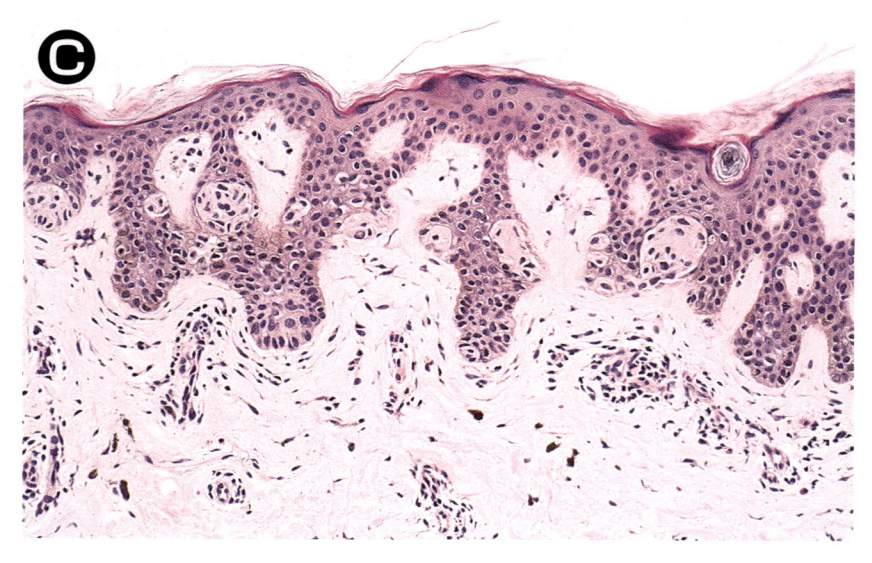

　臨床像は，軽度に濃淡差のある濃褐色斑であり，類円形を呈する（Ⓐ）．

　ダーモスコピー上，色素ネットワークが主体であるから（Ⓑ，▲），全体構造は網状パターンである．淡褐色の背景上に，細くて規則的な褐色のネットワーク構造が全体にわたってみられる．濃淡不整にみえたところは多発性限局性の色素脱失領域であり（Ⓑ，△），そこで網状構造が途切れるが，網目はほぼ規則的に分布しており，網目模様に乱れはない．中心のごく一部にみられる灰青色の小球状色素沈着（Ⓑ，➡）はメラニンを有する表皮真皮境界部の母斑細胞胞巣に対応する（Ⓒ）． Ⓜ Ⓣ

102　各論

Clark 母斑 2

ここをcheck！
- 網状パターン
- 定型的色素ネットワーク
- 多発性限局性色素脱失

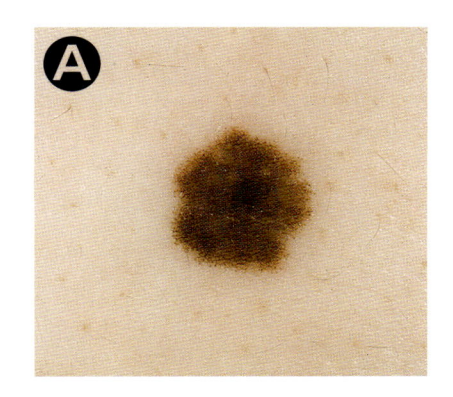

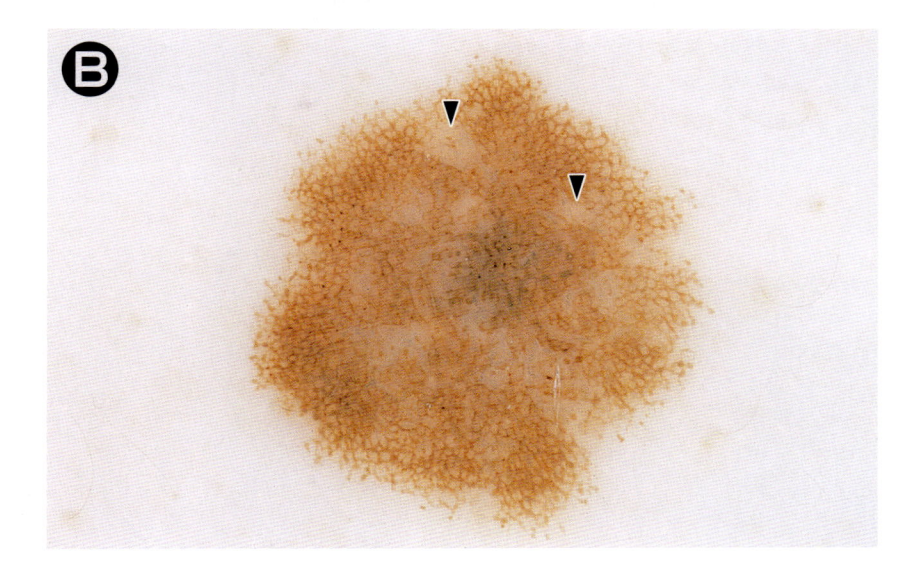

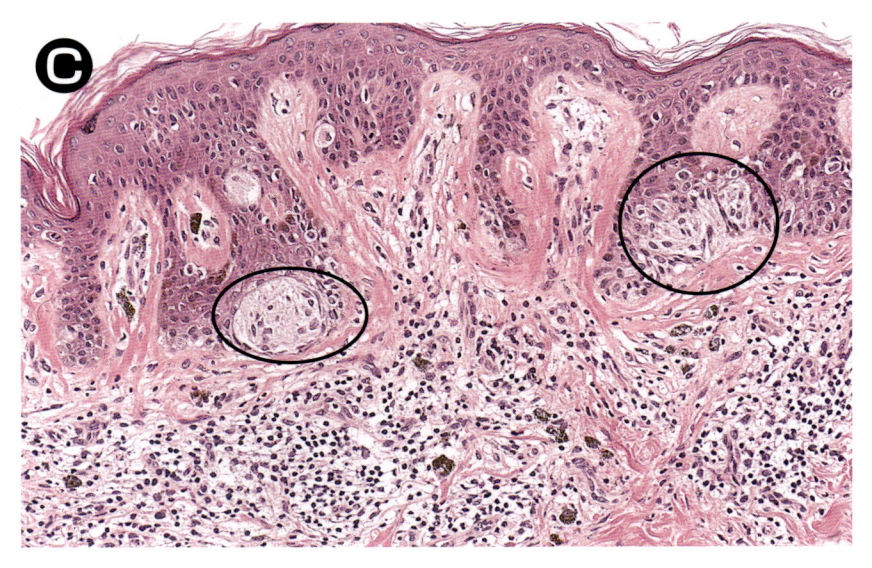

　臨床像は，六角形の小さな濃褐色斑で一部に濃淡差がある（Ⓐ）．
　ダーモスコピーでは，定型的な色素ネットワークが主体の網状パターンを呈する（Ⓑ）．色素脱失が多発性限局性に存在する（Ⓑ，▲）ために臨床像での濃淡差に反映されていることがわかる．中央寄りでは背景もやや青みを帯びており，ネットワークも色素小点・色素小球も灰青色調である．
　組織では，表皮突起の先端部を中心とする母斑細胞の増生および胞巣形成をみる（Ⓒ，○印）．真皮乳頭層および真皮浅層にはメラノファージを伴い，これによって青みを説明できる．　MT

1/ 良性メラノサイト系病変

1 良性メラノサイト系病変

Unna 母斑

ここをcheck！
- 大型の敷石状パターン
- びまん性規則的色素脱失
- コンマ状血管

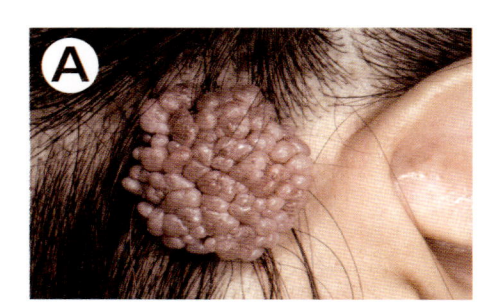

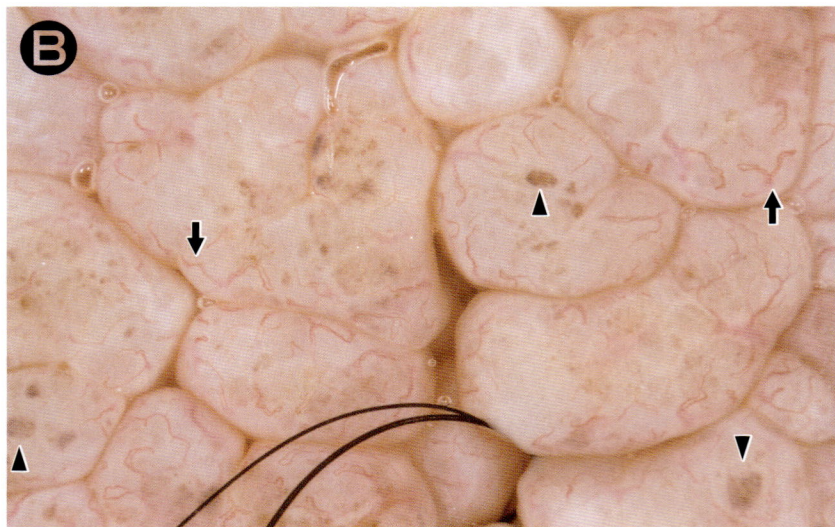

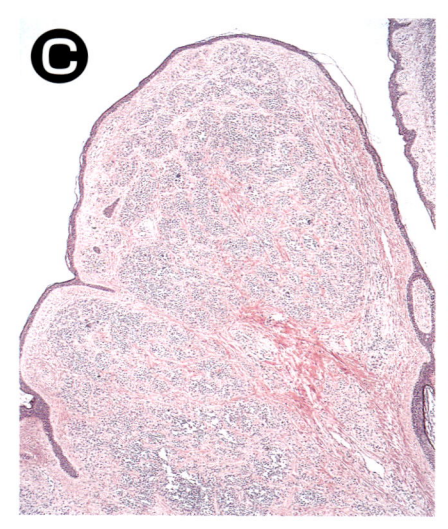

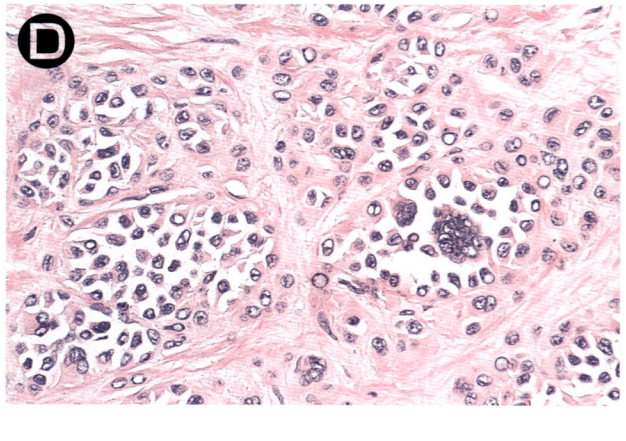

　臨床的に乳頭状で軟らかいのが Unna 母斑の特徴である（Ⓐ）．色調は黒いものもあるが，色素脱失の顕著な場合も多い．

　ダーモスコピーでは，わずかに散在する淡褐色の小球状色素沈着（Ⓑ，▲）があるが，大部分はびまん性の色素脱失のため，乳白ないし淡紅色を呈する．その中にコンマ状の血管（Ⓑ，→）が多数みられる．

　組織では，菲薄化した表皮下に増殖する母斑細胞があり，膠原線維が介在する（Ⓒ，Ⓓ）．メラニン色素は目立たない．この母斑細胞増殖と膠原線維が白色を呈する理由であろう．また，わずかに真皮浅層の母斑細胞のみがメラニンを持つことが淡褐色の小球状色素沈着に対応する．Ⓜ️Ⓣ

Miescher 母斑 1

ここをcheck！
- 毛包脂腺部は白く抜ける
- 定型的偽ネットワーク
- 網状パターン
- ほぼ対称的な病変
- 色調に偏りは少ない

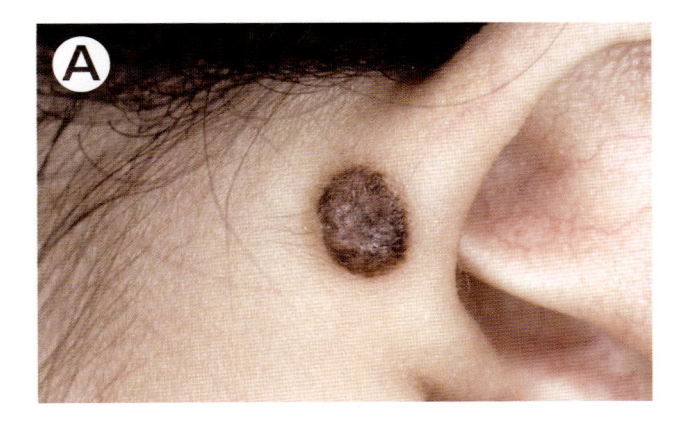

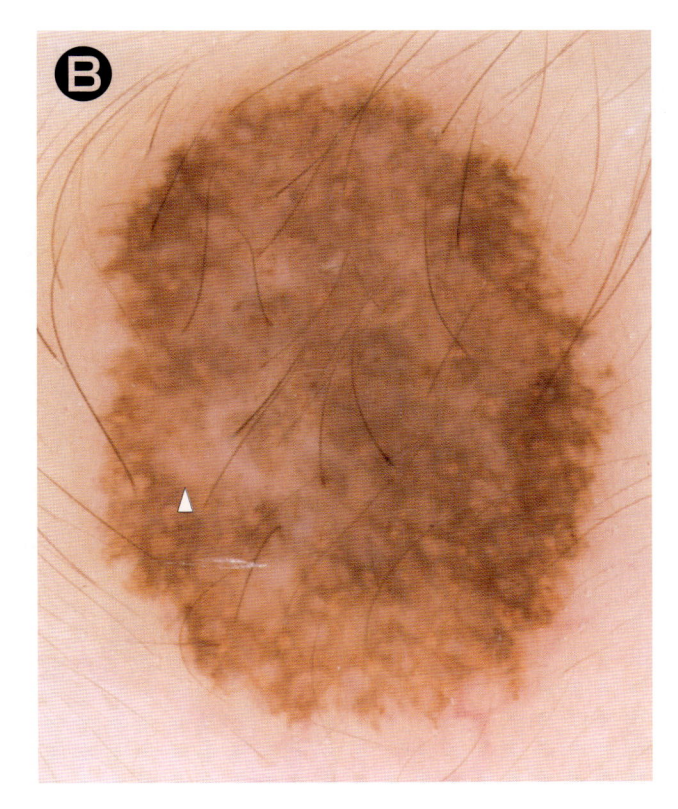

　臨床像は，ドーム状に隆起する小型の有毛性黒色結節である（Ⓐ）．中央部はやや青みを帯びている．

　ダーモスコピーでは，濃褐色のほぼ一様な色素沈着があり，毛包部に一致して色素脱失がみられるため，定型的な偽ネットワークによる網状パターンである（Ⓑ）．白く色が抜ける毛包のすべてに毛が生えているわけではない．毛包部以外にも限局性に色素脱失領域がある（Ⓑ，△）．

　対応する組織像では，真皮全層に母斑細胞の増生があり，毛包および脂腺の断面が縦長に観察される（Ⓒ）．真皮浅層の母斑細胞がメラニンを有するため，その深さとメラニン量により，褐色ないし灰青色に観察される．

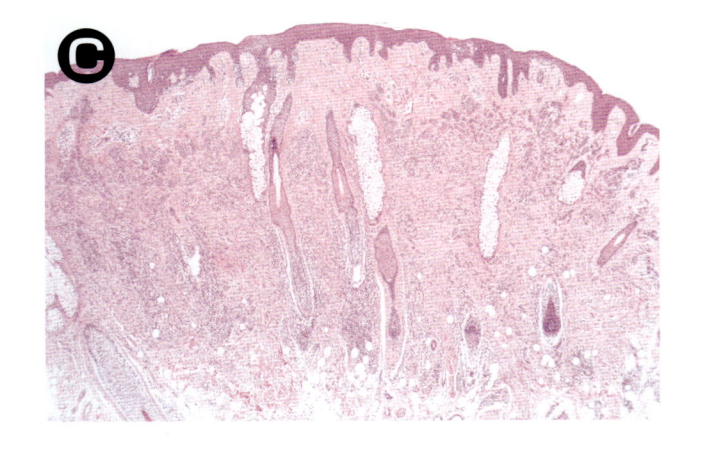

1 良性メラノサイト系病変

Miescher 母斑 2

ここをcheck！
- びまん性色素脱失
- 色素小球
- おおむね対称的な病変
- わずかに有毛性

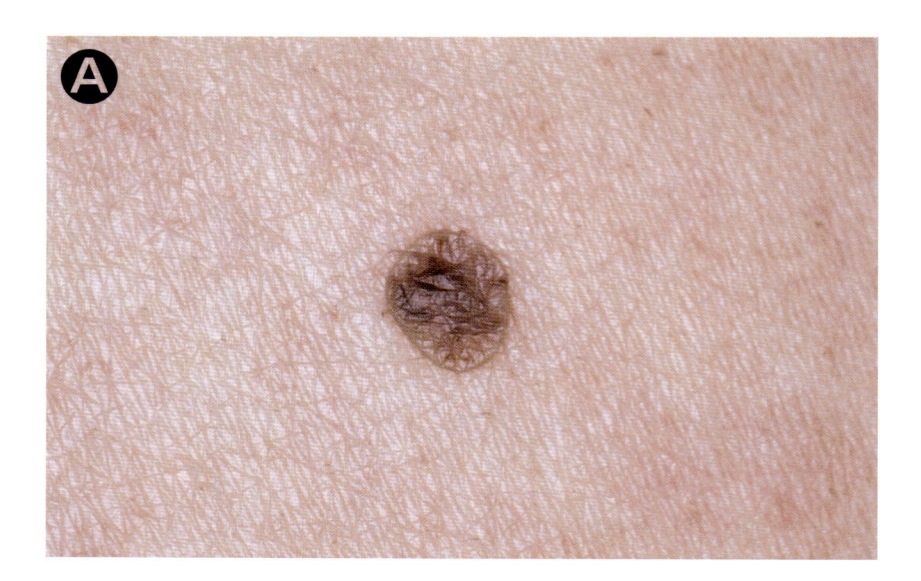

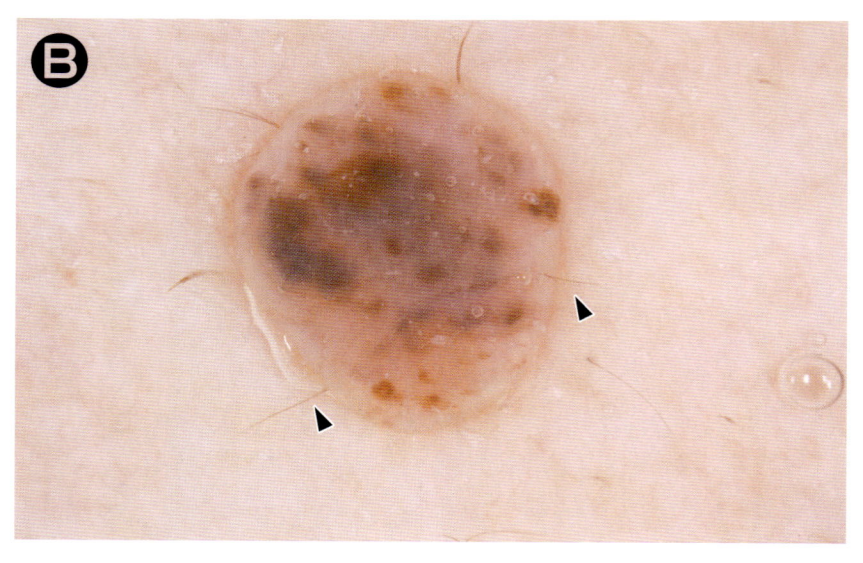

　臨床的には，軟らかい半球状に隆起する常色から褐色の Miescher 母斑である（Ⓐ）．

　ダーモスコピーでは，全体に規則的なびまん性色素脱失があり，褐色ないし灰青色の大小さまざまな小球状色素沈着が白暈に包まれるように観察される（Ⓑ）．したがって，全体像は小球状パターンであり，色素分布はおおむね規則的で，大きな偏りはないと判断する．

　病変の辺縁部に毛が観察される点も母斑であることを示唆する所見として見逃せない（Ⓑ，▲）．

　顔面に好発する Miescher 型の色素細胞母斑は，本症例のように時が経つと色が抜けていく傾向がある．
Ⓜ️Ⓣ

Reed/Spitz 母斑 1

ここをcheck！
- 爆発的星生成パターン（star-burst pattern）
- 分枝状線条
- 対称軸は2本
- 標的様パターン（targetoid pattern）

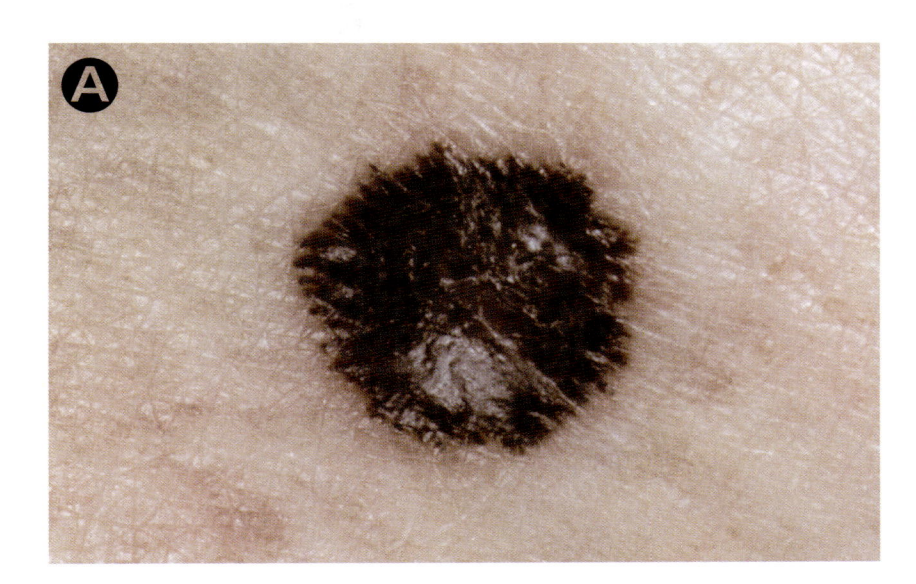

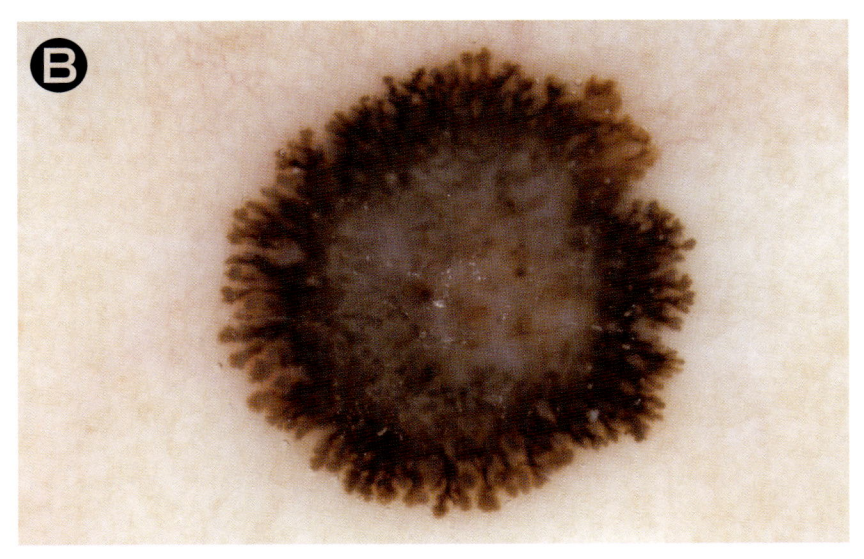

　臨床的には小さな黒色斑で中央部が軽度ドーム状に隆起する（Ⓐ）．ルーペ像では辺縁がギザギザにみえる．
　ダーモスコピーの全体像は典型的な爆発的星生成パターンであり，全周にわたって規則的な分枝状線条が放射状に配列している（Ⓑ）．悪性黒色腫では，このような線条は全周性に分布せず，部分的である．病巣辺縁で融合する表皮内胞巣がこれらの線条と対応する．
　中央部には青白色の色素沈着がほぼ円形に分布し，いわゆる標的様パターンを形成している．中央部の構造は暗くてわかりにくいが，灰青色の色素小球によりnegative pigment networkが部分的にみられる．白味を帯びる理由は不規則な表皮肥厚による．

1 良性メラノサイト系病変

Reed/Spitz 母斑 2

ここをcheck!
- 多構築パターン
- 淡紅色無構造領域
- 黒い分枝状線条
- 褐色の偽ネットワーク

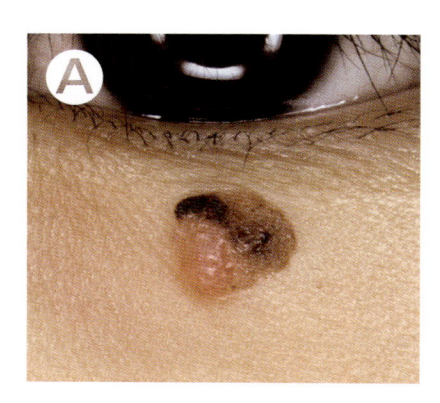

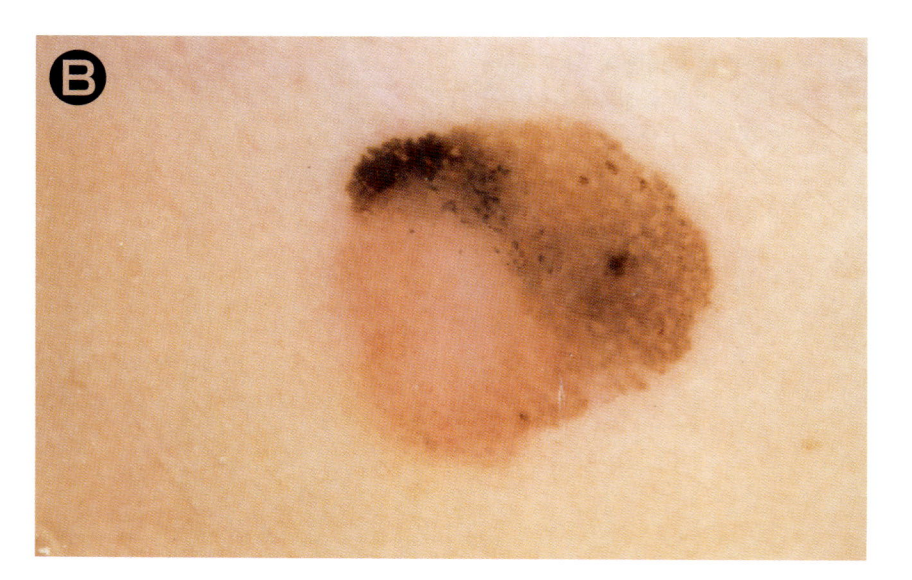

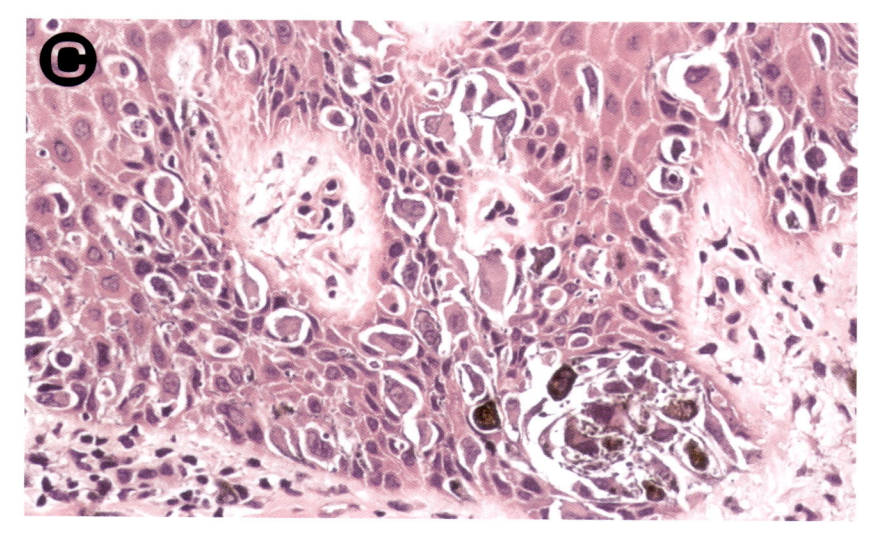

　臨床的には，12 歳女児の顔面に 2 年前に生じた小さな結節で，色調に偏りがある（Ⓐ）．

　ダーモスコピーでは，左上方辺縁に黒い分枝状線条，左下に淡紅色無構造領域，右上方に褐色偽ネットワークがあり，全体構造は多構築パターンである（Ⓑ）．中央部のやや左上よりに，黒い色素小点・色素小球もみられる．

　組織では，表皮基底層を中心とする異型メラノサイトの個別性増殖があり，悪性黒色腫との鑑別が困難である（Ⓒ）．表皮突起の延長があり，表皮内異型メラノサイトにはメラニンを認めるため，褐色の偽ネットワークに寄与しているものと思われる．おそらくⒷの左下部ではメラニンを欠くために表皮索の延長が白色調に対応すると考えられる．　**MT**

Reed/Spitz 母斑 3

ここをcheck！
- 小球状パターン
- 中央部は無構造でやや青みを帯びる
- negative pigment network

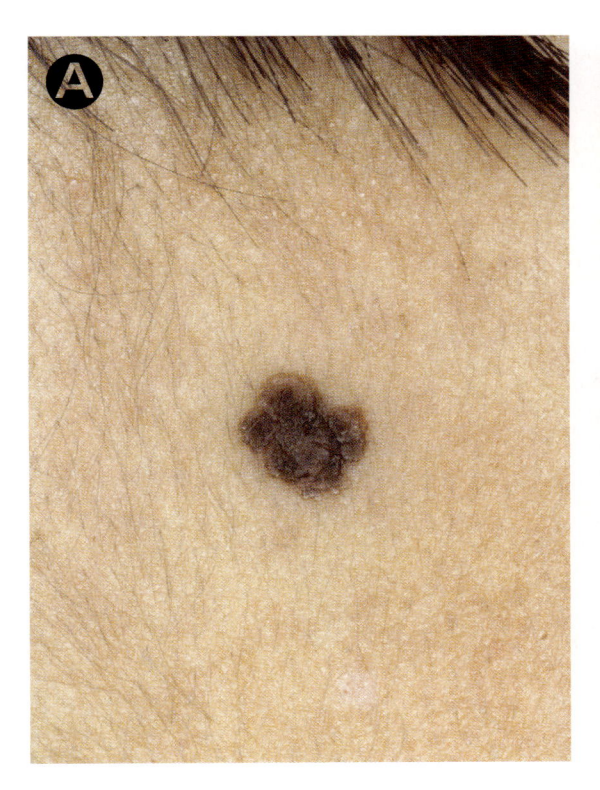

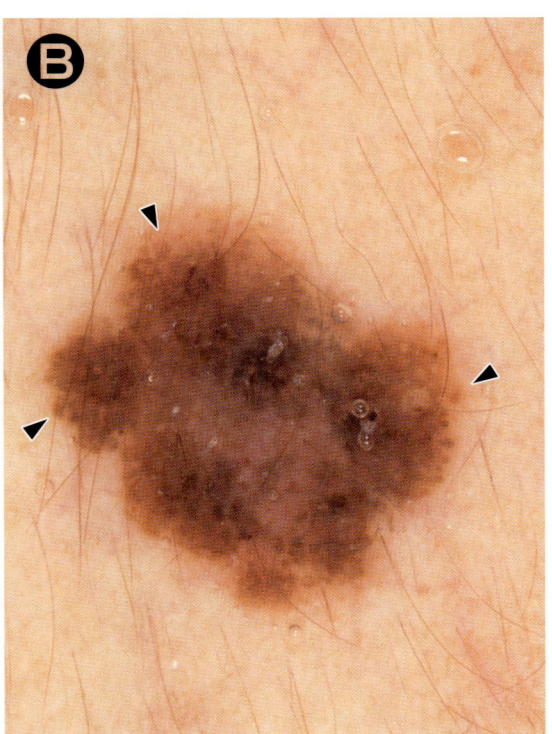

　臨床的には小さいが不整な形の黒色斑である（Ⓐ）．
　ダーモスコピーでは，肉眼では観察できなかった小球状構造が明らかになる．濃褐色の大小の色素小球が集簇しているので全体構造は小球状パターンである（Ⓑ）．中央部の構造は不明瞭で，やや白靄を帯びた褐色にみえる．一部ではこの白みがかった褐色を背景に濃褐色の色素小球が重なって分布するため，negative pigment network を形成している．これは組織学的に表皮突起が延長し，大型の母斑胞巣が基底層に沿って分布するときにみられる所見であり，Reed/Spitz 母斑の特徴のひとつである．辺縁部にみられるやや大型の色素小球も Reed/Spitz 母斑に特徴的である（Ⓑ，▲）．　🅼🆃

1/ 良性メラノサイト系病変

1 良性メラノサイト系病変

先天性母斑 1（足底）

ここをcheck！
- 非特異的パターン
- 皮溝皮丘が消失
- びまん性色素脱失

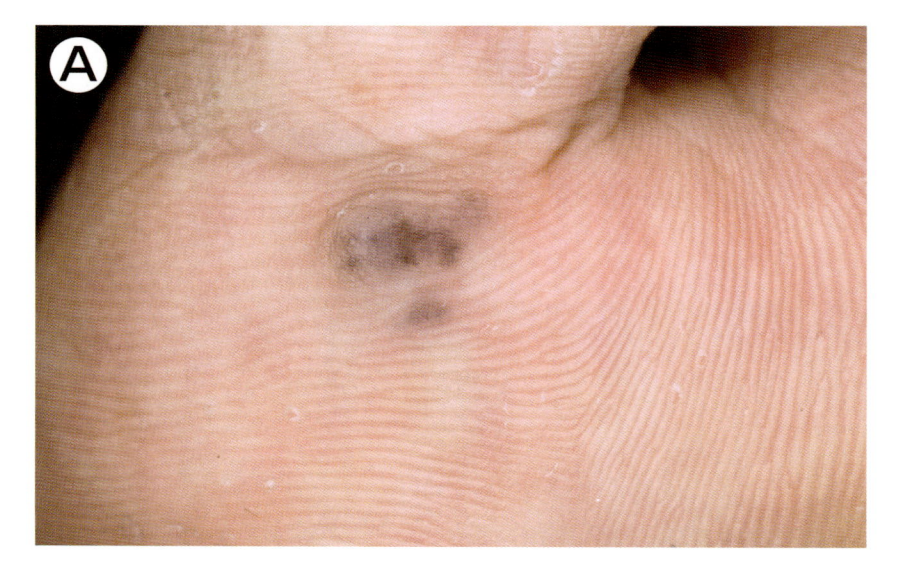

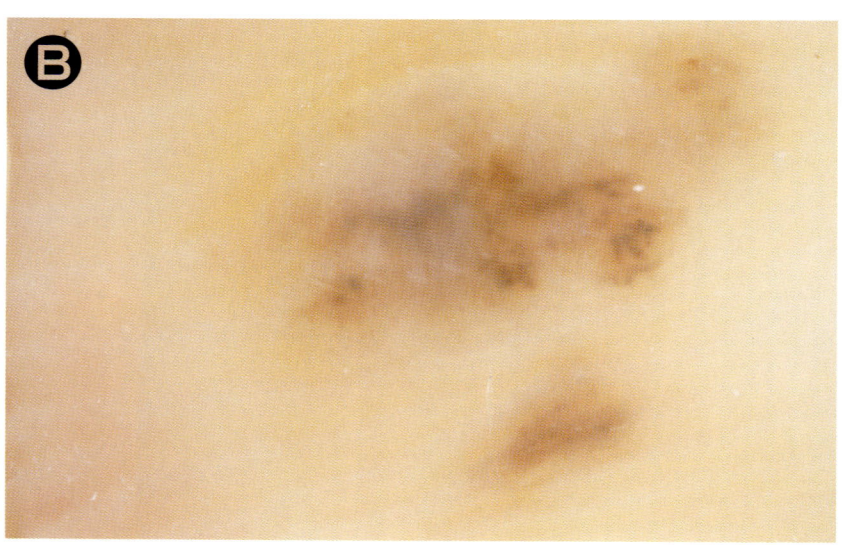

　臨床的には，小型であるが色調分布の不規則な青白色結節であり，やや隆起し，皮溝・皮丘は消失している（Ⓐ）．

　皮溝・皮丘との関係は読みとれないが，それらと平行方向に長く分布する線状色素沈着がある．全体にびまん性色素脱失を認め，構築がはっきりしない非特異的パターンである（Ⓑ）．

　左上部は白色ベールの一部に青色色素沈着があり，右側ではやや小球状に褐色の色素沈着が観察される．これらはメラニン色素の量と分布を反映した所見であり，深部では青みがかり，浅い分布なら褐色調となる．

先天性母斑 2（上肢）

ここをcheck！
- 定型的色素ネットワーク
- 網状パターン
- 皮溝部で色が抜ける傾向
- 背景は辺縁で淡褐色，中央で青白色

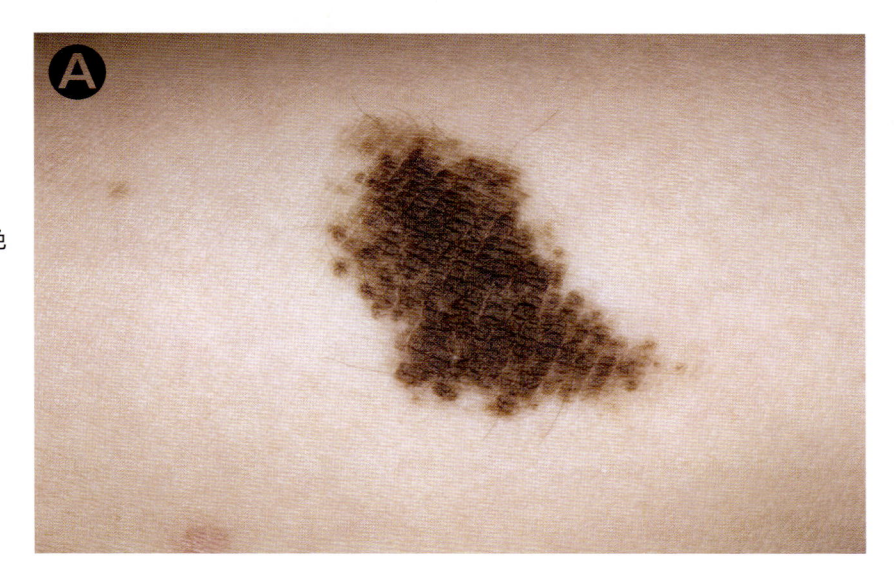

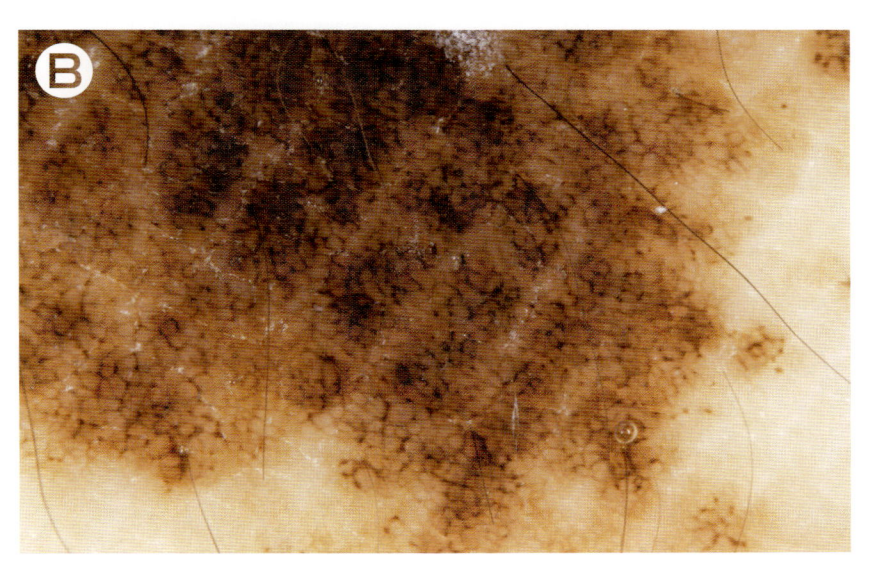

　臨床像は不整な形の濃褐色斑であり，菱形の皮溝・皮野が集合している局面であり，部分的に敷石状にみえる（Ⓐ）．

　肉眼像からは，敷石状パターンがみられると予想されたが，ダーモスコピーでは，皮野に濃く，皮溝で薄い定型的色素ネットワークで構成される網状パターンである（Ⓑ）．網目模様は中心部で色が濃く，辺縁部で薄い傾向があるが，網目の大きさや網の太さに大きな変化はない．また，皮膚紋理が粗な菱形模様を作っている．

　背景は辺縁部では淡褐色であるが，中心部では青白色調を帯びることから，組織学的には，複合型母斑が予想される．　MT

1/ 良性メラノサイト系病変

1 良性メラノサイト系病変(その他)

扁平母斑 1

ここをcheck！
- 均一パターン
- 淡褐色色素沈着
- 毛包部に色素脱失

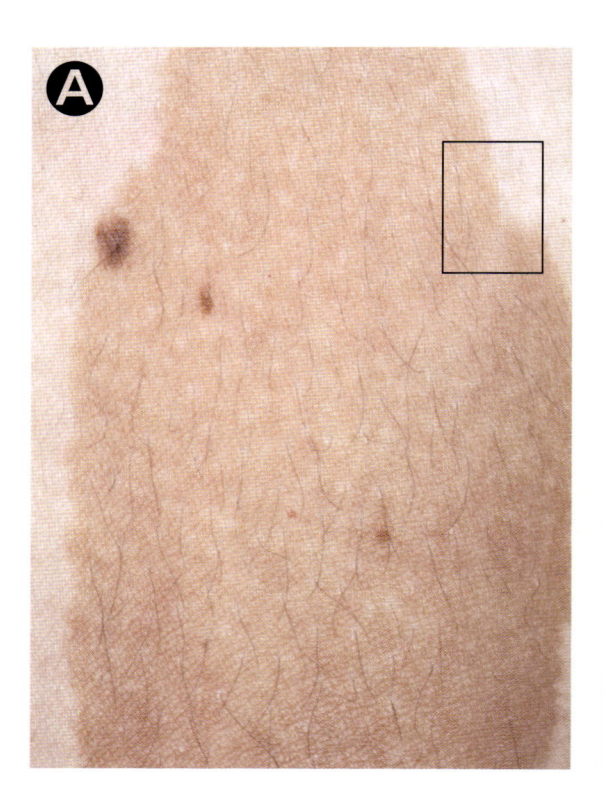

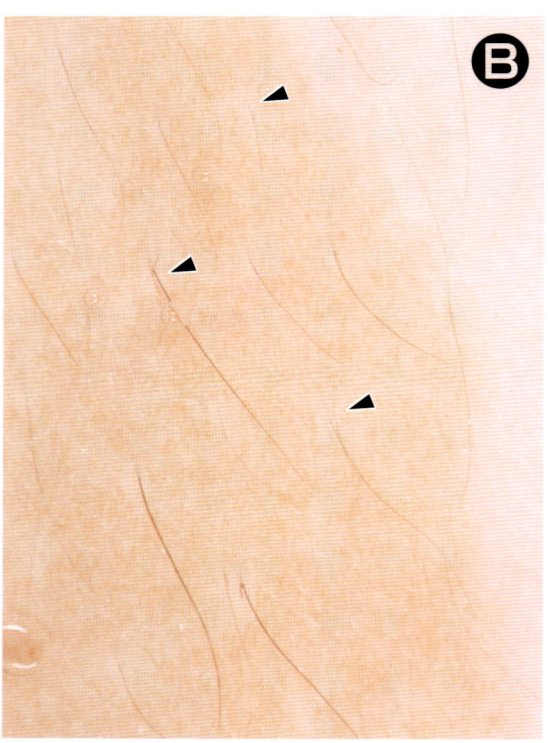

【参考】p.18と同一症例

　臨床像は，境界明瞭で平滑な淡褐色斑であり，部分的に濃褐色の小色素斑を混在する．色調はほぼ均一であるが毛包に一致して白く抜ける傾向がある（Ⓐ）．

　ダーモスコピー像も淡褐色ほぼ均一であり，毛包に一致して多発性で限局性の色素脱失がある（Ⓑ，▲）．よくみると微細で淡い網状パターンがみえそうであるが，この拡大でははっきりしない．皮溝部の色が抜ける傾向にあるため，皮野のパターンのみがわかる．レーザー治療を行うと毛包一致性の再発をみることがあるが，その理由はわかっていない．🆖

扁平母斑 2

ここをcheck！
- 均一パターン
- 毛包に一致する色素脱失
- 環状色素沈着

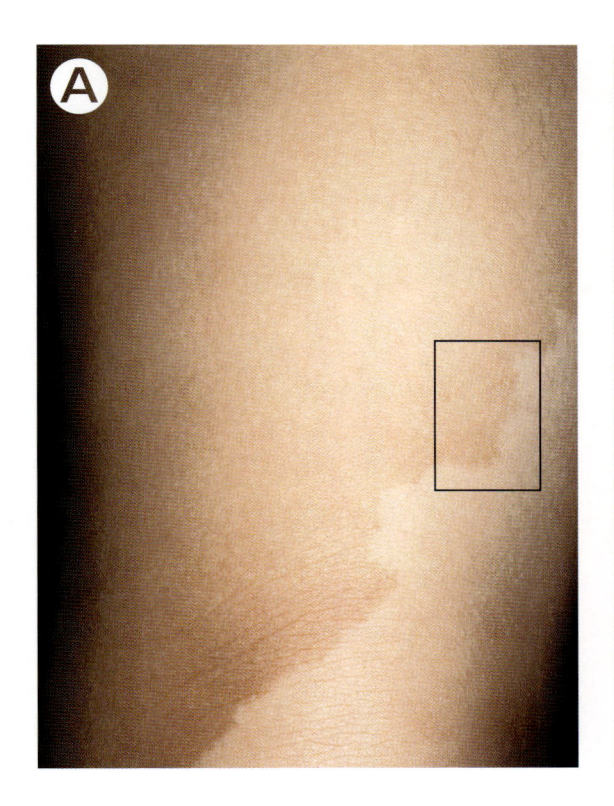

　臨床像はひとつ前の例（☞ p.112）とよく似ており，境界明瞭でほぼ一様な淡褐色斑である（Ⓐ）．
　ダーモスコピー像では，全体構造は淡褐色の均一パターンである．前例同様に毛包一致性の色素脱失があることに気づかれるが，この症例ではさらに小さな色素脱失が多数あり，よくみるとそのまわりを囲むように環状に淡褐色の色素沈着を伴うものもある（Ⓑ）．これらの毛が生えていない色素脱失には2種類がある．休止期などの毛包に一致して，ぼんやりと色が抜けているものと，より密に存在しまわりの表皮索の色素沈着のため，微細なネットワーク状にみえているものがある．後者は，組織学的に真皮乳頭部に対応していると考えられる．

1 良性メラノサイト系病変（その他）

青色母斑 1

ここをcheck！
- 均一パターン
- 均一青色色素沈着
- よくみると毛包部に色素脱失

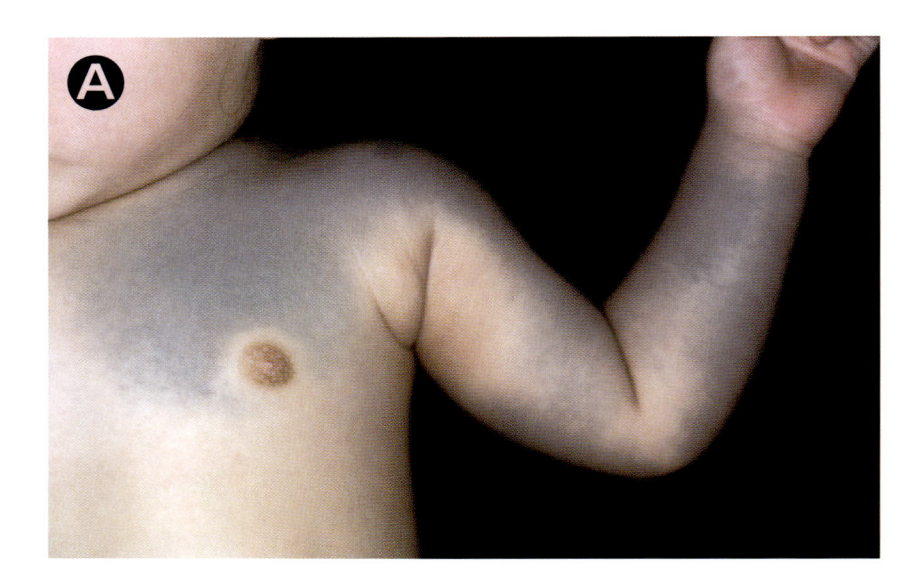

　臨床像は左胸部から前腕に及ぶ青褐色斑であり，出生時から存在するので，伊藤母斑というよりも異所性蒙古斑と考えられる（Ⓐ）．乳暈を避けるように分布している．

　ダーモスコピーでは，ほぼ均一な青褐色色素沈着で，毛包に一致して色素がやや淡くなる傾向がある（Ⓑ）．

すなわち，毛包部では青白色であるが，その外側ではやや褐色調を帯びて青褐色色素沈着による無構造領域である．メラニンを多く含む真皮メラノサイトに対応する．

　このような場合には，無理に偽ネットワークによる網状パターンと呼ぶよりも均一パターンとしたほうがよいだろう．　**MT**

青色母斑 2

ここをcheck！
- 均一パターン
- 均一青色色素沈着
- 上方に不鮮明に伸びる色素沈着

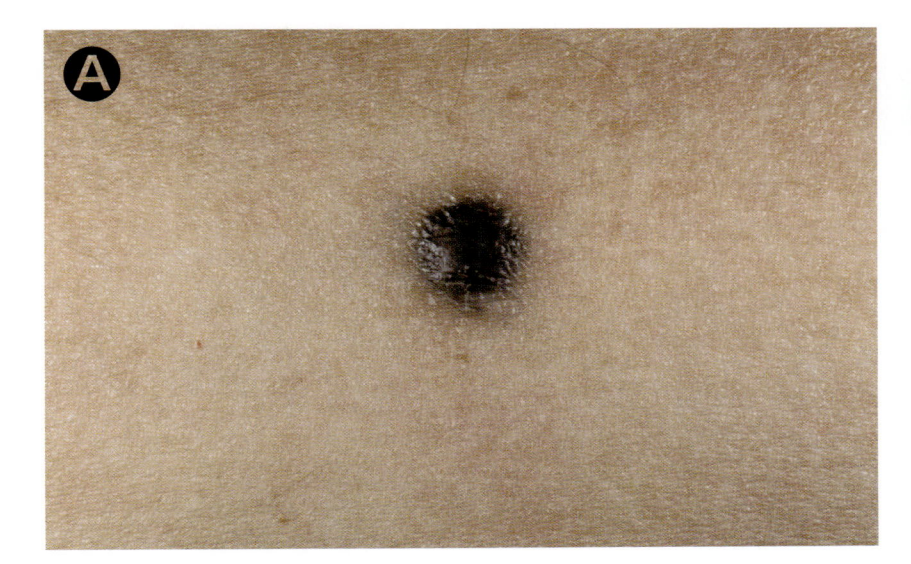

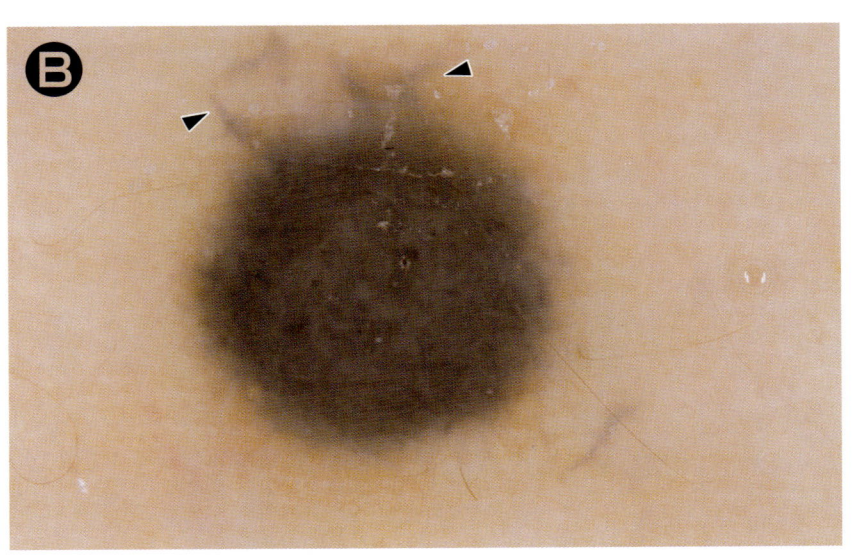

　臨床像は扁平に隆起する硬い黒色結節である（Ⓐ）．
　ダーモスコピーでは，全体的に無構造で濃い灰青色の色素沈着であり，均一パターンを示す（Ⓑ）．ところによりわずかに濃淡差はあるが，毛包は抜けていない．真皮のほぼ全層にわたる，メラニンに富む真皮メラノサイトの増殖が，このように深い青みに反映されている．

上部には煙が立ち上っているかのような，ぼんやりとした色素沈着もみられる（Ⓑ，▲）．これらの突起は，組織上，真皮膠原線維間を分け入るように増殖する真皮メラノサイトに対応する所見であり，青色母斑では比較的よくみられる像である．Ⓜ️Ⓣ

1/ 良性メラノサイト系病変（その他）

1 良性メラノサイト系病変（その他）

太田母斑 1

ここをcheck！
- 均一パターンと網状パターン
- 均一青色色素沈着
- 褐色偽ネットワーク
- 青色と褐色の二重構造
- 毛包部に色素脱失

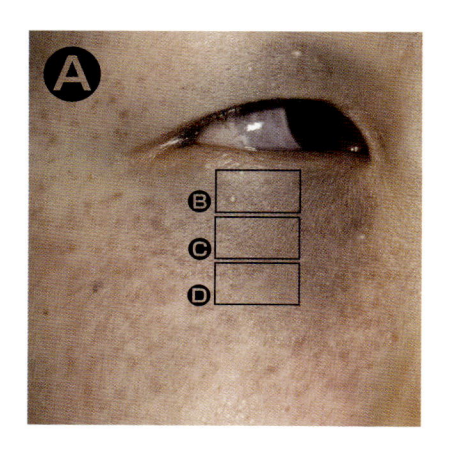

臨床像では，上下眼瞼部に濃く，頬部でやや疎らなくすんだ青色の色素沈着である（Ⓐ）．散在性の稗粒腫を合併している．

下眼瞼部のダーモスコピーでは，全体に青白色の背景を持ち，その上に褐色色素沈着が毛包を避けるように重なっていることがわかる（Ⓑ）．真珠のように白く光ってみえるのは，稗粒腫である（Ⓑ，▲）．

下方に行くに従い，褐色の色素沈着は疎らとなり，青白色の背景は薄くなる（Ⓒ）．

さらに下方では，青みが消え，生理的な淡紅色の背景に近づいている（Ⓓ）．真皮メラノサイトが減少し，基底層のメラニン増加のみとなる．MT

太田母斑 2

ここをcheck！
- 網状パターン
- 褐色偽ネットワーク
- 毛包部に色素脱失
- 血管拡張が混在

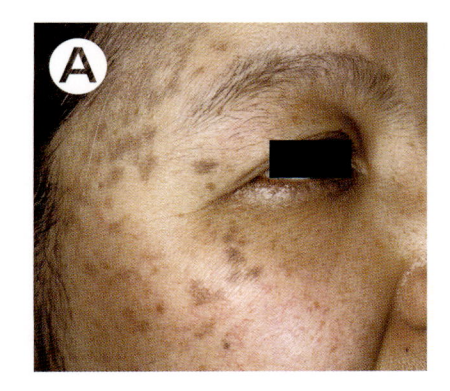

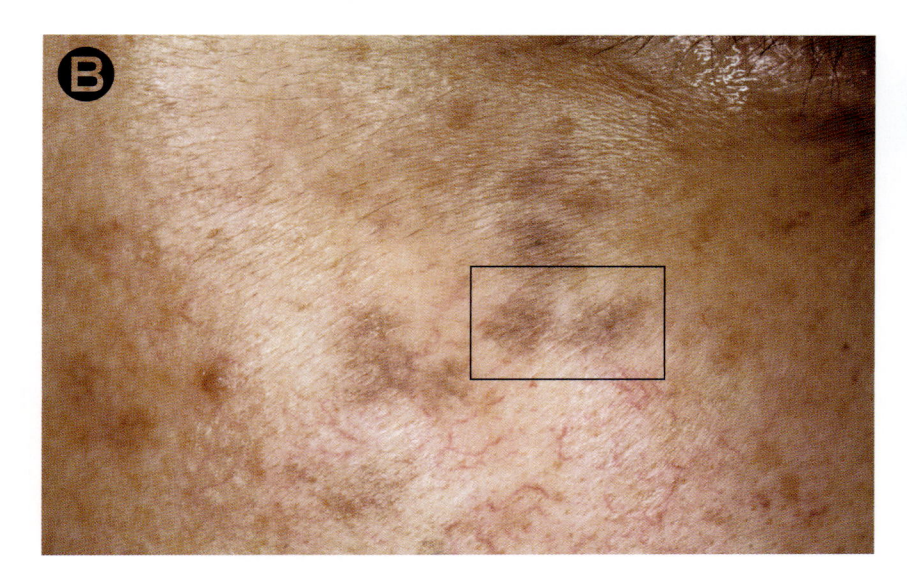

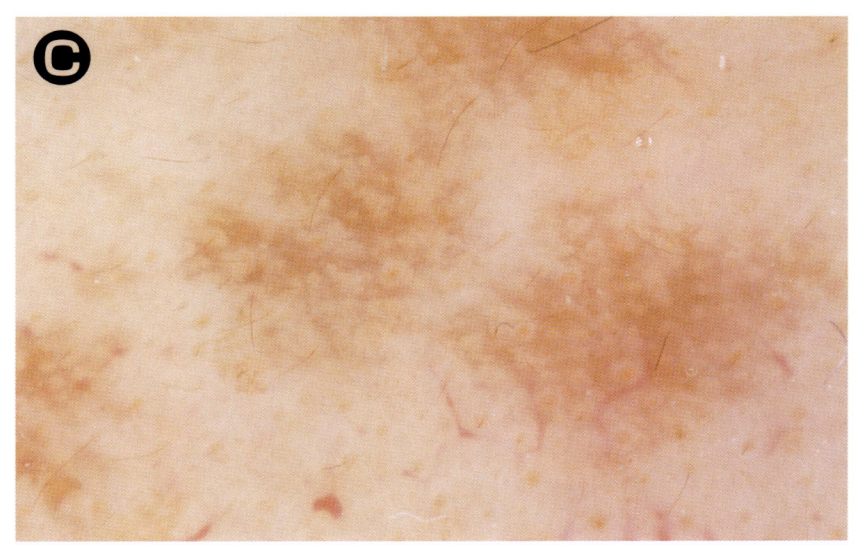

　臨床的には，前額の両側と頬骨部に多発する青褐色の小色素斑（Ⓐ）．頬部には第一度酒皶がみられる（Ⓑ）．
　ダーモスコピー像は，散在する小色素斑に一致する，灰褐色の偽ネットワークによる網状パターンである（Ⓒ）．色の偏りはなく，ほぼ均一な灰褐色の色素沈着と毛包部色素脱失である．基底層のメラニン沈着が主であり，真皮メラノーシスは軽度であると予想される．顔面の色素斑は基本的に偽ネットワークを示す点で共通点が多いので，色合いからメラニンの量と分布を推定する．
　混在する線状血管拡張は，臨床像でもみられる酒皶に相当する所見である．

1 良性メラノサイト系病変（その他）

爪甲色素線条，爪甲周囲の色素斑

ここをcheck！
- 主に濃褐色の色素線条
- 背景は褐色で均質
- 爪母部が青白色調を呈する

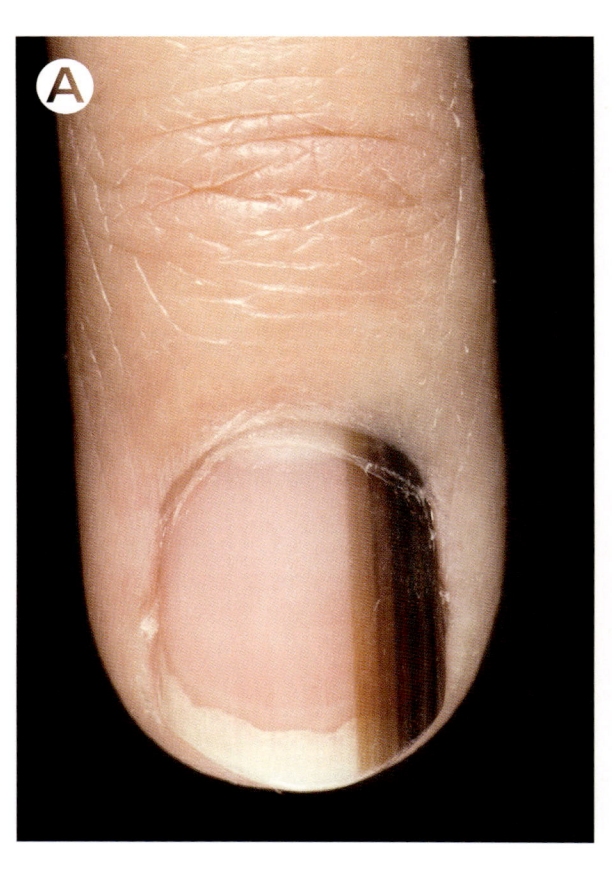

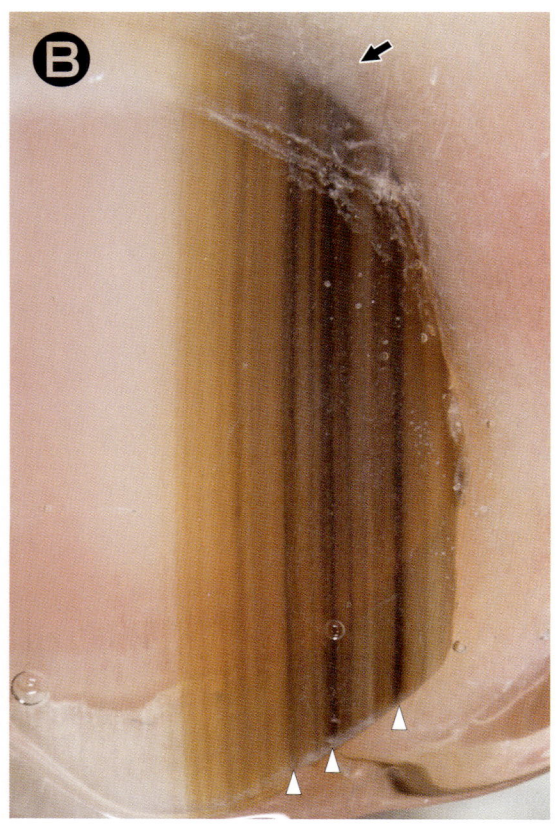

　臨床像は，濃淡のある濃褐色爪甲色素線条である（Ⓐ）．爪母部はいくぶん青みがかっているが，明らかな滲み出しはない．爪甲の変形はない．

　ダーモスコピー上，全体が褐色の背景を持ち，その中に濃褐色の細い色素線条が何本にも分かれて配列する（Ⓑ，△）．線条は概して細く，その太さには多少のばらつきはあるものの，濃淡差は少ないという点が良性病変の手がかりとなる．爪母部には青白色の領域（Ⓑ，➔）がみられる．

　年少者の場合には自然消褪傾向を示すことが多いので注意深い経過観察が重要である．　🅜🅣

2 悪性黒色腫

典型例の診断演習・所見の取り方の実際 1

ここをcheck！
- 青白色ベール
- 不規則な黒色色素沈着
- 自然消褪構造
- 不規則な色素線条
- 不規則な色素小点・色素小球
- 多構築パターン

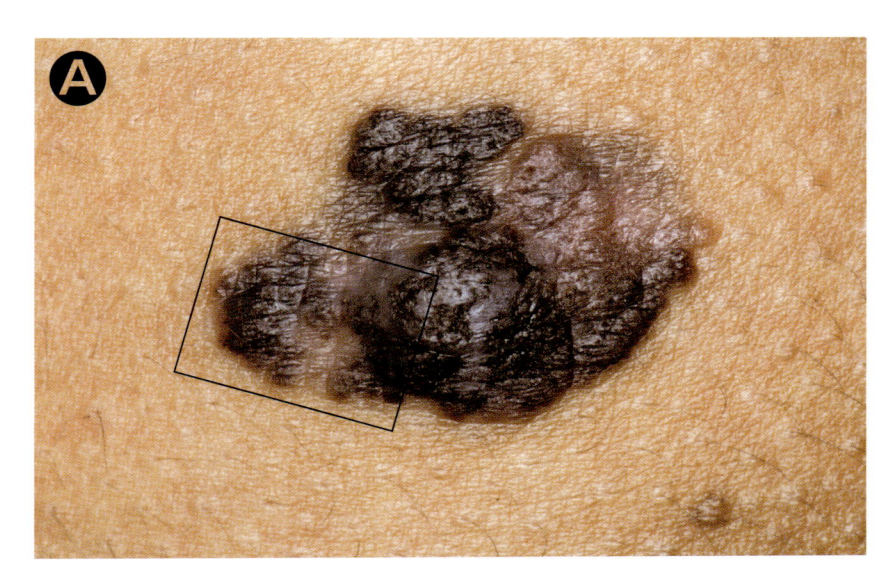

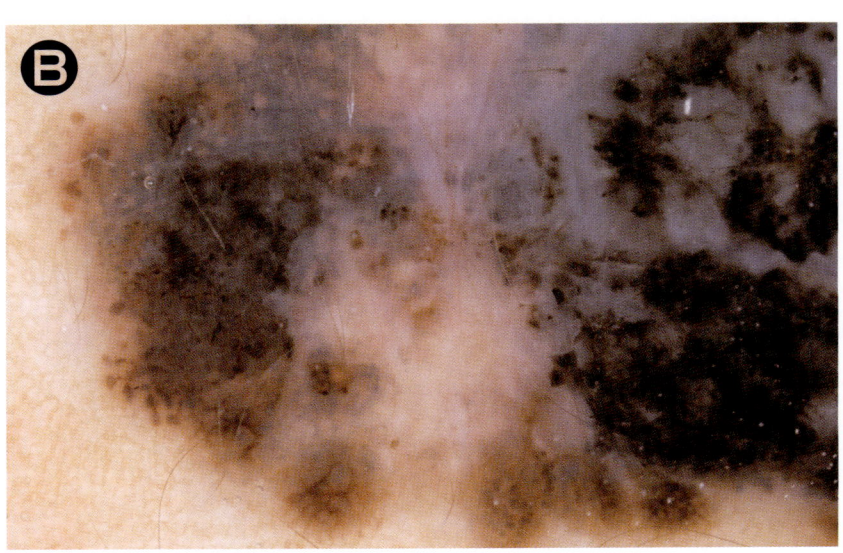

【参考】p.52, 72と同一症例

　臨床像は，不規則な形状と色合いの局面内に，赤みを帯びた結節と黒色結節を含み，多様な形態が混在する（Ⓐ）．
　ダーモスコピーでは，上部から中央下部にかけて，青色領域と白色領域が混在し，自然消褪構造と考えられる．さらに上部右側にも不規則な青白色ベールと黒色色素沈着が混在しており，青白色ベールと自然消褪構造の区別は必ずしも容易ではないことがわかる（Ⓑ）．左下方には不規則な色素線条，中央部には不規則で部分的な点状血管，全体に散在する黒色ないし褐色の色素小点・色素小球などが観察され，多構築パターンの悪性黒色腫である．
　悪性黒色腫では色や構造の分布から不規則性を読み取ることが重要である．　MT

2 悪性黒色腫

典型例の診断演習・所見の取り方の実際 2

ここをcheck！
- 皮丘平行パターン
- 不規則な黒色色素沈着
- 不規則な分布
- 白く線状にみえる汗孔

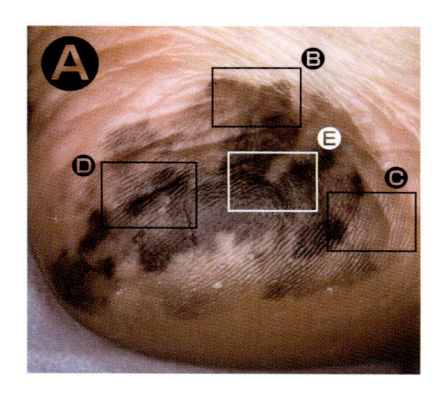

　臨床像は，濃淡差の大きい褐色ないし黒色の踵部色素斑であり，その不規則な色調分布は末端黒子型の悪性黒色腫の典型例である（Ⓐ）．

　ダーモスコピーにて，まず，色調の淡い辺縁部を観察すると，淡褐色から灰色の不規則な色合いの分布があり，構造は不明瞭であるが中央下部においてわずかに皮丘優位の傾向が読み取れる（Ⓑ，△）．右上部では不規則な褐色色素沈着があり，辺縁途絶＊（abrupt edge）している点で悪性黒色腫を考える（Ⓑ，▲）．

　右側の淡褐色部分，左側の濃褐色部分ともにさざ波のような皮丘平行パターンである（Ⓒ）．汗孔は白く線状にみえるが，これも角層がずれている証拠である．白い線の長さと向きにより，どの方向にどれだけずれているのかがわかる．

120 | 各　論

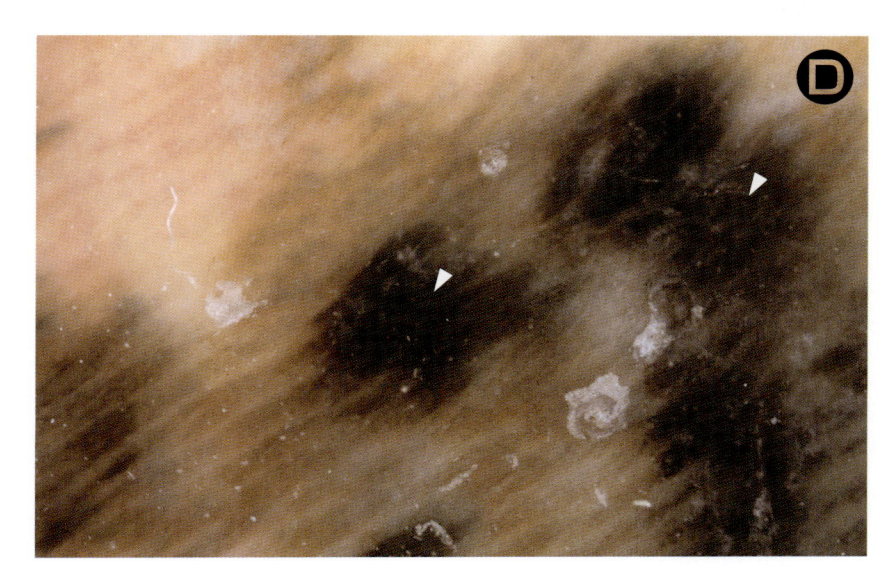

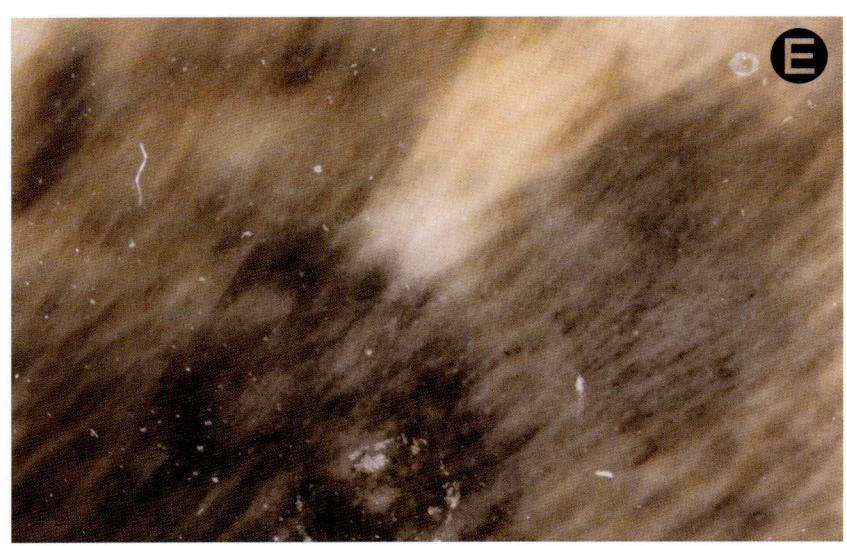

臨床的にも黒いところは，不規則な形に分布する無構造な黒色色素沈着（Ⓓ，△）に対応しており，その周囲は，皮丘平行パターンの太く平行な色素線条からなる（Ⓓ）．

　皮溝・皮丘は左下から右上に向かって約30°の角度で立ち上がっており，皮丘が黒く，皮溝は白い．皮丘平行パターンである（Ⓔ）．さらに，これとは別に，約60°の角度で立ち上がっている流れが，とくに左上のほうで観察される．おそらくずれの力によって斜めに上行する角層内メラニンが，この流れを形成しているのであろう．言い換えると，太い線維状パターンが重なった結果と考えられる．　Ⓜ Ⓣ

＊ 辺縁途絶：色素構造の外周が，突然途切れること．悪性黒色腫の特徴とされる．良性の母斑では外方に向かって色調が段階的に，次第に薄くなっていく．

2/ 悪性黒色腫

2 悪性黒色腫

典型例の診断演習・所見の取り方の実際 3

ここをcheck！
- 皮丘平行パターン
- 不規則な黒色色素沈着
- 自然消褪構造
- 不規則な分布

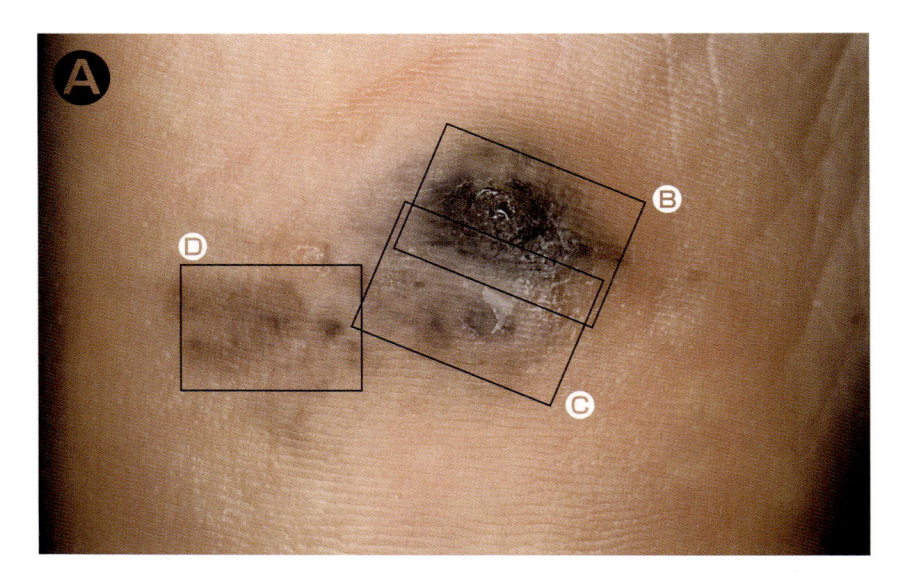

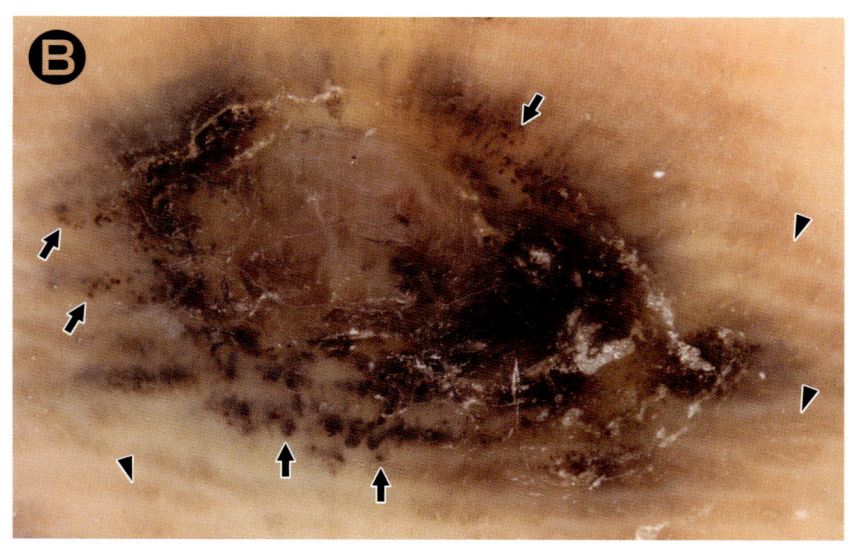

　臨床像は，青みがかった白色部に囲まれる黒色結節および左下方部の滲み出し様濃褐色斑であり，やや進行した末端黒子型黒色腫である（Ⓐ）．

　ダーモスコピー上，結節部では限局性の色素脱失領域と黒色色素沈着があり，辺縁をみると皮丘平行パターンがわかる（Ⓑ，▲）．白色部の周りには不規則に分布する色素小点・色素小球が目立つ（Ⓑ，➡）．また，雲母様乱反射像を多数みるのは，出血を伴う病変に炎症が加わることにより生じた二次的な変化であろう．下部の青みがかった白色部は臨床的にも青みがみて取れた部分であるが，線維化を反映すると考えられる．足底に隆起性病変があるので，刺激により生じたのかもしれない．結節の

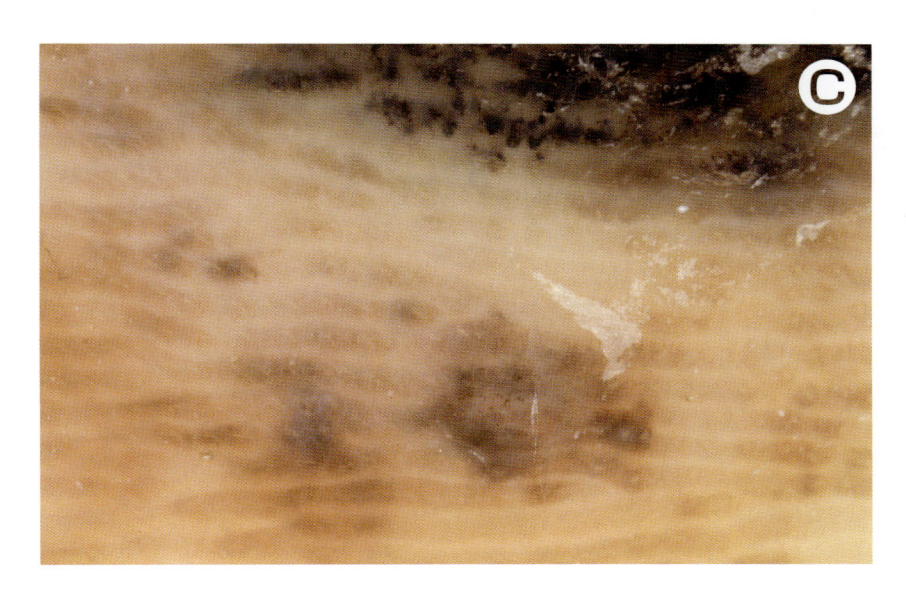

上方では、線条（streaks）を思わせる線維状パターンもみられる（Ⓑ）．

結節部の下に散在する小色素斑は（Ⓒ），いずれも皮丘平行パターンを示し，色合いもさまざまである点が悪性黒色腫に特徴的である．汗孔は右側では白点状にみえるが，左のほうでは白い短線状にみえる．

左下の褐色斑に対応するダーモスコピー像でも皮丘優位であることがわかる（Ⓓ）．皮溝が黄白色で細く，皮丘が褐色で太くみえる．白い短線状に流れてみえる汗孔は，長時間の露出で撮影した星座の写真を連想させる．場所的に踵に近いことが，広い範囲で角層へのずれの力がかかる理由ではないかと想像される．Ⓜ️Ⓣ

2 悪性黒色腫

爪部悪性黒色腫 1

ここをcheck！
- 後天性で拡大傾向
- 太くて濃い線条
- 色合いがさまざま
- 全体に背景が暗い

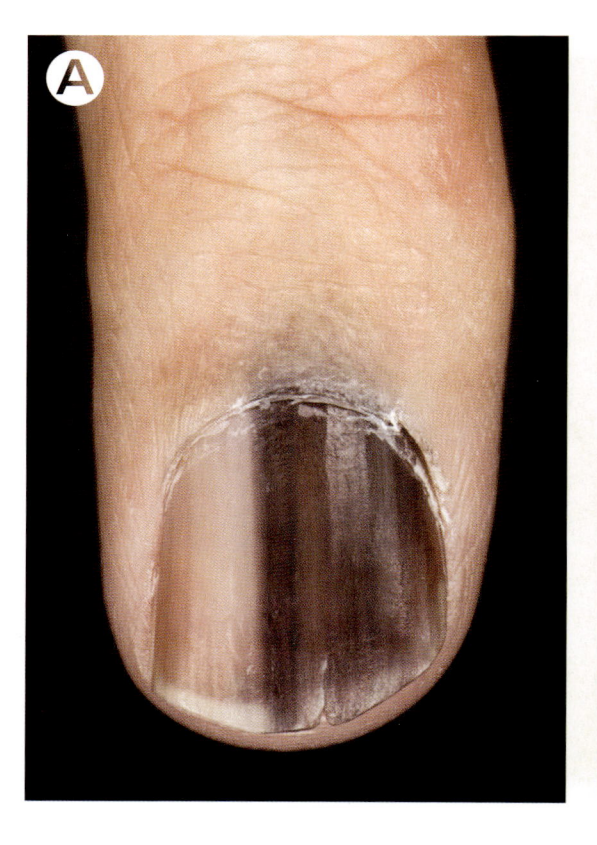

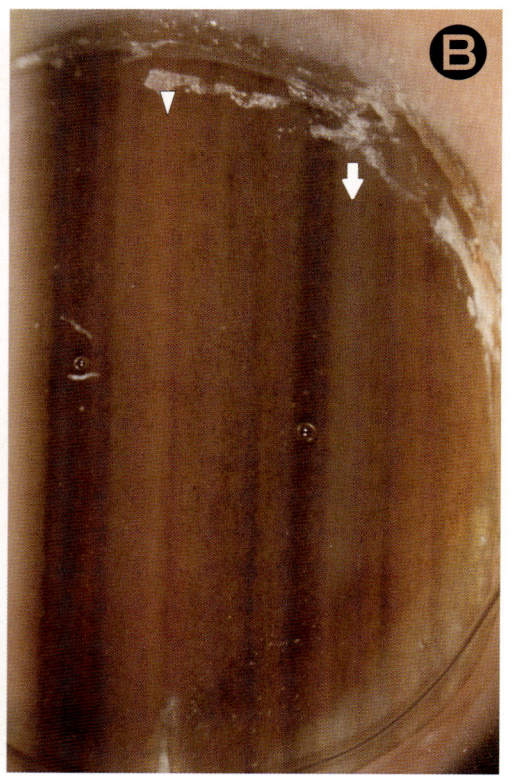

　臨床像は，爪甲の 2/3 を占める濃褐色線条で，爪母も青みを帯びている．爪甲遠位端の一部に亀裂があるが，これは良性の場合にもみられる所見である（Ⓐ）．

　ダーモスコピーでは，濃淡差のある色素線条で構成されていることがわかる（Ⓑ）．色の薄い部分でも褐色調が強く（Ⓑ，△），青褐色の色素線条も存在する（Ⓑ，⇨）．

多種類の色合いが組み合わさっている印象と，太くて境界が不明瞭な濃褐色の色素線条を有するということが悪性黒色腫らしい点である．

　また，よくみると，濃褐色の細顆粒状の色素小点が，とくに中央部で散在性に多数観察される．

爪部悪性黒色腫 2

ここをcheck！
- 後天性で拡大傾向
- 太くて濃い線条
- 爪甲全体が灰色調
- 爪甲表面に縦に伸びる陥凹
- 後爪郭に Hutchinson 徴候

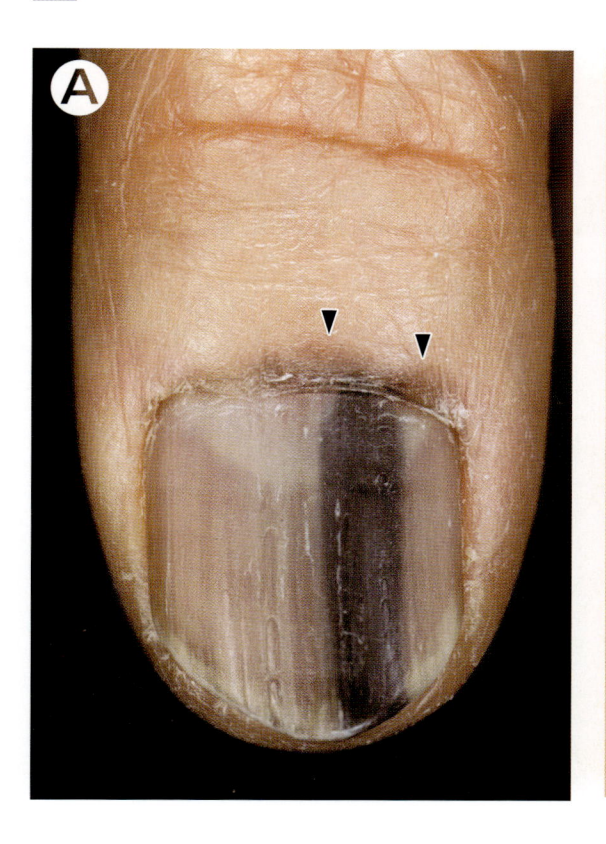

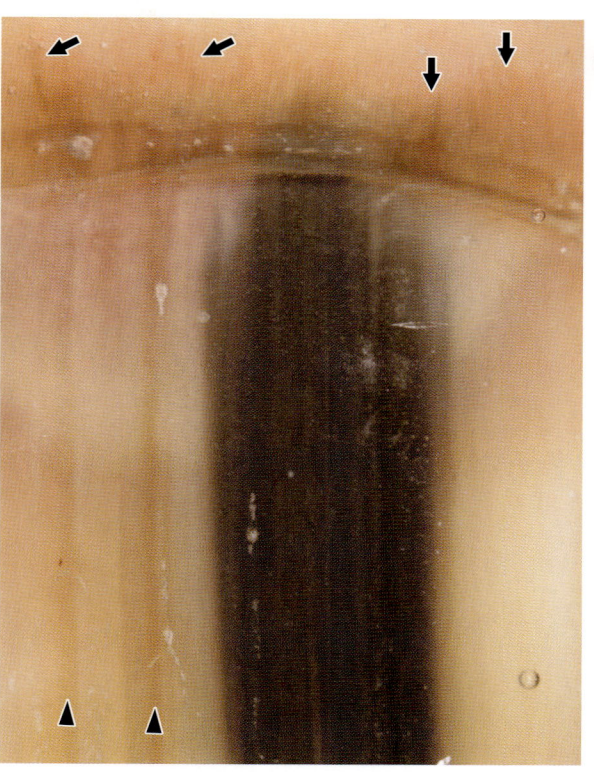

　臨床的に黒く太い爪甲色素線条であり，爪甲は全体が灰色となっている（Ⓐ）．後爪郭には濃褐色の滲み出し様色素沈着があり，Hutchinson 徴候と考えられる（Ⓐ, ▲）．爪甲表面には多数の縦に伸びる陥凹もある．
　後爪郭のダーモスコピーでは，上方に向かって伸びる放射状の淡褐色線条が観察されるが（Ⓑ, →），これが臨床的な Hutchinson 徴候に相当する所見である．
　中央には太く黒い色素線条があり，周囲の灰白色の部分との境界がややぼんやりとしている．良性の色素線条の場合は，周囲との境界が明瞭でシャープな線条となるのが重要な鑑別点である．灰白色の爪甲内にも淡褐色の不明瞭な色素線条がみられる（Ⓑ, ▲）． **MT**

2 悪性黒色腫

爪甲周囲の色素斑（Hutchinson 徴候）

ここをcheck！
- 爪甲破壊を伴う黒色斑
- 指尖部にも黒色の色素沈着（Hutchinson 徴候）
- 皮丘平行パターン
- 皮丘網状パターン
- 線維状パターン

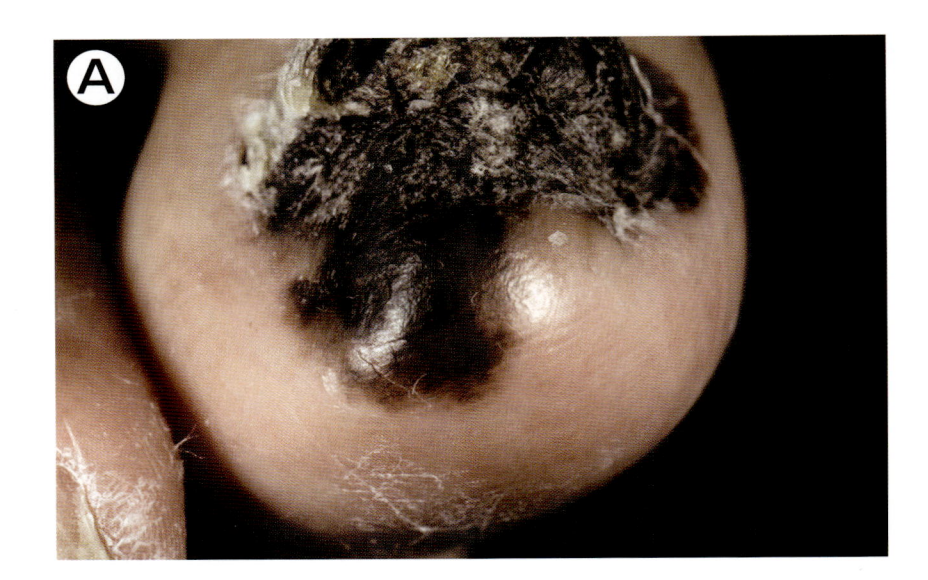

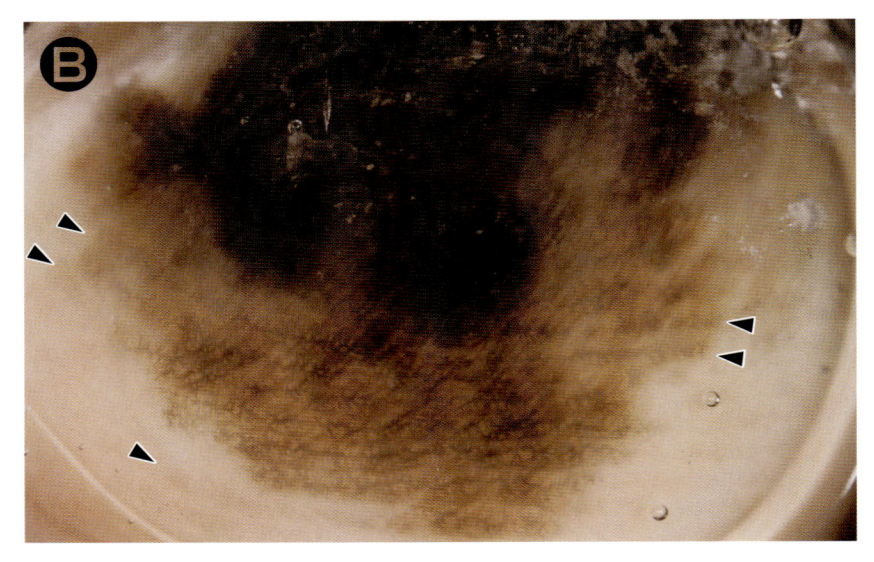

　臨床的には，爪甲の破壊を伴う黒色斑で，指尖部にも色素沈着がみられ，Hutchinson 徴候陽性である（Ⓐ）．典型的な爪部悪性黒色腫である．

　ダーモスコピーでは，上半分に不規則でびまん性の黒色色素沈着があり，この部分では無構造となり構築がみえない（Ⓑ）．おそらく，角層内に多量のメラニンがあるためと考えられる．

　下部には，母斑とは異なり，かなり黒い皮丘網状パターンがみられる．左右の辺縁をみるとぼんやりと皮丘平行パターンに移行している（Ⓑ，▲）．また，左下から右上に向かって流れるような細い線もみられ，線維状パターンも伴うことがわかる．　Ⓜ️Ⓣ

爪部悪性黒色腫との鑑別：green nail

ここをcheck！
- 爪母部に緑色ないし黒色の色素沈着
- 爪母部に軽度の変形あり
- 爪甲先端部には異常なし
- ダーモスコピーでは辺縁が黄白色
- 緑色は緑膿菌を疑う

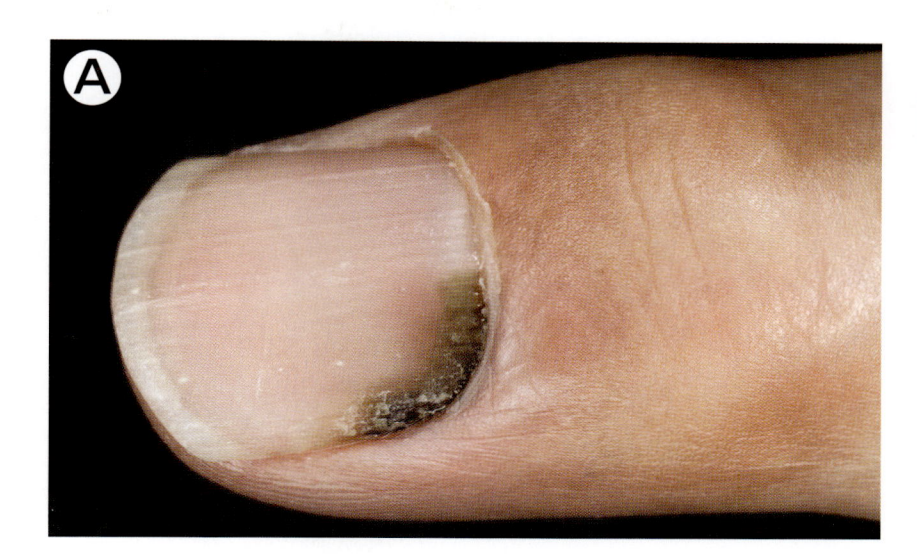

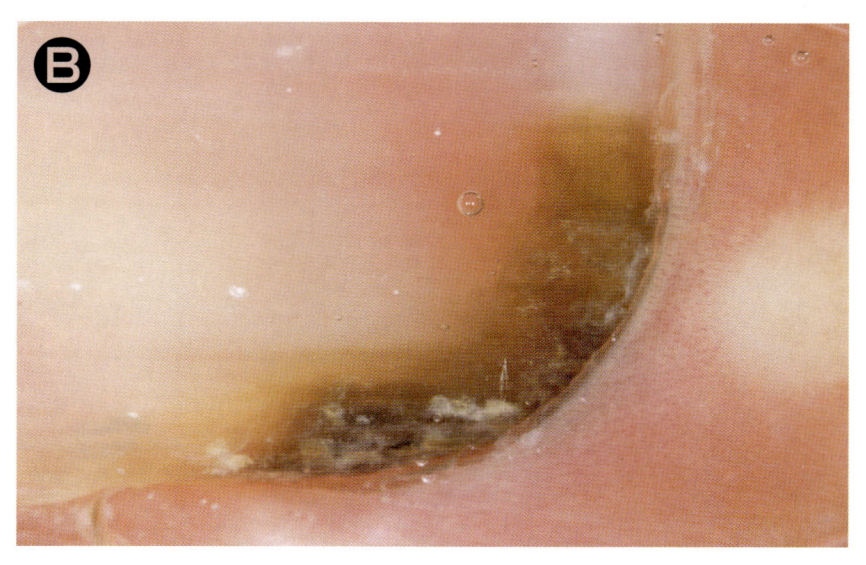

　臨床像は，爪母部に限局する軽度の変形と，緑から黒色の色素沈着である（Ⓐ）．遠位爪甲に異常はない．
　ダーモスコピーでは，やや緑がかった黄白色の無構造領域があり，表面の一部に爪変形による乱反射像をみる（Ⓑ）．爪甲遠位部と後爪郭には異常はない．緑色調であることから緑膿菌を中心とする細菌感染症を疑う．
　爪母部に限局する色素沈着では，一般に腫瘍，感染，血腫を疑う．メラノサイト病変以外の腫瘍としてはBowen病やGlomus腫瘍をまず考え，色合いや疼痛を手がかりに診断するが，真菌および細菌培養も重要である．瘭疽でも緑がかった黄白色の色合いをみることがあり，鑑別困難なこともあるが痛みを伴うのが特徴である．　MT

2 悪性黒色腫

末端黒子型黒色腫 1

ここをcheck！
- 濃淡不整な広範囲の色素斑
- 非対称な病変
- 皮丘平行パターン
- 線維状パターン

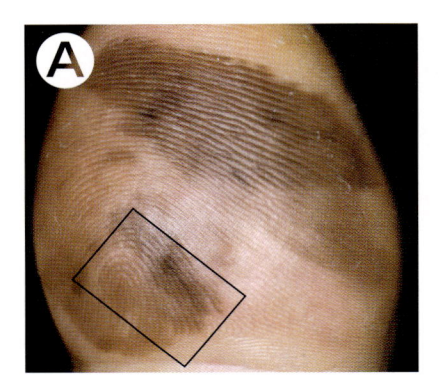

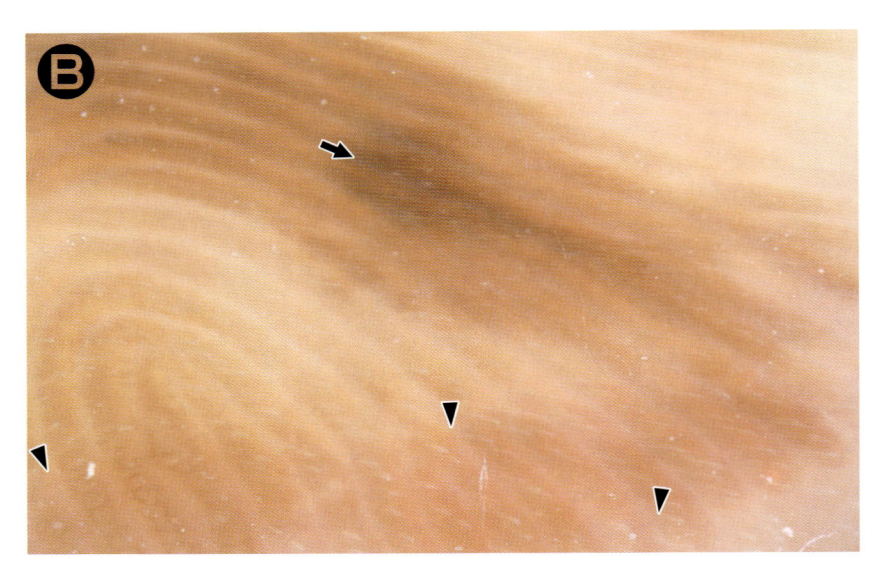

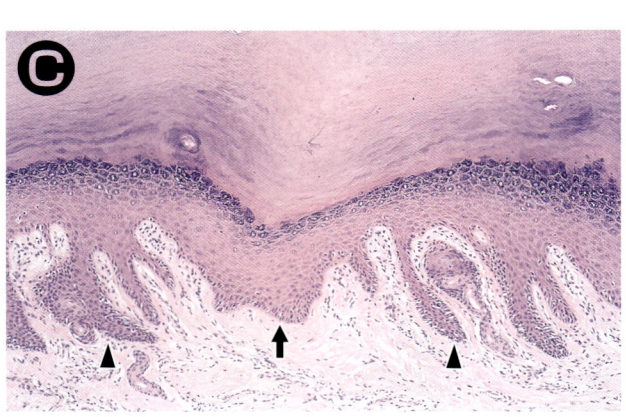

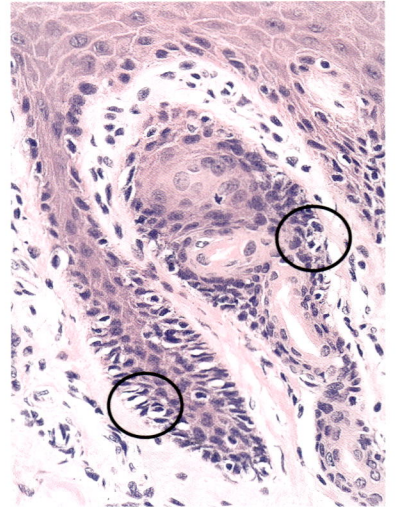

　臨床的には不規則な大型の褐色斑で，色の濃淡差が目立つ．色調は全体にぼんやりとした印象を与える．（Ⓐ）．
　ダーモスコピーの全体像は，趾紋に沿った皮丘優位の太い平行パターンである（Ⓑ）．一部では，色素が横方向に流れる線維状パターンもみえる．そのため，もっとも色素の濃い部分ではむしろ皮溝優位にもみえる（Ⓑ，➡）．これは角層内メラニン分布が左にシフトしているためである．角層のずれの向きを判定するのはしばしばむずかしいが，ここでは白い点状のエクリン汗孔が，左方向に長いコンマ状に伸びており，左端が皮溝部にかかっていることから判断できる（Ⓑ，▲）．
　病理では，皮溝部表皮突起（Ⓒ，➡）に比べ，皮丘部表皮突起（Ⓒ，▲；Ⓓ，○印）に異型細胞が増殖している．
Ⓜ️Ⓣ

末端黒子型黒色腫 2

ここをcheck！
- 黒色と淡褐色の混在
- 非対称な病変
- 皮丘平行パターン
- わずかに線維状パターン

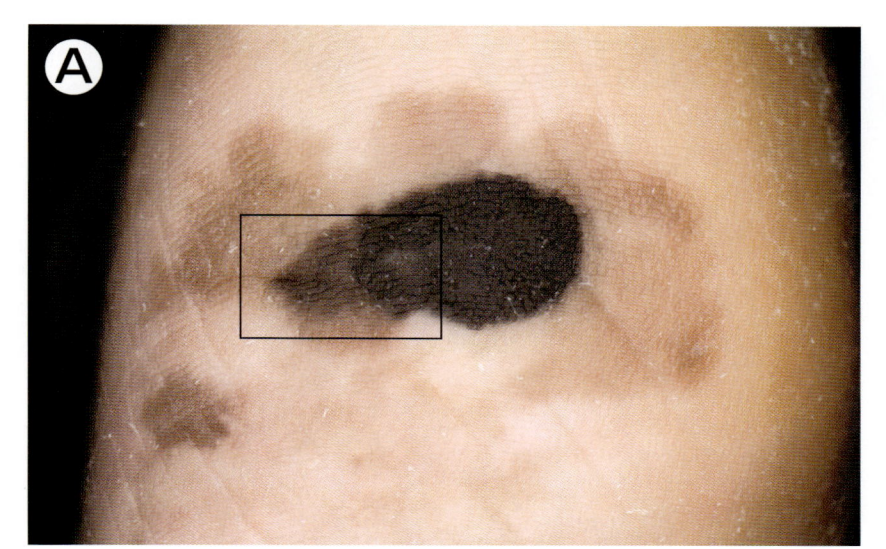

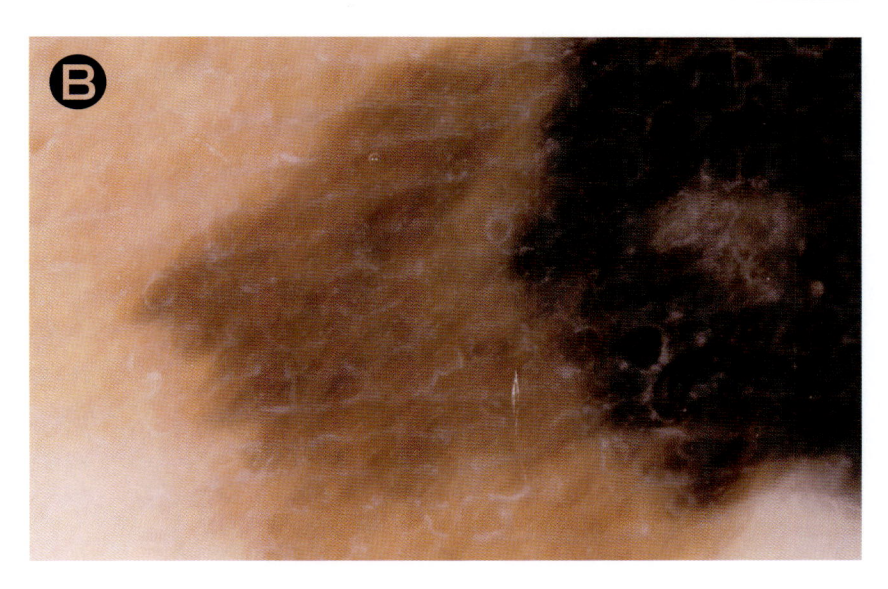

　臨床的には，大型の不規則な淡褐色斑の中に，黒色の硬結を触知する（Ⓐ）．

　ダーモスコピーでは，右側の黒色で無構造な色素沈着部から左の濃褐色色素沈着，淡褐色色素沈着に移行しているのがわかる（Ⓑ）．黒色無構造領域の一部に灰色がかった領域があるが，同部では表皮および角層内のメラニンが減少し，下部の真皮内メラニンをみているのであろう．びまん性褐色色素沈着の中には，皮溝部の白い線状乱反射像があるため，皮丘平行パターンとなっている．さらに，色素は右上から左下に向かって流れており，わずかに線維状パターンを伴っている．エクリン汗孔は白い短線状にみえるはずであるが，はっきりしない．　⦿MT

2 悪性黒色腫

表在拡大型黒色腫 1

ここをcheck！
- 非定型色素ネットワーク
- 不規則線条
- 中央部は青白色ベール
- 多構築パターン

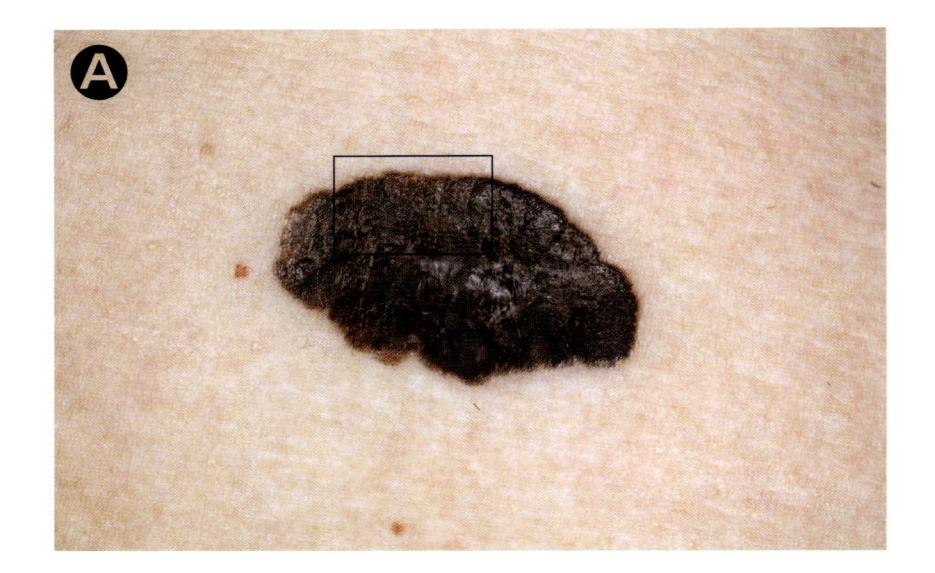

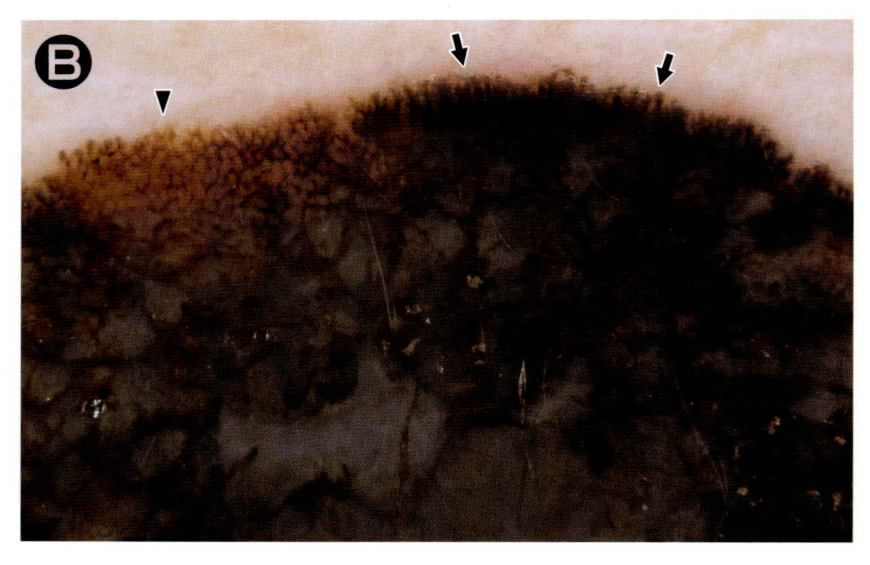

　臨床的には，約1年半の間に増大した黒一色の結節であり，辺縁の境界は明瞭である（Ⓐ）．一部に切れ込みがある．

　ダーモスコピーでは，肉眼では観察できなかった辺縁部の構造が明らかになる．右上部には形や大きさの比較的揃った線条があるが，限局して存在するという点で，不規則線条と呼ぶ（Ⓑ，→）．左上部に観察される濃褐色の非定型色素ネットワークは（Ⓑ，▲），下方では黒く不規則に拡がり，黒色粗大網状構造へと移行する．さらに下方では不規則な青白色ベールに連なる．したがって全体構造は多構築パターンである．網目の背景は，辺縁では褐色であるが，中心部は青白色である．

表在拡大型黒色腫 2

ここをcheck！
- 非定型色素ネットワーク
- 不規則線条
- 中央部は青白色ベール
- 多構築パターン

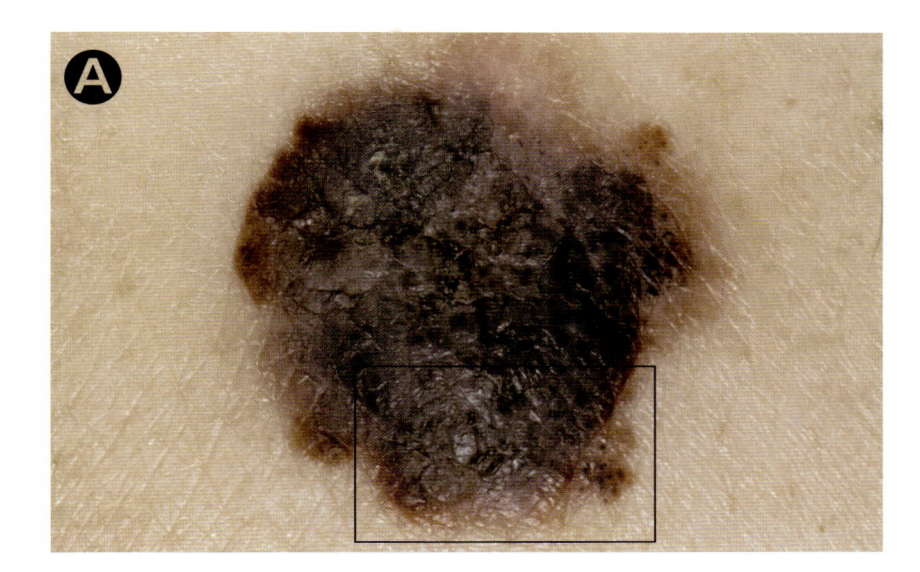

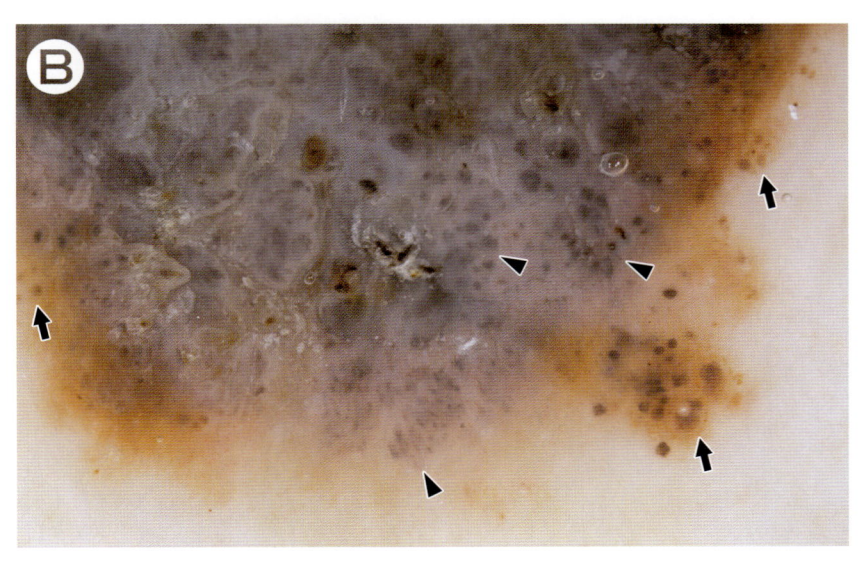

【参考】p.64と同一症例

　臨床像は小型で類円形の乳頭状結節で，その辺縁は境界明瞭なところとぼんやりした部分が混在するために不整な形状にみえる（Ⓐ）．

　ダーモスコピーで下部を拡大すると，白靄に包まれた大小不規則な色素小点・色素小球で構成されていることがわかる（Ⓑ，▲）．辺縁の一部では，褐色の背景内に大小の濃褐色で不規則な色素小点・色素小球がある（Ⓑ，➡）．一部に白色の乱反射像を混在する白色ベールは不規則な表皮肥厚に角質増殖を伴うものと推定される．これらの色素小点・色素小球の色合いを規定するのは，メラニンの量（密度）と深さ，メラノーマ細胞の胞巣をカバーしている表皮の厚みである． **MT**

2 悪性黒色腫

結節型黒色腫

ここをcheck！
- 不規則な多発性色素脱失
- 不規則な灰青色色素沈着
- 不規則色素小点・色素小球
- 非定型色素ネットワーク（衛星病変）
- 多構築パターン

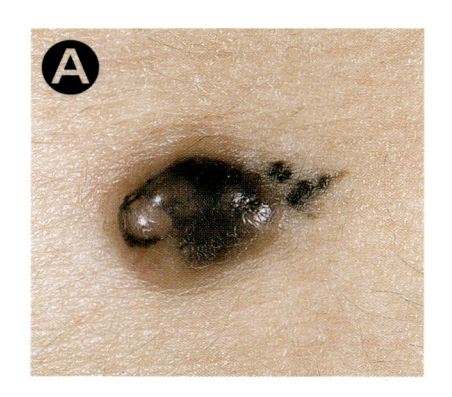

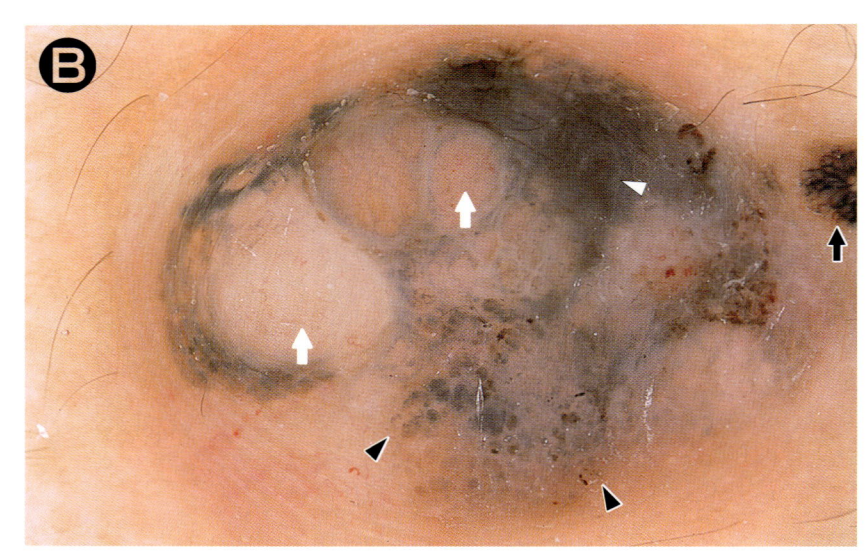

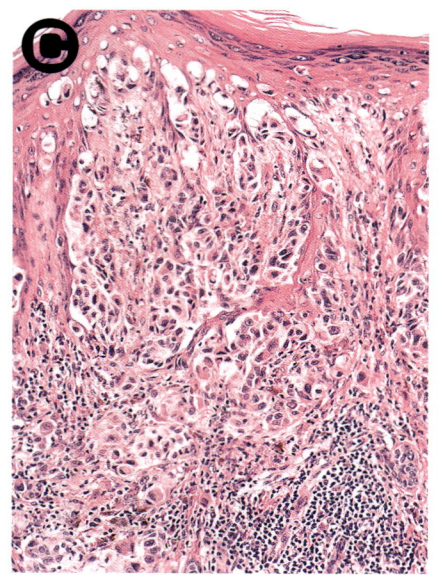

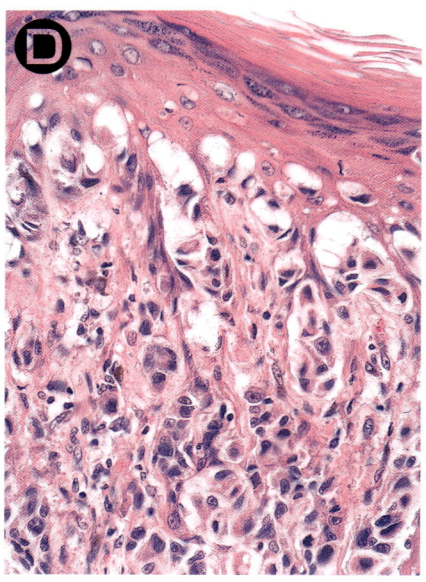

【参考】p.67と同一症例

臨床像は大小不規則に色素脱失を伴う結節型の悪性黒色腫である（Ⓐ）．小さな衛星病変を2つ伴う．

ダーモスコピー像では，全体的構築は多構築パターンである（Ⓑ）．すなわち，灰青色の不規則な無構造色素沈着（Ⓑ，△）と，不規則に分布する大小不同の色素小点・色素小球（Ⓑ，▲）などから構成され，衛星病変には非定型色素ネットワークがある（Ⓑ，→，☞ p.67 Ⓑ）．

全体にわたって，大小の色素脱失領域が多発性に不規則に分布している（Ⓑ，⇨）．これらに対応する組織では，orthohyperkeratosis を伴う表皮肥厚と，真皮乳頭部に増殖するメラニンに乏しい腫瘍細胞およびリンパ球浸潤が観察される（Ⓒ，Ⓓ）．

悪性黒子

ここをcheck！
- 毛包部に色素脱失
- 非定型偽ネットワーク
- 菱形構造
- 環状顆粒構造
- 非対称色素性毛孔開大
- 灰色偽ネットワーク

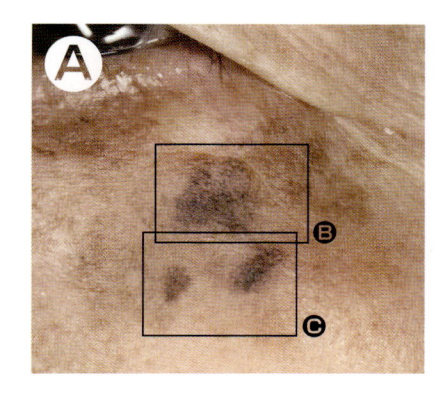

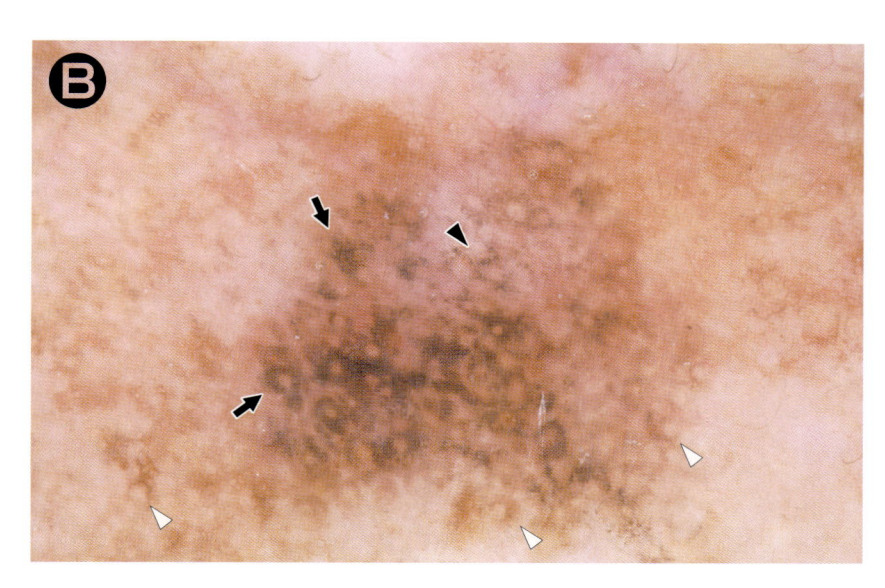

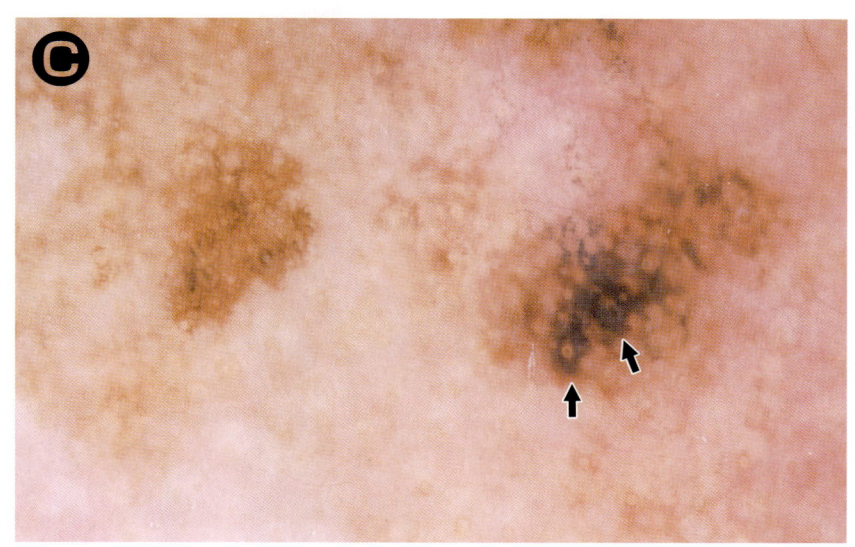

【参考】p.75と同一症例

臨床像は左下眼瞼外側下方に多発する褐色斑であり，5〜6年前から目立ち始めた（Ⓐ）．

ダーモスコピーでは，毛包部を避けるような青褐色色素沈着で，一部顆粒状を呈する（Ⓑ）．すなわち，以下に述べる，非定型偽ネットワークが網状パターンを作る．

毛包周囲の色素沈着が顕著で，多数の菱形構造（Ⓑ，Ⓒ，→）がある．一部の毛包は灰青色の顆粒で囲まれ，環状顆粒構造と呼称される（Ⓑ，▲）．毛包周囲の色素分布には偏りが目立つ（非対称色素性毛孔開大）（Ⓑ，△）．全体に灰青色ないし灰褐色の顆粒状偽ネットワークからなり，灰色偽ネットワークと呼ばれる．

3 基底細胞癌

典型例の診断演習・所見の取り方の実際

ここをcheck！
- 樹枝状血管（arborizing vessels）
- multiple blue-gray globules
- pigment network

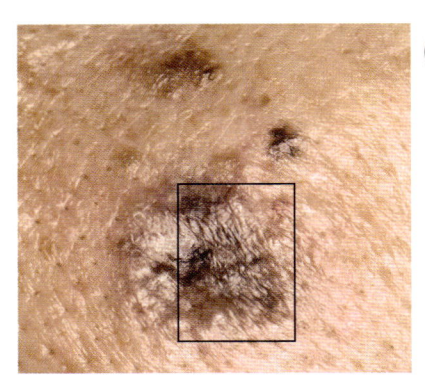

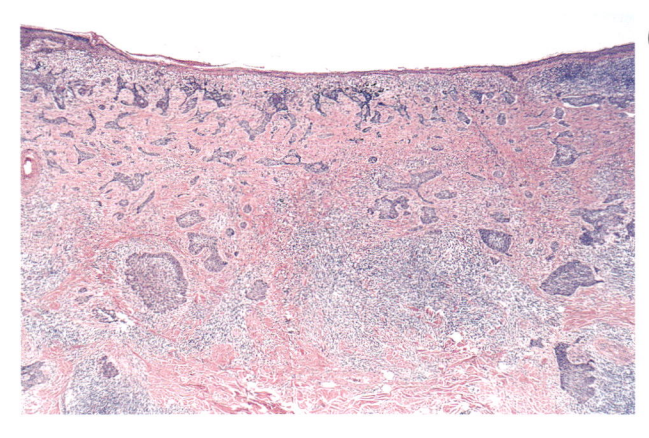

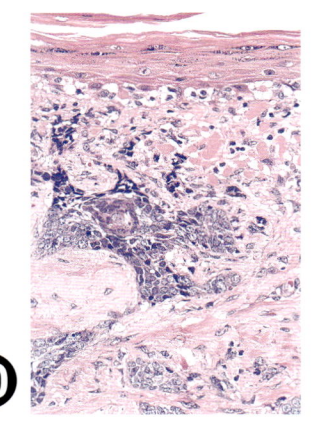

　63歳，女性の頬の硬結性の結節で，中央は陥凹し辺縁は堤防状に隆起している．所々に黒い部分がみられる（Ⓐ）．ダーモスコピーでは（Ⓑ），稲妻状・分枝状の拡張した血管がまず目につく（arborizing vessels, ☞p.135）．色素性構造物（茶褐色・黒い部分）は存在するが大きさは不揃いであり，形も不定形〜類円形でその辺縁はぼんやりしている．大雑把にはglobuleの範疇に入るが，大きさ，形，分布が不規則であり，深部に存在するために青みを帯びることからmultiple blue-gray globulesと考える．悪性黒色腫と違って角層内にはメラニンがないので，まっ黒ではない（☞p.14，15）．Pigment network，pseudonetwork，streaks（☞p.54，57，59）はない．脂漏性角化症を思わすmilia-like cyst，comedo-like opening（☞p.143〜148）も，血管病変を示唆するlacuna（☞p.151，155）も見当たらない．組織はmorphea like BCC（Ⓒ，Ⓓ）．Ⓚ⓪

樹枝状血管

ここをcheck！
- ちりちりと蛇行した血管
- 口径は不揃い
- レンズの押し当て方に注意
- 組織では，表皮直下を走行
- 部位によっては（鼻翼など），生理的な血管拡張と鑑別

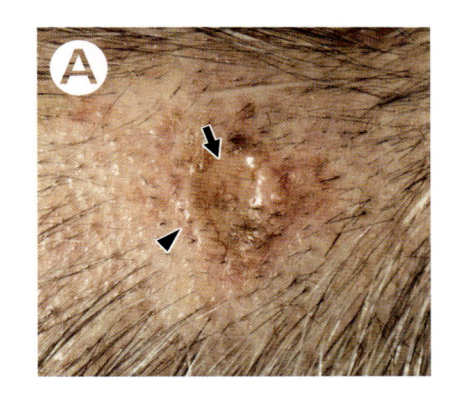

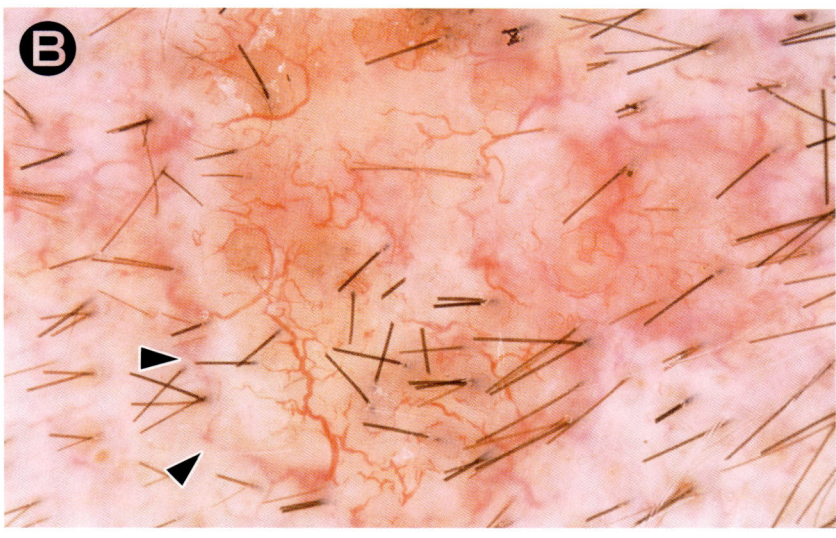

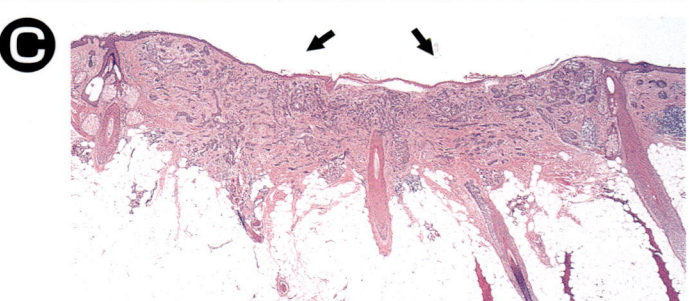

　アメリカ籍の白人患者．頭部の光沢のある硬結（Ⓐ）．周囲はひも状に盛り上がり（Ⓐ，Ⓑ，▲），中心は凹んでいる（Ⓐ，Ⓒ，➜）．ダーモスコピーで目立つのは（Ⓑ），口径が不揃いでちりちりと蛇行した血管が増生していることである．このような血管のことを arborizing vessel（s）（arborization 樹枝状，樹枝状分岐）と呼び，基底細胞癌の特徴的な所見である．本例のようにメラニン系の構造が少ない場合（Ⓑ），この血管拡張だけが臨床的・ダーモスコピー的な診断の決め手になることもある．組織をみると表皮直下に開大した血管があり（Ⓓ，▲），これが arborizing vessel に相当する．注意して標本を観察すると，腫瘍を取り囲むように血管が分布していることがわかる．Ⓚ◯

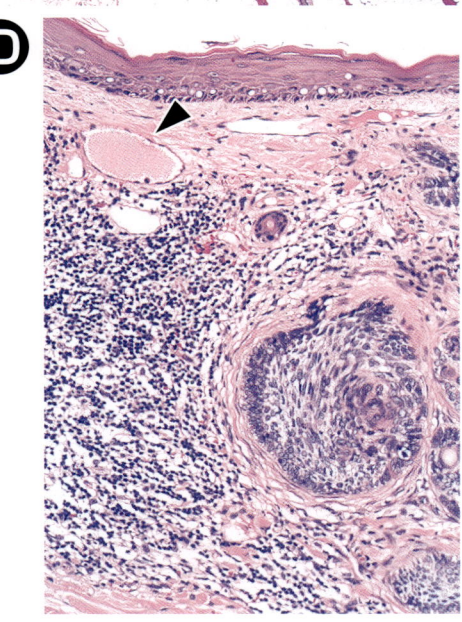

3/ 基底細胞癌　135

3 基底細胞癌

multiple blue-gray globules, large blue-gray ovoid nests

ここをcheck！
- 大小の黒い球状構造が集簇
- 大きさの違いで名称が異なる
- 樹枝状血管拡張
- 表面の薄靄

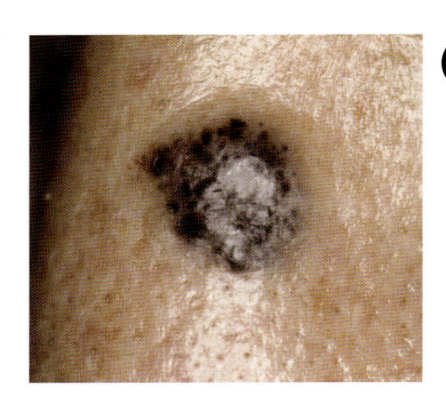

　鼻背の黒色結節（Ⓐ）．中央が陥凹しているが潰瘍にはなっていない．よくみると，大小の結節が集簇して全体を形作っている．ダーモスコープを使うと（Ⓑ）この集合状況がさらに明確になる．それぞれの結節の色調や形には大差はなく，大きさが異なるだけである．Ⓑの右上にある比較的小型の構造を multiple blue-gray globules と呼び，Ⓑの大半を占める大型の結節を large blue-gray ovoid nests と称する．この2者は病態的には同じものであり，その胞巣の大きさの違いで分けているにすぎない（☞ p.64）．

　Ⓒの右側にみえる小型の腫瘍胞巣が前者，左側の大型の胞巣が後者に相当する．病巣全体を白っぽい薄靄が覆い，結節の隙間に顕著である．これは腫瘍間質の線維増生とリンパ球浸潤のあらわれである．また，結節の合間をぬうように血管（arborizing vessels）が走行している．山あいの渓谷を流れる谷川を連想させる．　Ⓚ🅞

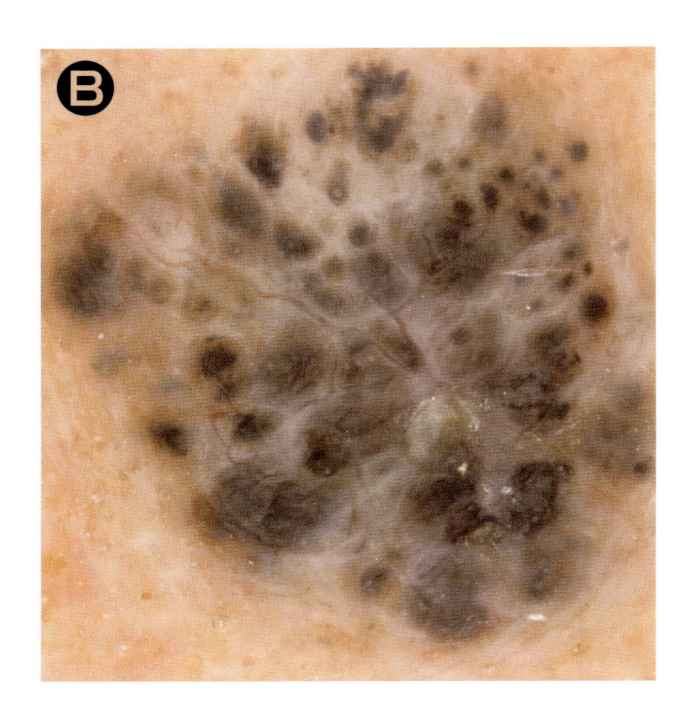

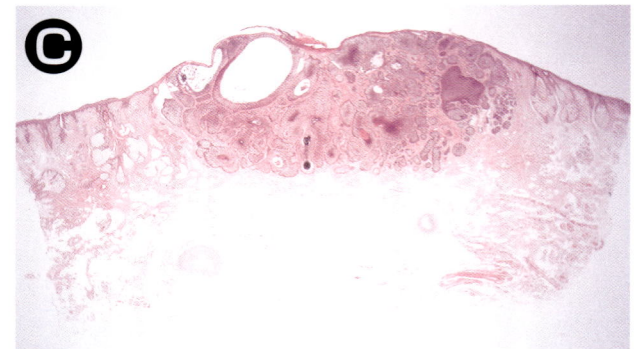

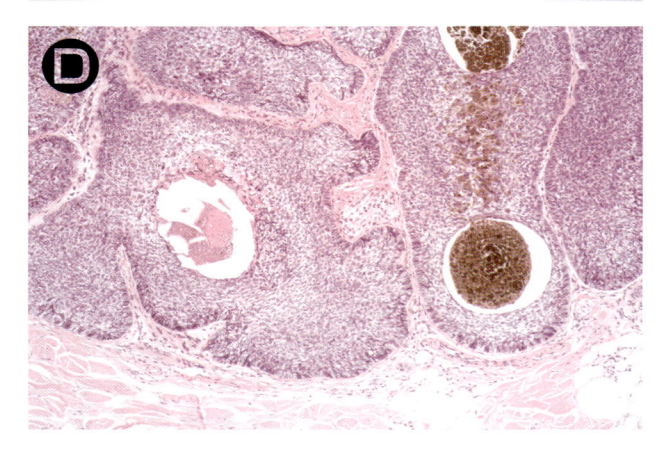

large blue-gray ovoid nest

ここをcheck！
- 結節の形状，大きさ，分布について，その規則性を解析する
- 色の呼称は白人を基準にしている

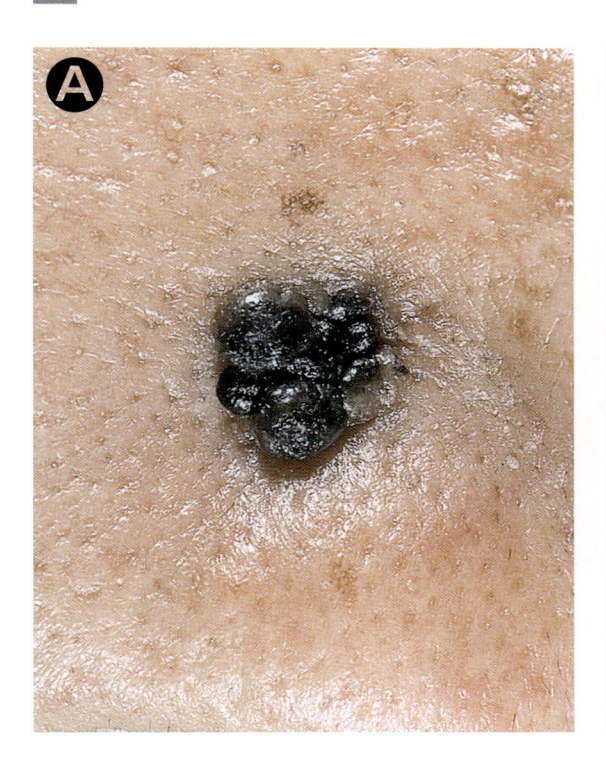

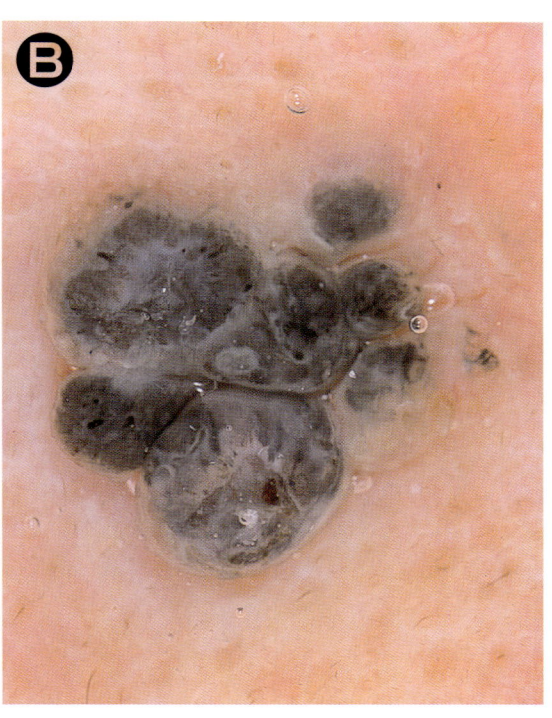

　大小の半球状・黒色結節が一塊となってひとつの腫瘤を形成している（Ⓐ）．潰瘍化はない．ダーモスコピーでも臨床と同じ所見である（Ⓑ）．診断の決め手に乏しい．メラノサイト系病変の指標である network, streaks はなく，脂漏性角化症を思わす milia-like cyst, comedo-like openings もない．しかし，基底細胞癌の特徴である樹枝状血管拡張や葉状構造をみることはできない．色から考えて血管性病変も否定的である．そうなると，黒色結節の性状を分析するのが，唯一，診断の手がかりとなる．色素細胞母斑であれば個々の結節の大きさが比較的揃っており，分布も規則的である（aggregated globules）．ところが，ここでみられる結節はその大きさが不揃いで，分布の仕方も不規則と判断できる（large blue-gray ovoid nests）．そして，結節の形もいびつであり，中央が陥凹しているようにみえるのも基底細胞癌の診断を支持する材料となる．なお，multiple blue-gray globules と large blue-gray ovoid nests には本質的な差はなく，病理学的な腫瘍胞巣の大きさの違いでわけているにすぎない．また，blue-gray という色で鑑別しようとしても無理がある．このような用語は白人を基準に提唱されているので，アジア人にはそのまま当てはめることはできない．

3 基底細胞癌

spoke wheel areas

ここをcheck！
- 表現方法，呼び名は色々
- 車軸，松葉，雪の結晶，線香花火
- 局面の辺縁をみる
- 表在型の基底細胞癌に特徴的
- 大きく・太くなると葉状構造と呼ぶ

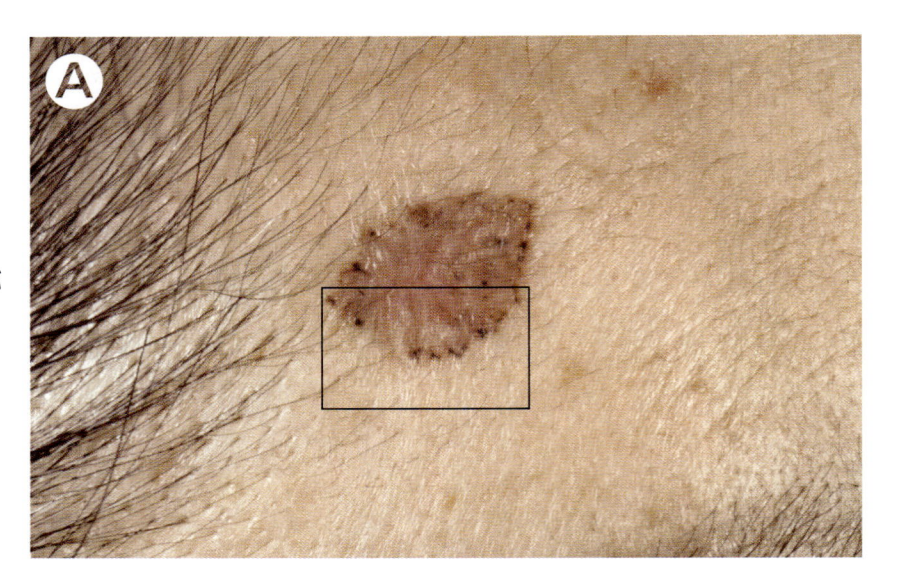

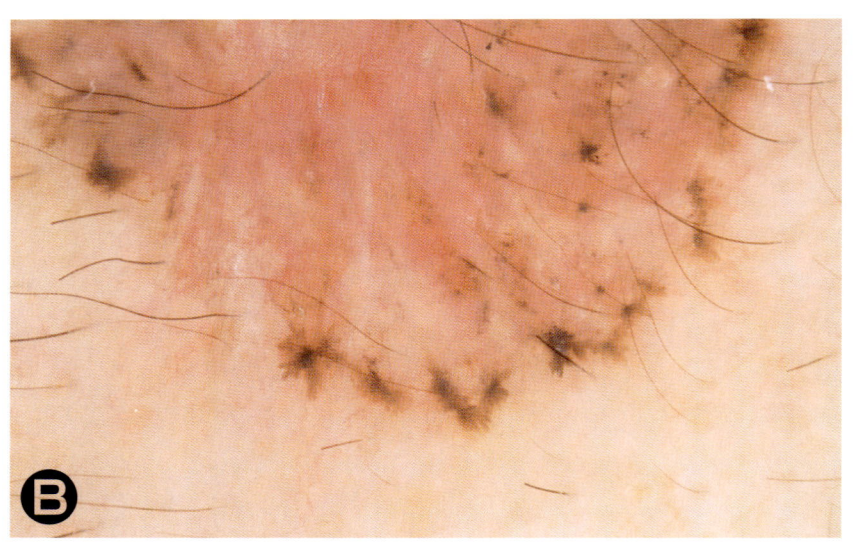

　紅褐色の萎縮性局面であり，辺縁に黒い小丘疹が並んでいて，首飾りやレースの縁取りを連想させる（Ⓐ）．小丘疹を拡大してみると（Ⓑ），中心の黒い円形構造から，数本の線条が放射状に伸びているのがわかる．形態的な特徴から，英文では spoke wheel areas（車軸状構造，自転車やオートバイの車輪の軸，spoke）と呼称される．日本人の感覚では，松葉（松葉状構造，pine needle-like structures），線香花火，雪の結晶といった表現のほうが馴染みやすい．この所見は基底細胞癌，特に表在型の特徴とされているが，その発現頻度はあまり高くない．この構造が大きくなると，葉状構造（leaf-like structures），花弁状（petal-like），楓の葉様（maple leaf-like）に発展する（☞ p.141）．　Ⓚ◯

leaf-like areas 1

ここをcheck！
- 針状・指状の突起
- 樹枝状血管拡張

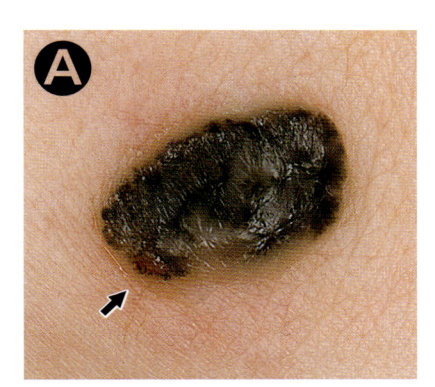

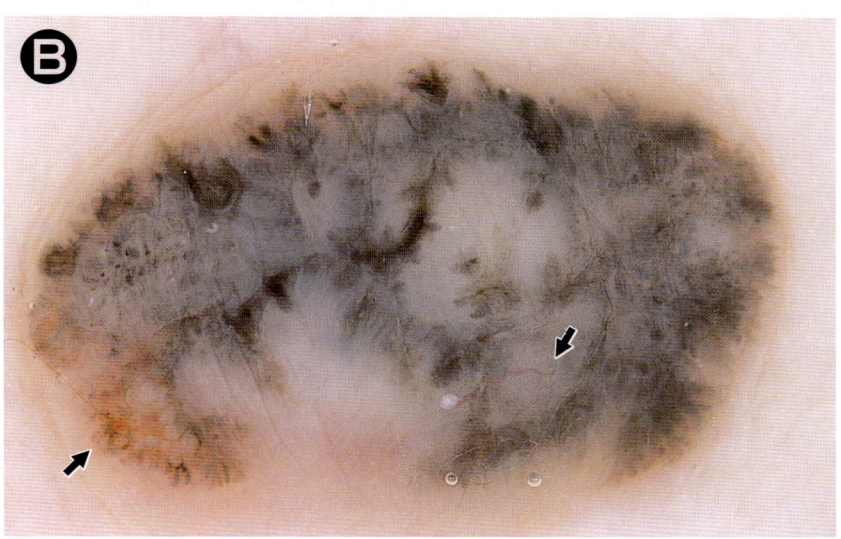

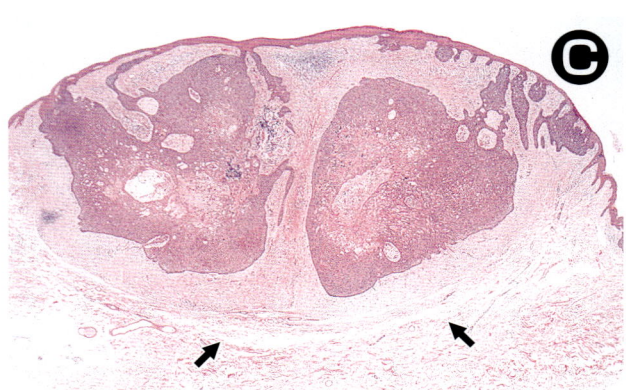

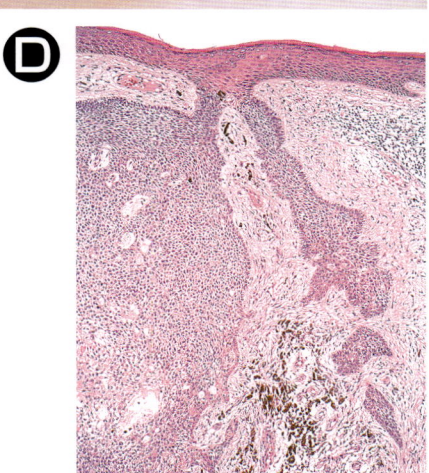

　黒色で楕円形の結節で，充実性の触感がある．ピンク色の部分や灰色の部分もあり，よくみると結節の外層には小さな突起も確認できる（Ⓐ，→）．ダーモスコピーでは（Ⓑ），全体の表面に乳白色の薄靄がかかり，樹枝状血管拡張（arborizing vessel）がみえるところもある（Ⓑ，→）．病変は針状・指状の大小の放射状構造の集簇から構成されている．この枝分かれする突起物は細いものから太いものまでさまざまな段階のものが観察される．小さくて細いものは spoke wheel と呼ばれ，大きくて太いものは leaf-like と形容されるが，基本的には同一の構造物である．病理所見でみられる表皮から細長く伸びる腫瘍胞巣（Ⓓ）が，ダーモスコピーにおける突起に対応する．この症例では被覆表皮と腫瘍層に間隙があり，そこに介在するリンパ球浸潤と線維増生（Ⓒ）のために白い薄靄となっている．腫瘍全体と周囲の間質との間に裂隙があり（Ⓒ，→），trichoblastoma と考えられる． Ⓚ⁹

3 基底細胞癌

leaf-like areas 2

ここをcheck！
- 大小の葉状構造
- 樹枝状血管拡張
- 辺縁の白色構造
- 葉状構造は組織での胞巣に対応する

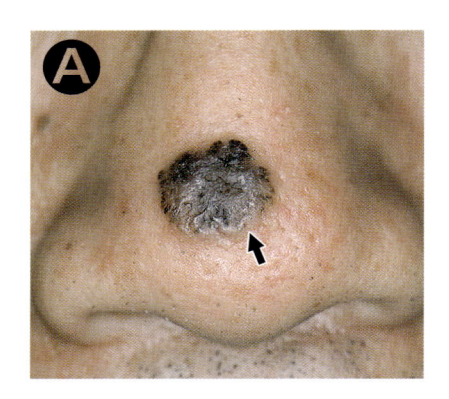

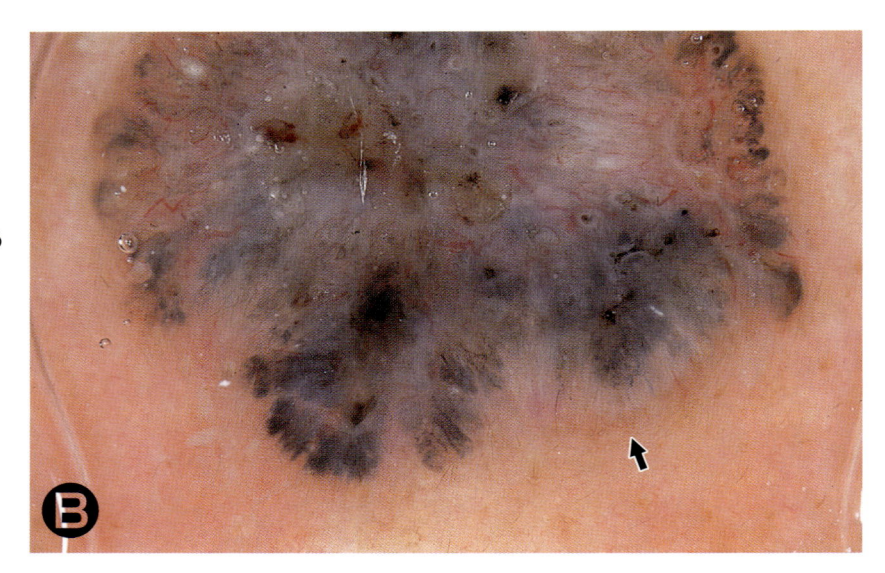

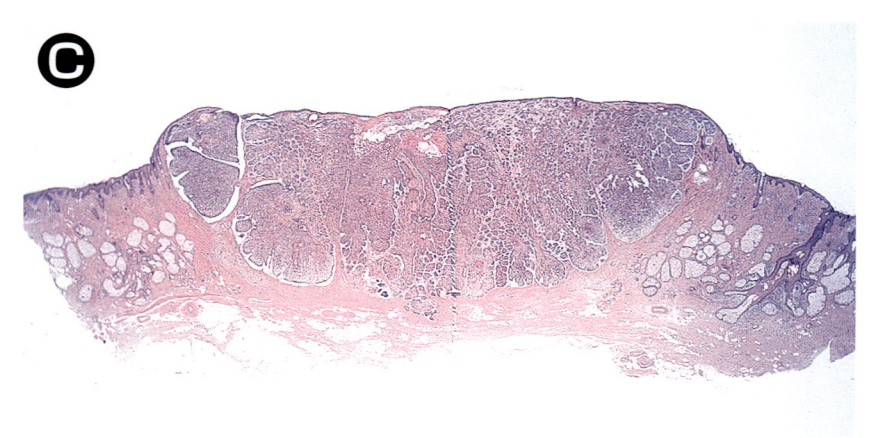

鼻背の扁平隆起性結節で周辺部の所々に切れ込みがある（Ⓐ，→）．また，色素構造よりも外側には皮膚色の縁取りもみえる．ダーモスコピーでは前症例と同様に表面に薄靄がかかり，多数の樹枝状血管拡張がみてとれる（Ⓑ）．辺縁部分は葉状構造（leaf-like structure）で連圏状に取り囲まれている．個々の葉状構造には大小があり，小さなものは白熱電球のフィラメント（芯）を連想させ，大きなものは貝殻を思わせる．臨床像での皮膚色の縁取りは，垣根様の白色構造に相当する（Ⓑ，→）．組織での大小の胞巣が，個々の葉状構造に対応する（Ⓒ）．Ⓚ

潰瘍化 1

ここをcheck！
- 潰瘍化は悪性のしるし
- 中心潰瘍化は基底細胞癌の特徴
- 葉状構造．この図では（招き）猫の手，孫の手を思わせる
- 樹枝状血管
- 邪魔な気泡も役に立つ

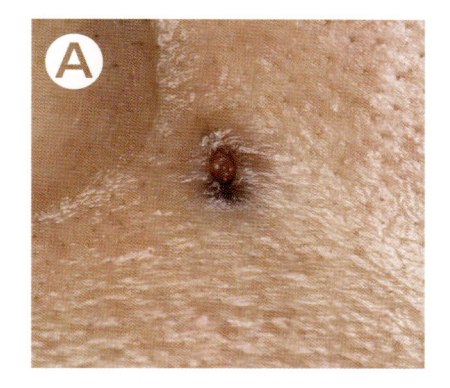

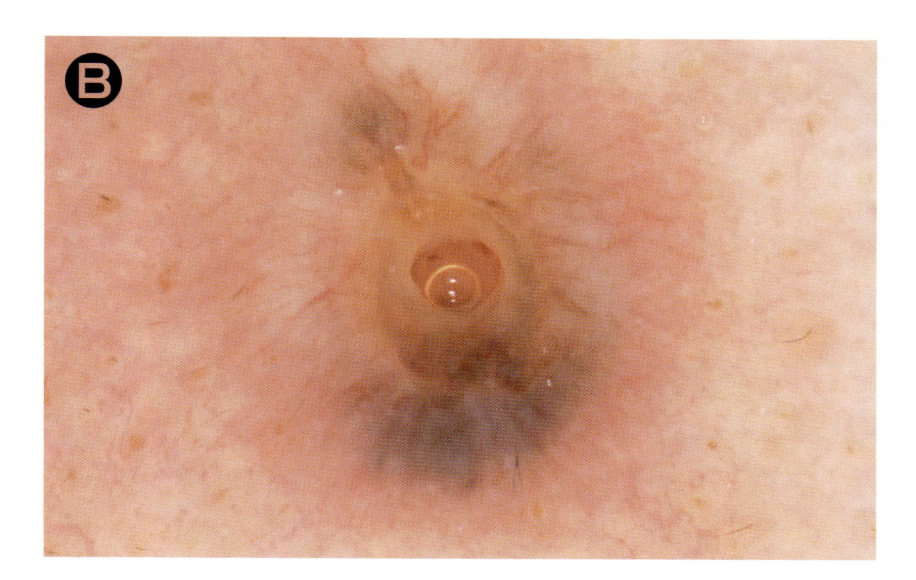

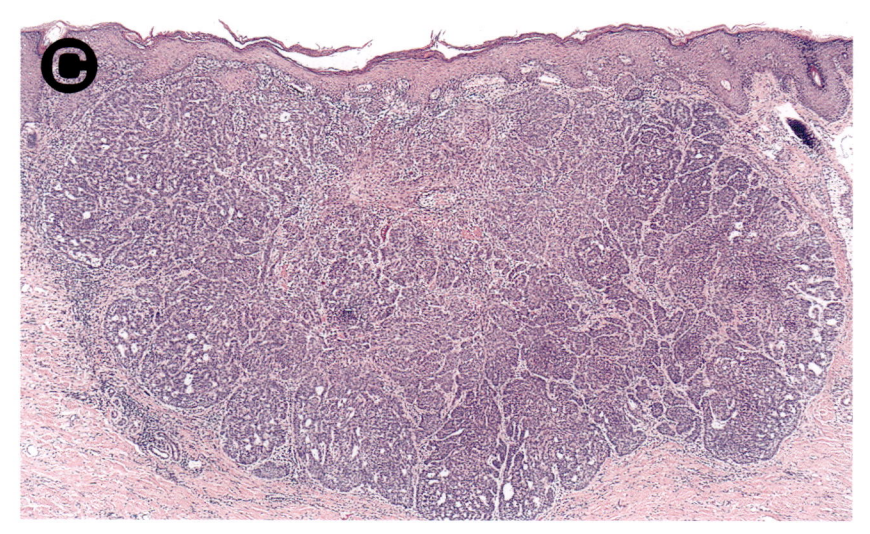

　癌が潰瘍化しやすいのは，単に突出していて刺激を受けるからではなく，腫瘍細胞の壊死の結果である．原則的には，良性腫瘍の細胞には壊死はみられない．したがって，臨床的・組織学的な壊死は悪性腫瘍の診断の根拠になり得る．特に結節型の臨床像を示す基底細胞癌では，中心壊死が特徴的である．図は39歳，女性の鼻唇溝部にみられた4×6mmの小型の病変であるが，すでに中心部に潰瘍が生じている（Ⓐ）．ダーモスコピーでは中心に円形の潰瘍があり，その中に気泡が入り込んでいる（Ⓑ）．レンズの圧抵方向を変えても気泡が抜けてくれないのは，陥凹部に空気がすっぽりおさまっているからである．辺縁の隆起部には，樹枝状血管と葉状構造もみえる．Ⓒでは潰瘍部分が切り出されていない．　🄺🄾

3 基底細胞癌

潰瘍化 2

ここをcheck！
- 中心潰瘍化
- ovoid nest
- 白い薄靄
- 組織図：短軸方向の切片

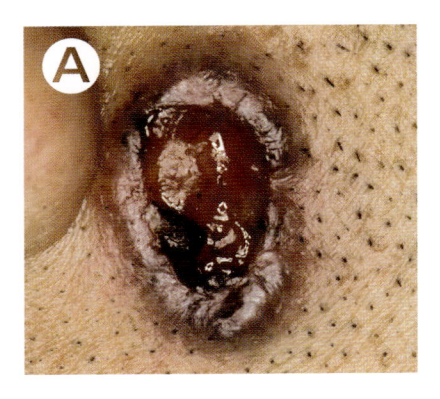

　37歳，男性の耳前部．楕円形の病変で，中心部分は潰瘍化し，辺縁は堤防状に隆起する．辺縁部には黒色結節が所々にはめ込まれている（Ⓐ）．典型的な結節潰瘍型の臨床である．ダーモスコピーはこの臨床像の拡大を示す（Ⓑ）．表皮が欠損している様子がよく分かる．縁取り部分の表面は白っぽい薄靄に覆われているが，この白さの下にはovoid nest, leaf-like structureといったはっきりした構造物があるので，広範囲の無構造物の上に現れるblue-whitish veilとは区別する．Blue-whitish veilは，しばしば不規則な黒色の色素沈着を伴い，形も不規則である．白さの本態は，組織学的な間質のリンパ球浸潤と線維増生である．潰瘍底は無構造な赤みと不定形の白さで覆われている．色素構造はみられない．赤みは，表皮が欠損したために血管成分が増生した影響であろう（Ⓒ）．〈KO〉

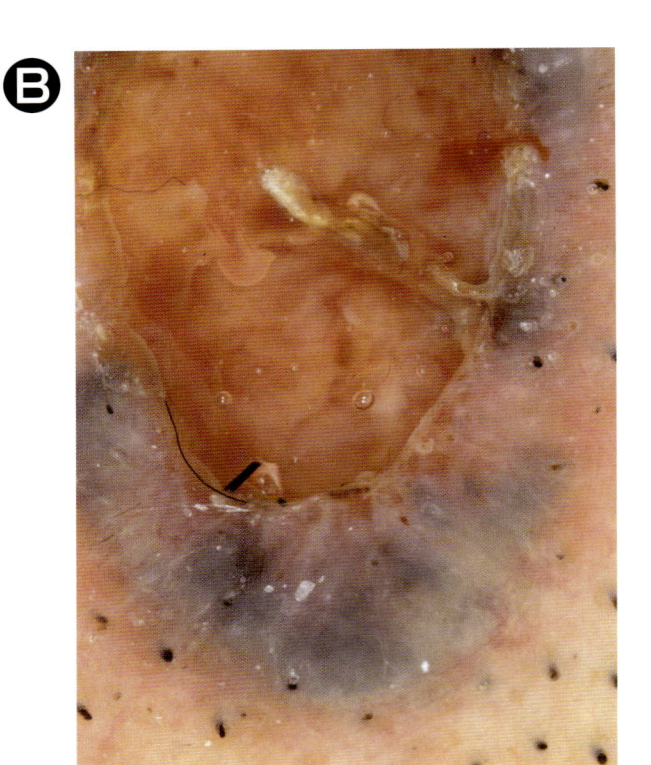

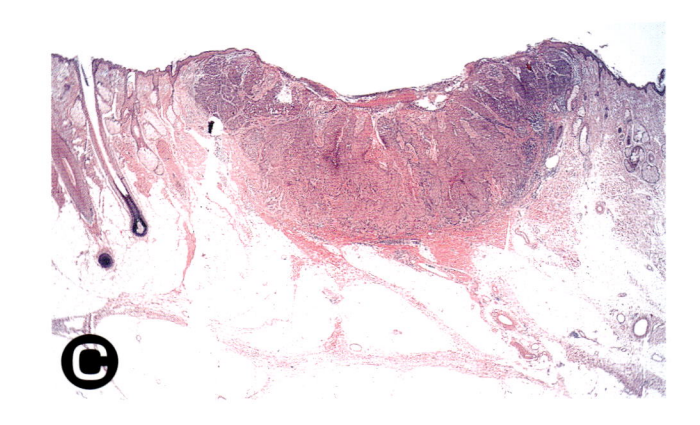

4 脂漏性角化症

典型例の診断演習・所見の取り方の実際

ここを check！

- 多数の面皰様開大
- fissures/ridges（溝／隆起）
- 少数の稗粒腫様嚢腫
- 点状ないしコンマ状血管
- 辺縁の平坦部に日光黒子との移行像

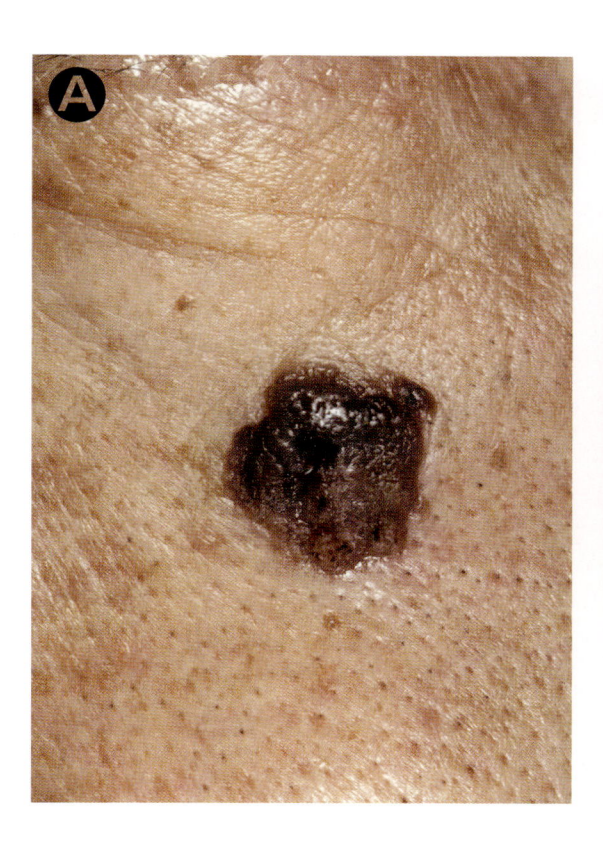

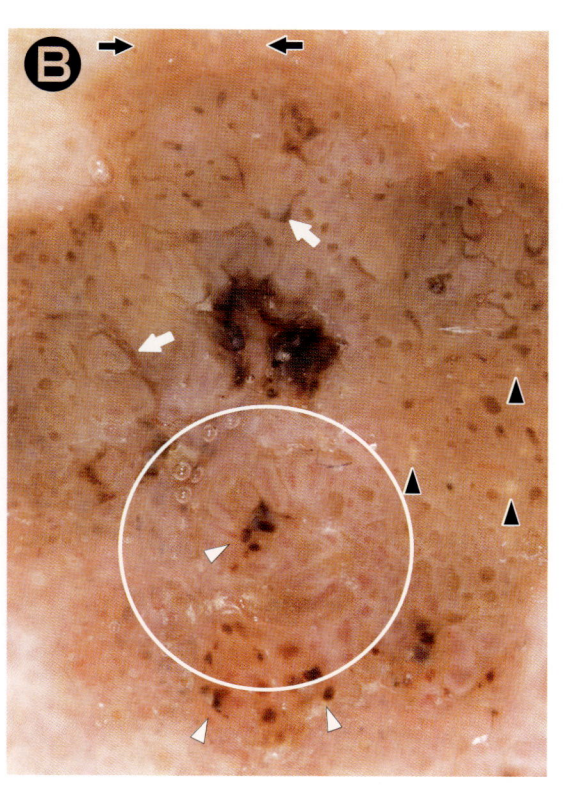

　臨床像は，軽度隆起する，表面粗糙な黒色結節であり，一部に切れ込みを有する（Ⓐ）．
　ダーモスコピーでは，全体に多数の面皰様開大（Ⓑ，△）と溝（fissures）（Ⓑ，⇨）がある．これらは，濃褐色の均一な色合いとシャープな構造物であるから目立つ．この症例では，白色のぼんやりした丸い構造物である稗粒腫様嚢腫（Ⓑ，▲）は少ない．
　白丸で囲んだ領域には，暗紅色で点状，線状，コンマ状の血管構造が目立つ（Ⓑ）．これらの血管構造や面皰様開大を取り囲むように白靄のかかった褐色調の隆起（ridges）が観察される．上部辺縁の偽ネットワークは日光黒子との移行像である（Ⓑ，➡）．Ⓜ️Ⓣ

4 脂漏性角化症

日光黒子

ここをcheck！
- 開大の少ない毛包部色素脱失
- 定型的偽ネットワーク
- 網状パターン
- 虫食い状外観（moth-eaten appearance）
- 濃淡差があるがベタッとして均質

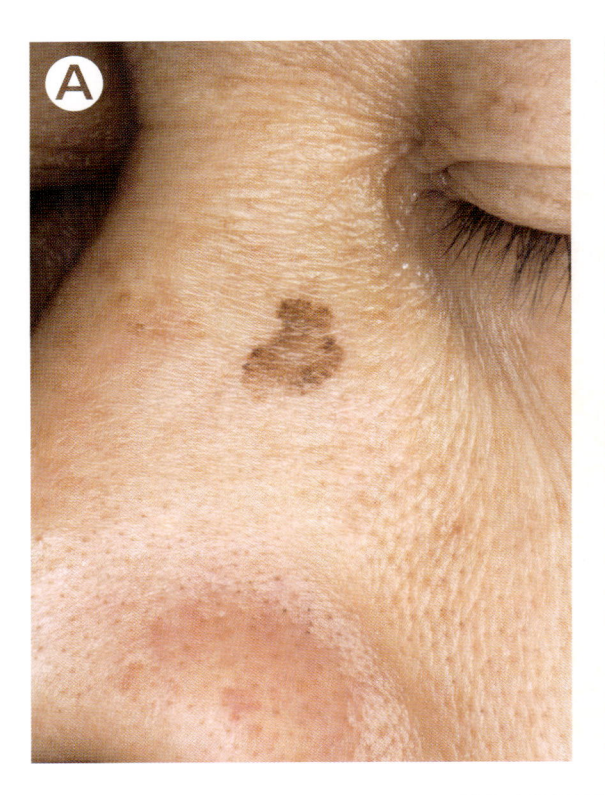

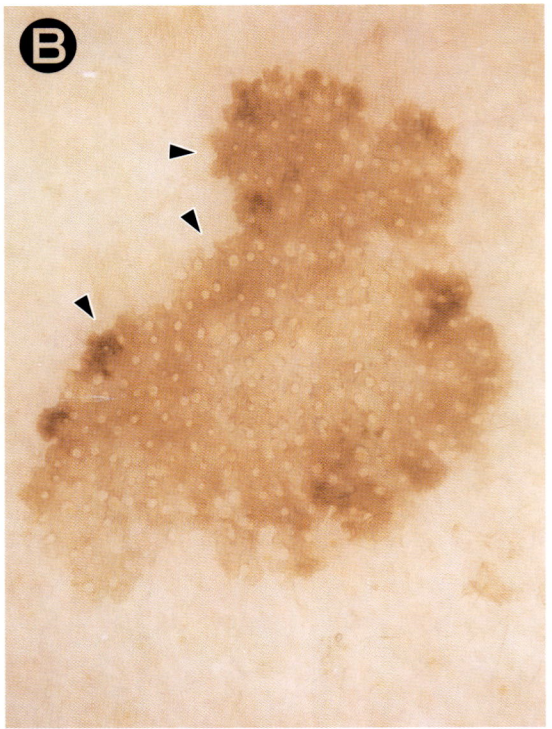

　もともと鼻唇溝に比べて毛包開大の少ない，鼻背側面にみられた不整形の褐色斑である（Ⓐ）．

　ダーモスコピーにて，白く抜ける毛包が観察されるが，部位的に開大が少ないため小さな点状の色素脱失である（Ⓑ）．毛包が抜けることで太い偽ネットワークとなるため，全体構造は網状パターンである．淡褐色から濃褐色まで段階的に色合いが変化しているが，同じ段階の色合いの部位を比べると，比較的均質であり，ベタッとした印象を与える．辺縁の境界は全周にわたって明瞭であり，虫食い状外観（moth-eaten appearance）にみえる（Ⓑ，▲）．悪性黒子と異なり，不規則な青褐色顆粒状の真皮内メラニン沈着がないため，全体にきれいな印象を持つ．Ⓜ️Ⓣ

初期の脂漏性角化症

ここをcheck！
- 淡褐色指紋様構造
- 小さな面皰様開大
- 色素ネットワーク
- 淡褐色の色素小球
- 中央部に敷石状外観

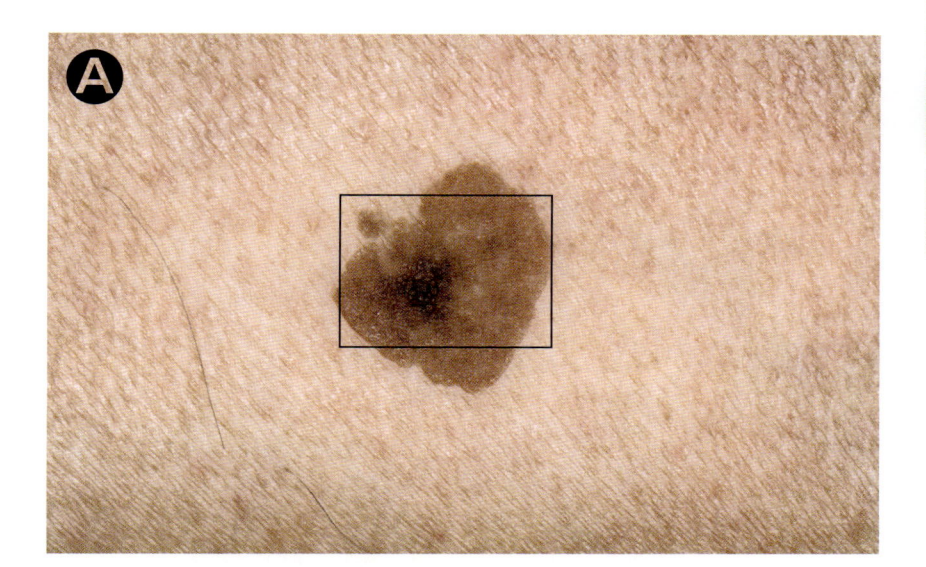

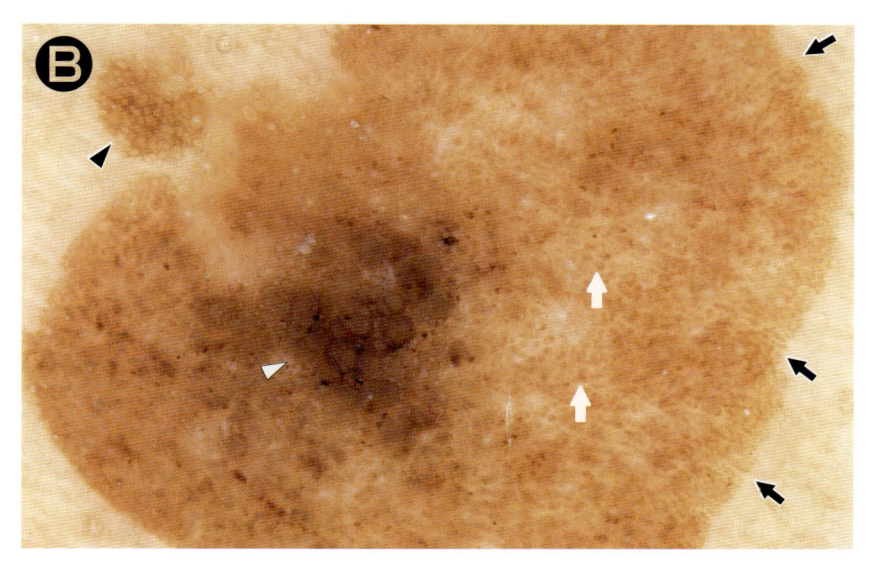

　臨床像は，右下腿に生じた淡褐色のほぼ扁平な色素斑である（Ⓐ）．中央の一部が濃褐色で表面粗糙である．
　ダーモスコピー上，主として右側辺縁部で，放射状に伸びる淡褐色の線条が数本あり，不明瞭ながら指紋様にみえる（Ⓑ，→）．内側に行くに従い，淡褐色の色素小球を形成する（Ⓑ，⇨）．中心部では青褐色の小球が密に配列し，敷石状外観を呈する（Ⓑ，△）．濃褐色の点状構造物が散在するが，これらはごく小さな角栓に対応する面皰様開大と考えられる．左上部には褐色の定型的色素ネットワークがあるが，これが前駆病変の日光黒子であろう（Ⓑ，▲）．表皮増殖が進むにつれて，指紋様構造から小球状構造，さらに溝・隆起へと移行していく．Ⓜ

4 脂漏性角化症

脂漏性角化症（通常型）

ここをcheck！
- 面皰様開大
- 小さな稗粒腫様囊腫
- 隆起（ridges）は白靄のかかった褐色
- ほぼ対称的な病変

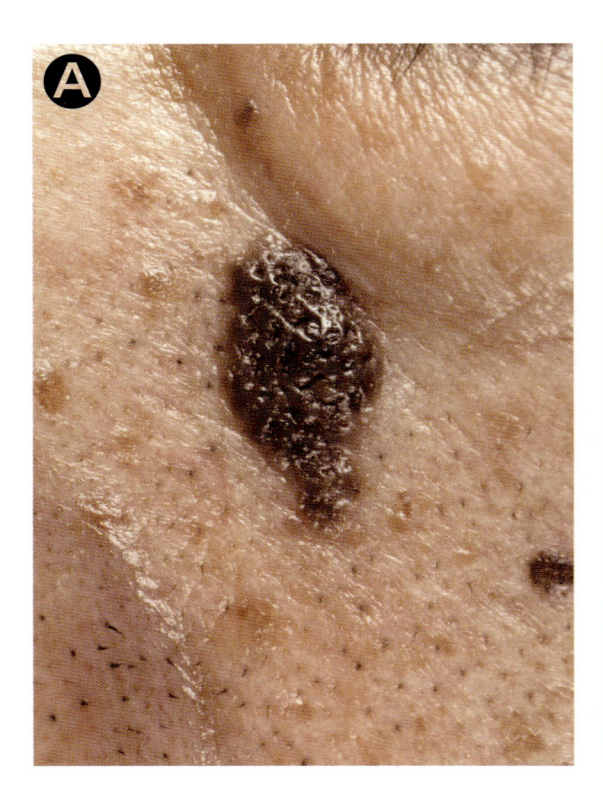

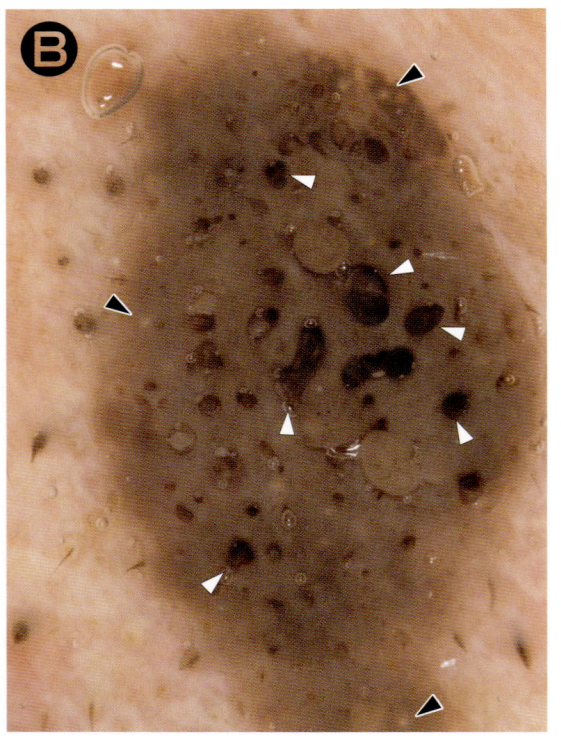

　臨床像は，軽度に隆起する菱形の黒色結節である．表面は濃褐色の苺状外観を呈し，黒い種のようにみえる角栓が小陥凹の中に埋まっている（Ⓐ）．

　ダーモスコピーでは，境界明瞭で均一な濃褐色の面皰様開大が多数観察され（Ⓑ，△），典型的な脂漏性角化症である．

　隆起に相当する部分は白靄のかかった褐色で，色調は比較的均質である．その中にところどころ，ぼんやりとした白く小さな稗粒腫様囊腫をみつけることができる（Ⓑ，▲）．

　全体に色合いが単調なこと，対称的な病変であることが良性の腫瘍を考えさせる．

脂漏性角化症（Bloch 型）

ここを check !
- 辺縁部に散在する稗粒腫様囊腫
- 全体にほぼ対称的な病変
- 全体に均一な濃褐色の色素沈着
- わずかに面皰様開大

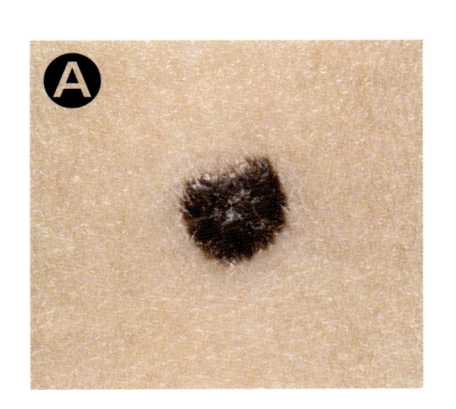

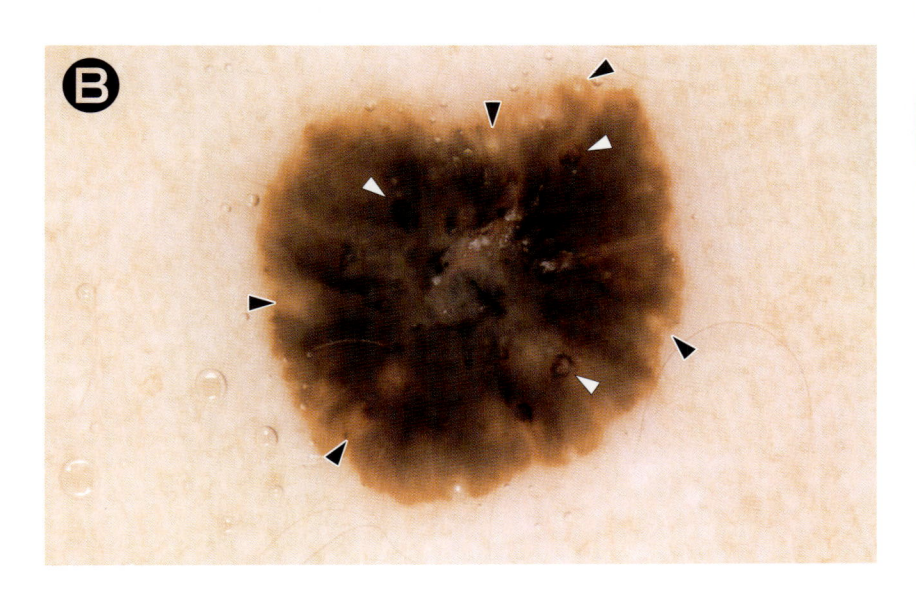

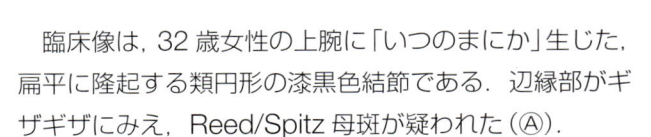

臨床像は，32歳女性の上腕に「いつのまにか」生じた，扁平に隆起する類円形の漆黒色結節である．辺縁部がギザギザにみえ，Reed/Spitz 母斑が疑われた（Ⓐ）．

ダーモスコピーでは，辺縁部に観察されるぼんやりとした白色調の稗粒腫様囊腫が診断の手がかりとなる（Ⓑ，▲）．

全体が均一な濃褐色の色素沈着で，辺縁部は青褐色である（Ⓑ）．非常にみえにくいが画像を明るめにすると，少数の境界明瞭な面皰様開大が観察される（Ⓑ，△）．以上からようやく脂漏性角化症の診断にたどり着く．

Bloch 型の組織では，病巣上皮内に大量のメラニンと多数の偽角質囊腫が確認され，ダーモスコピー像との対応がわかる（Ⓒ，Ⓓ）．Ⓜ︎Ⓣ

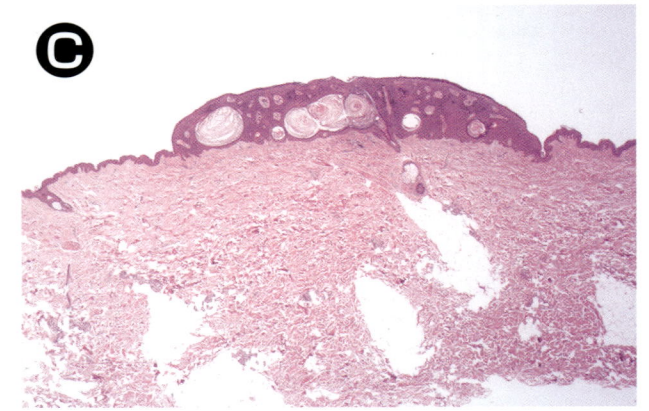

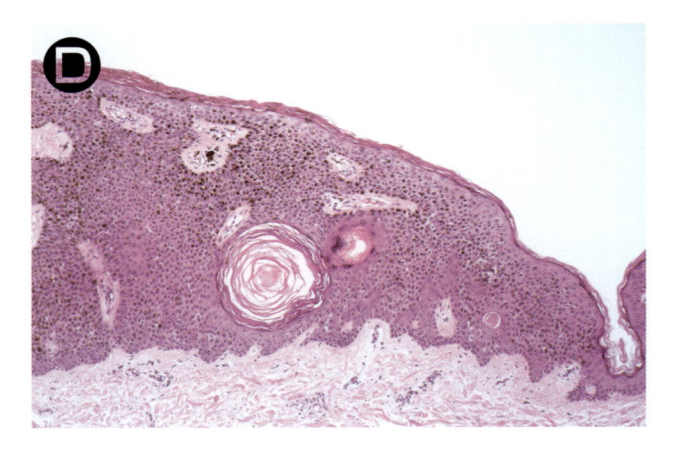

4 脂漏性角化症

脂漏性角化症（クローン型）

ここをcheck！
- 濃褐色の面皰様開大
- 白靄のかかった淡褐色の色素小球
- 点状血管
- 背景が淡褐色

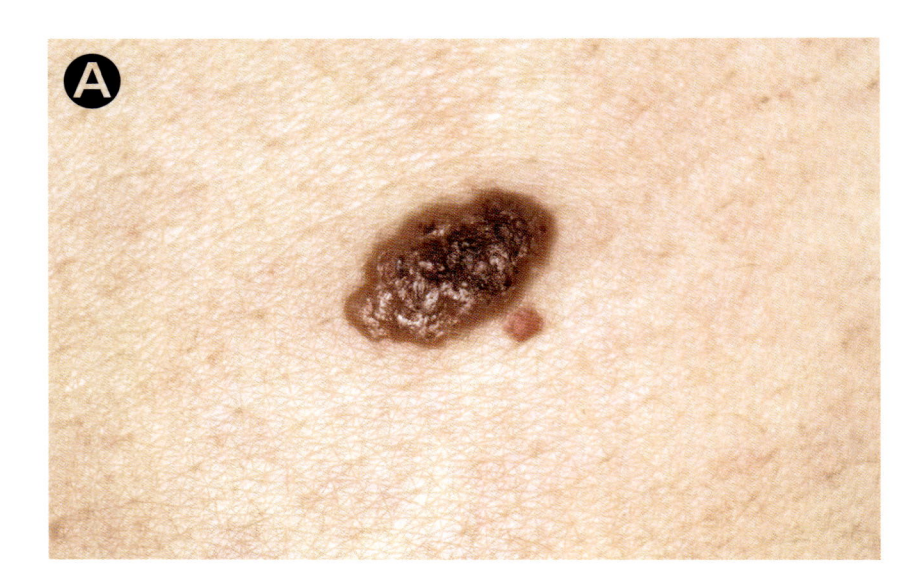

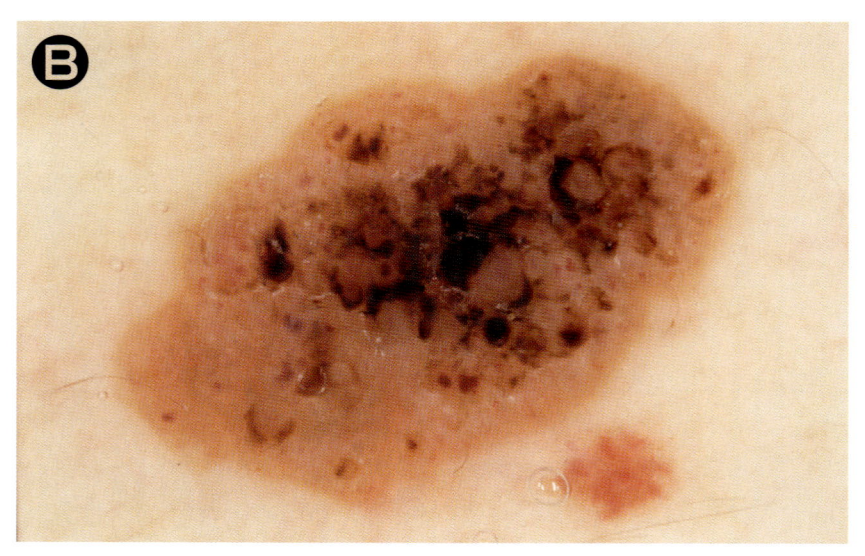

臨床像は，楕円形で軽度隆起し表面粗糙な結節である（Ⓐ）．中央部に痂皮が付着しているようにみえる．

ダーモスコピーをみると，痂皮に思えた部分は均質な濃褐色で，不規則な形状の溝（fissures）および面皰様開大であり，角栓に対応する構造である（Ⓑ）．臨床的に粗糙な乳頭状隆起を呈するのは，白靄のかかった淡褐色の色素小球様の隆起に対応しており，中心に点状血管がみられるものが多い．すなわち，病変上皮内にはメラニンが意外と少ないため白っぽくみえ，下床の真皮乳頭部血管が透見できる．

全体の背景は淡褐色を呈しているが，これは基底層の一様なメラニン増加を反映する所見であろう．

5 血管病変

出血斑 1（angiodermatitis，慢性色素性紫斑）

ここをcheck！
- 散在する小さな溢血
- 圧抵しても色の変動がない
- 背景は黄褐色

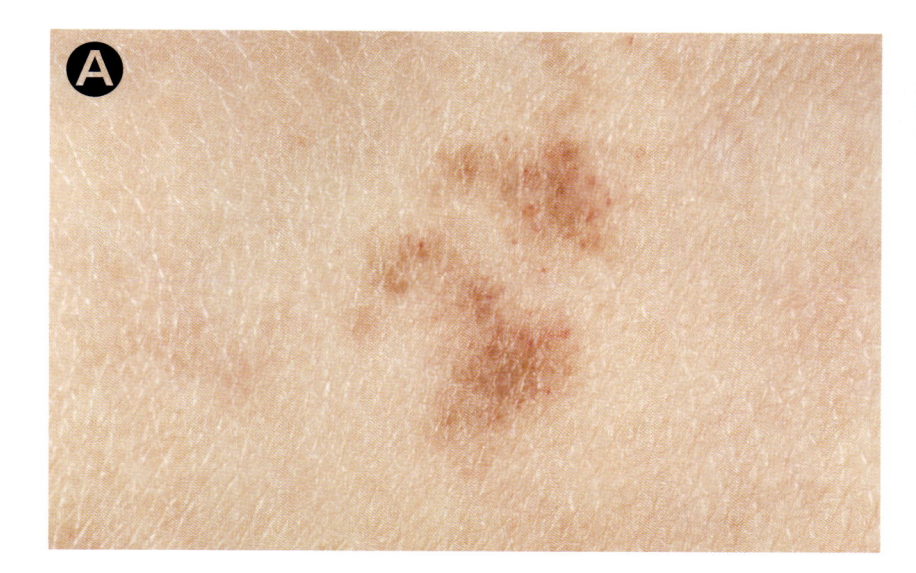

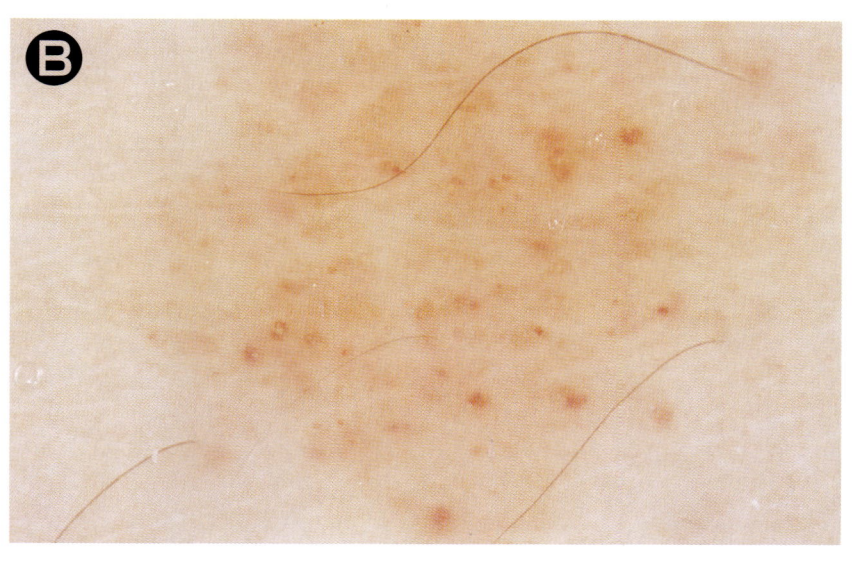

　下腿の慢性色素性紫斑である（Ⓐ）．小溢血点の集簇局面が多発し，そこには褐色の色素沈着を伴う．時期により，溢血と色素沈着の混合割合は変動する．ダーモスコピーでは，褐色の背景の中に小さな出血点が散在する（Ⓑ）．溢血の色は鮮紅色から褐色・黄色のものまであり，時期の違い（新鮮・陳旧）を物語る（☞p.11）．レンズを強く圧抵しても駆血されないので，赤みの濃さは変動しない（☞p.154）．背景の褐色は間質内の出血がhemosiderosisとなったことを反映している．色素沈着が強くて溢血点が目立たない症例では，ダーモスコピーが診断の手助けになる．🅚🅞

5 血管病変

出血斑 2 (black heel)

ここを check！
- 無構造で均一な大きさの円形物
- 赤い色を見逃さないこと
- 皮丘に並行に配列
- 悪性黒色腫と誤診しないこと

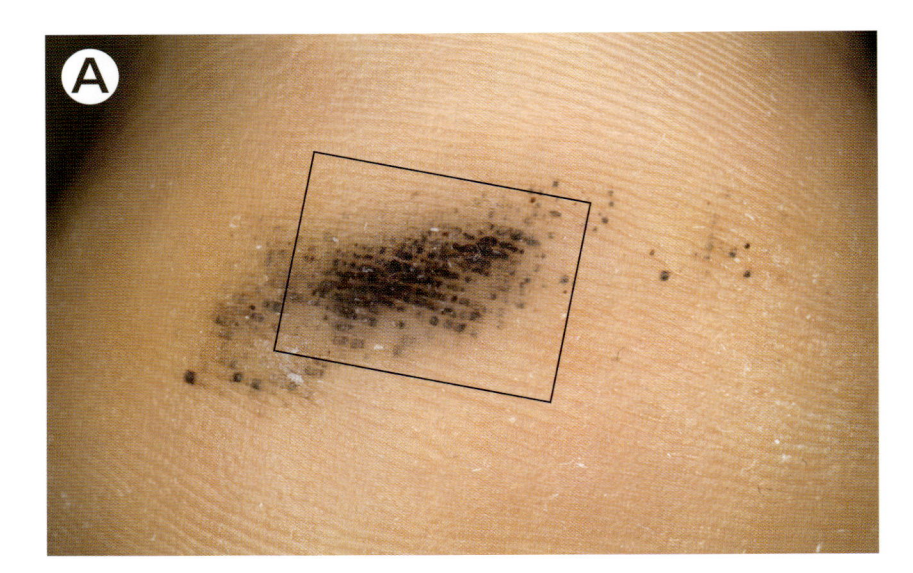

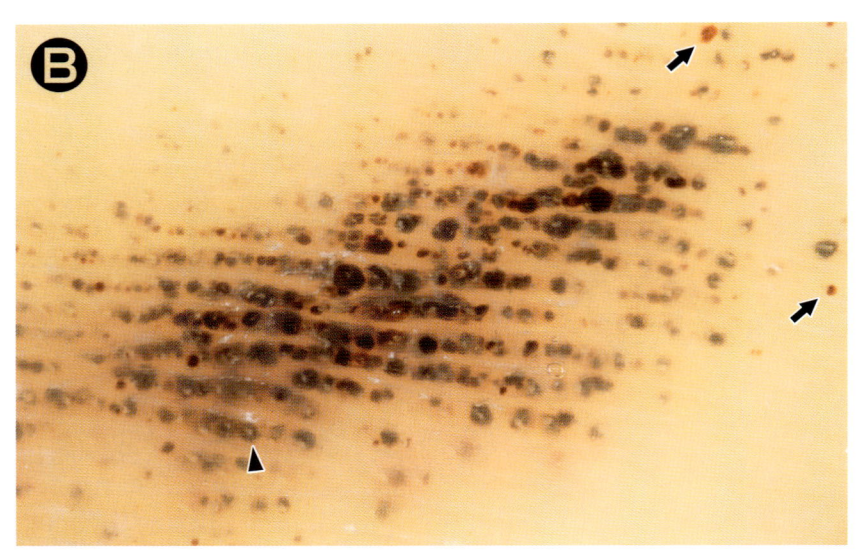

　14歳の男子中学生．ハンドボール部に所属している．踵の一定の局面内に黒〜赤点が限局性に集簇している（Ⓐ）．ダーモスコープでみると，無構造で大きさのほぼ均一な黒〜赤の円形点（→）が，規則正しく並行に配列している．形，色，無構造さから考えて，新旧の皮内・角層内の出血と診断できる．これらの円形構造を詳しく観察すると，その中心に小さな皮膚色の点状物（▲）がみえる．これはエクリン汗腺の皮丘部への開孔であり（☞ p.42），したがって皮丘一致性に分布していることがわかる．ダーモスコープを見たがために，悪性黒色腫と誤診しないように注意（☞ p.26，87〜89）．Ⓚ🄾

血管腫 1 (angiokeratoma corporis circumscriptum naeviforme, 被角血管腫)

ここを check !
- 下肢に多発する赤紫斑
- 硝子圧では色が消えない
- 鮮紅色・紫色の粒 (lacuna) の集簇
- 青い皮下成分を伴うことが普通

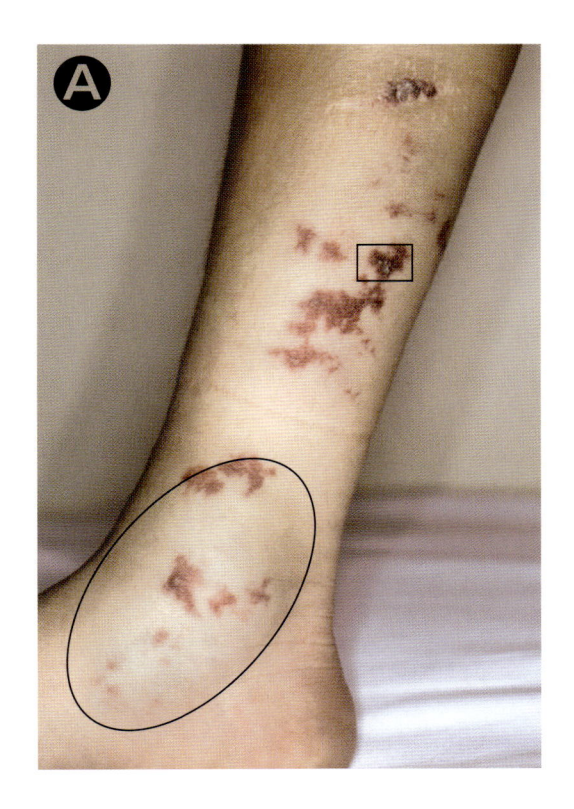

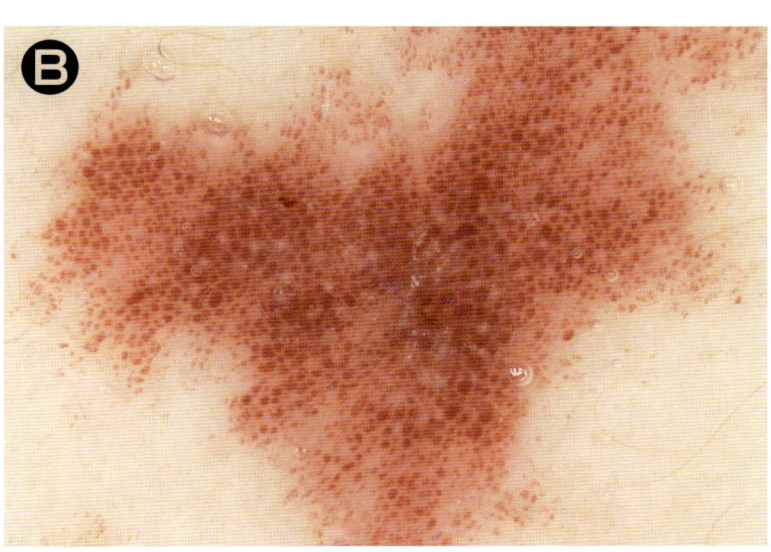

　4歳, 女児. 生来, 下肢に不整形で大小の赤紫色斑が多発 (Ⓐ). 青紫の軟らかい軟部組織腫脹もある (○内). 角化性変化は目立たない. 年齢, 部位, 臨床像から表記の診断は容易である. 拡大すると中小の紅色～赤紫色の円形・粒状構造 (lacuna) が密集・融合している (Ⓑ). この赤みは圧抵の力を変えても, あまり変化しない (硝子圧診). 組織では拡張した血管腔が表皮直下にあり, これが表面的な円形構造に相当する. そして皮下に毛細血管や静脈の増生があり, 臨床的な青紫の腫脹の本態である. このような皮下成分を伴うことが, このタイプの血管腫の特徴である. Ⓚ🄞

5 血管病変

血管腫 2（angiokeratoma，被角血管腫）

ここをcheck！
- 角化
- 血痂
- 赤紫の小結節の集簇
- メラニン系色素構造がない
- 結節型黒色腫との鑑別

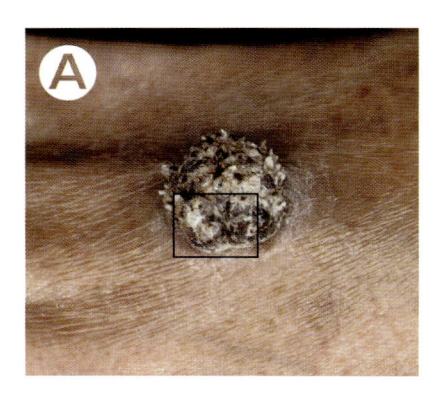

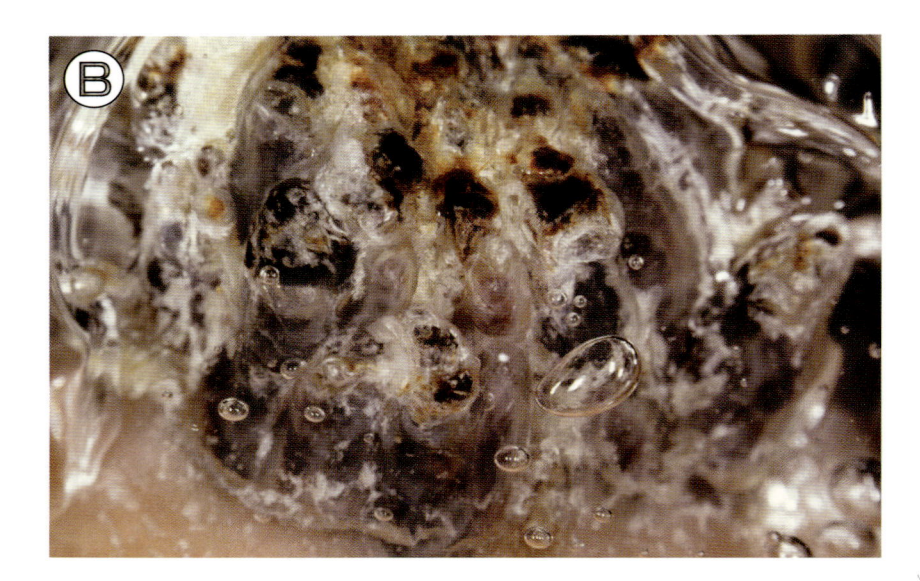

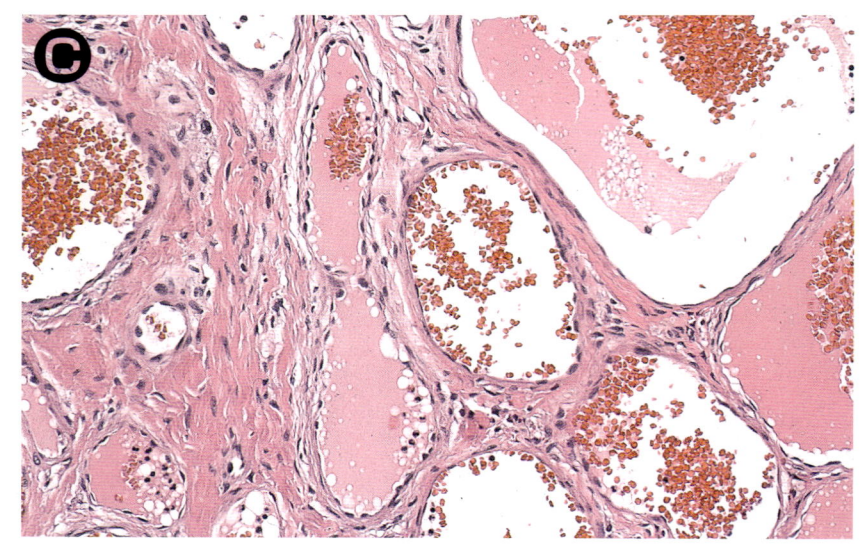

46歳，男性の足背の境界鮮明な結節で，色は黒紫色，とがった角化が目立つ（Ⓐ）．生来存在すると言う．下床とは可動性で，摘み上げることができる．形は半球形で規則的である．臨床的には結節型黒色腫とまぎらわしい．ダーモスコープでは結節の形は密生したぶどう粒状で，表面に白い角化や赤黒い血痂がみえる（Ⓑ）．メラニン系の色素構造はなく，個々の小結節は赤紫色を呈する．周辺皮膚にも色の滲み出しはない．角化，出血，赤紫色といった所見は，結節型黒色腫を決定的に否定する材料にはならないが，経過，臨床，ダーモスコピーを総合してangiokeratomaと診断して切除し，組織で確定できた（Ⓒ）．提示例は，実際の現場で鑑別に迷う例の代表である．Ⓚ

血管腫3（venous lake）

ここをcheck！
- 無構造でほぼ均一な赤みは出血
- レンズの圧抵の強さを変えて色が変化するか
- 急激な色の変化は出血や炎症

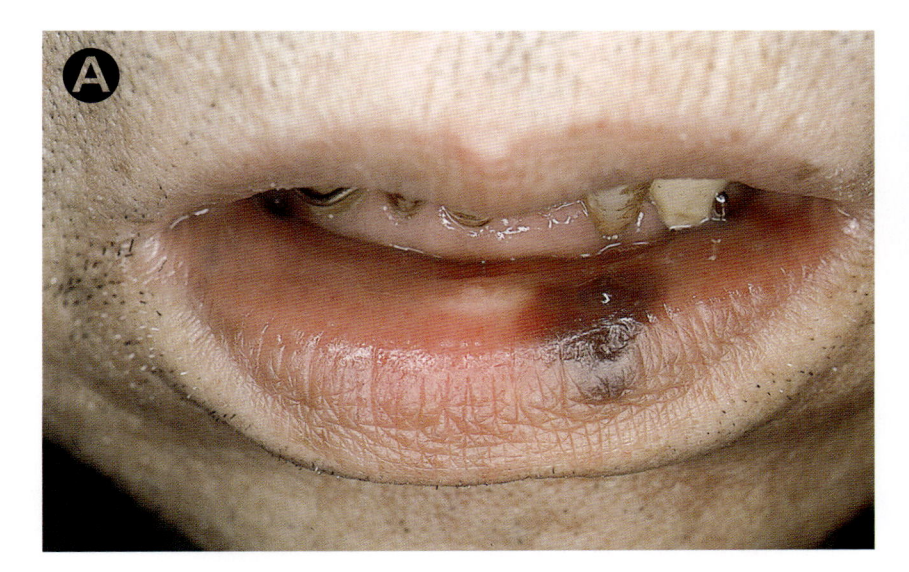

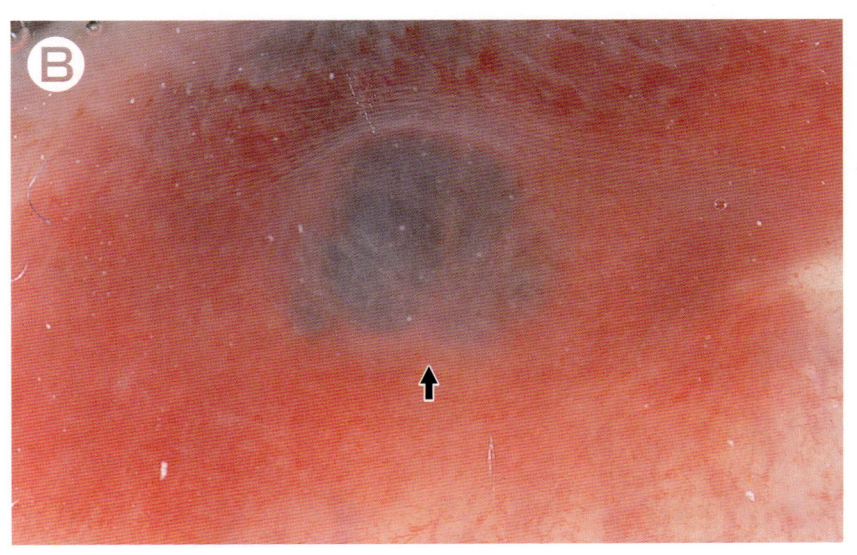

　患者の言では以前から黒色斑があり，数日前から急に拡大したので心配とのこと．下口唇に境界の比較的鮮明な分葉状の形の赤紫斑があり，その中心部の色は周りよりも濃い（Ⓐ）．ダーモスコープでは，無構造な赤紫を呈し，所により色の濃い部分もある（Ⓑ）．中心部では大型の濃赤紫色の結節が集簇して，ひとつの境界鮮明な塊（Ⓑ，→）を構成している．この結節は，レンズを強く圧抵すると色が薄くなるが（硝子圧診），周辺の局面の色は変化しない．Venous lakeからの出血と判断できる．患者は，往々にして色の急激な変化にあわてる傾向があるが，実際にはその多くは出血であったり感染や炎症である．Ⓚ🄾

5/ 血管病変　153

5 血管病変

血管腫4（cavernous angioma, 海綿状血管腫）

ここをcheck！
- 圧抵の強さを変えて観察
- 青，赤，黒の色が変われば血管病変を考える
- 黒くみえてもメラニン系とは限らない
- 深在性の血管拡張は黒紫にみえる

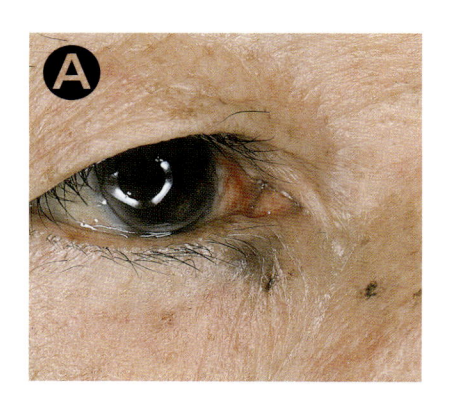

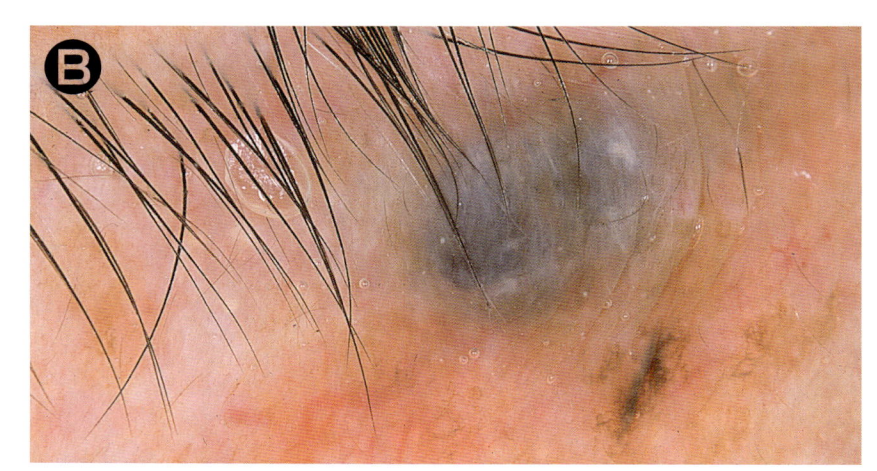

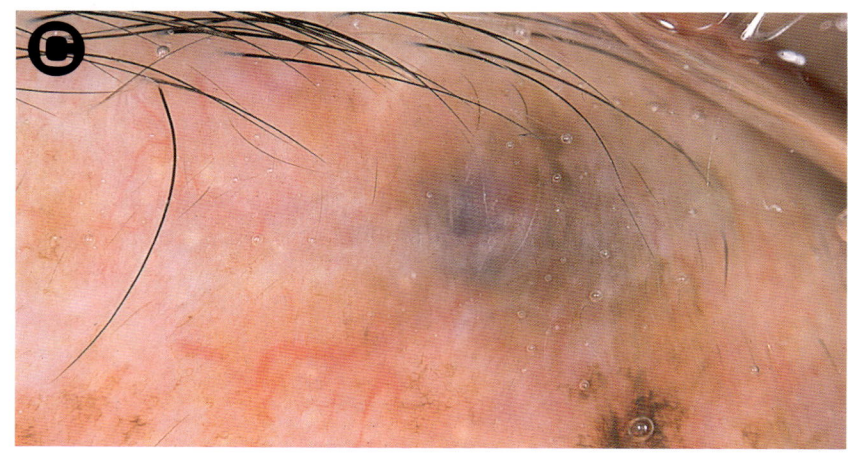

76歳，男性．下眼瞼の黒色結節について，基底細胞癌の疑いで紹介された．なだらかに軽度に隆起する黒色（にみえる）結節で，表面皮膚には変化はなさそうである（Ⓐ）．摘むと軟らかい．レンズ面を軽く皮膚に乗せた場合は境界鮮明な黒紫の結節であるが，特徴的な所見に乏しい（Ⓑ）．強く圧抵すると，元の色調は薄くなり，結節状のふくらみも扁平化している（Ⓒ）．圧抵の強さの変動につれて結節の色も変化することから（硝子圧診），静脈性の病変と推定できる．摘出組織は皮下に拡張した血管が増生しており，海綿状血管腫と確定できた（Ⓓ）．今までに何回も，圧抵の強さのことを書いてきましたが，これで皆さん納得できましたね．Ⓚ⓪

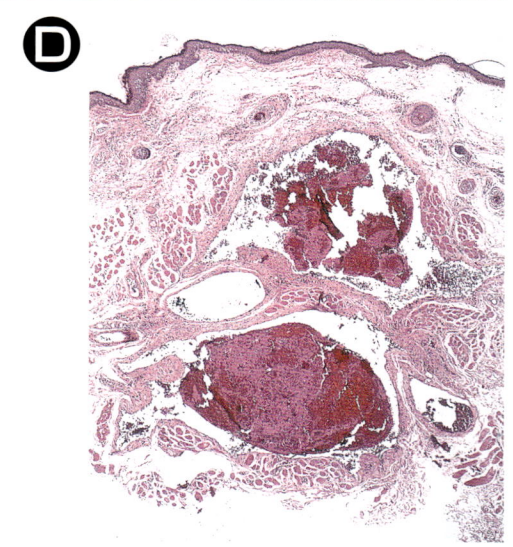

血管腫 5 (granuloma teleangiectaticum, 血管拡張性肉芽腫)

ここをcheck！
- 鮮紅色の色は真皮上層の血管拡張
- 雲母様の膜は角化性の鱗屑
- 陳旧例では悪性黒色腫を鑑別

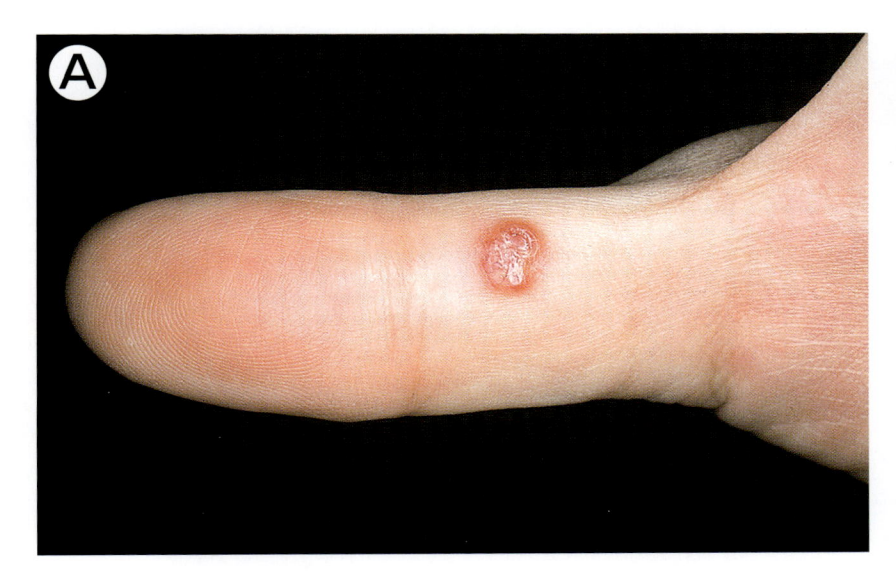

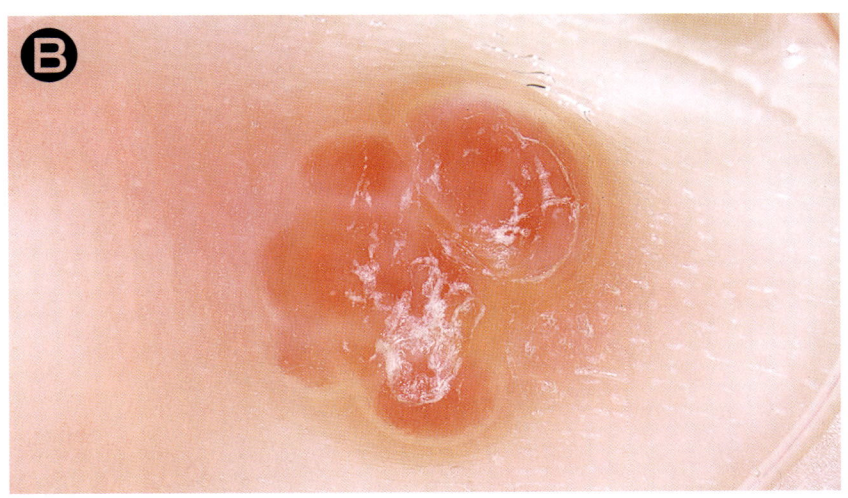

　早い経過で発症した，手指の境界鮮明で鮮紅色の結節（Ⓐ）．出血の既往はなく，他医での治療歴もない．一部に角化の亢進がある．ダーモスコピーでは，ドーム状の鮮紅色結節（lacuna または lagoon）が数個集簇して全体を形作っている（Ⓑ）．このような鮮紅色は真皮上層の血管拡張の特徴であり，深部の血管拡張では色が暗くなって青紫にみえる．雲母のかけらを思わす白い膜様構造は角化性の鱗屑で，臨床的な角化部に相当する．

　どんな疾患でも，臨床的な表現形（臨床像）はひとつとは限らず多様である．この提示例のような新鮮例と陳旧例では臨床，ダーモスコピー，病理像が異なってくる．血痂・血栓を生じると黒くなり，悪性黒色腫との鑑別が必要となる（☞ p.25，26）．Ⓚ

5 血管病変

血管肉腫（angiosarcoma）

ここをcheck！
- 色素構造や角化性変化は無し
- 無構造でまだらな色相の病変
- 色調に gradation がある
- 出血の深さ，量と色相が相関

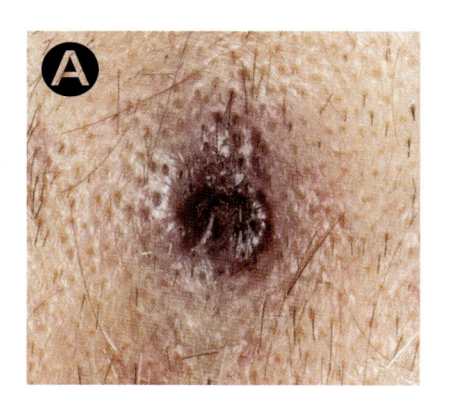

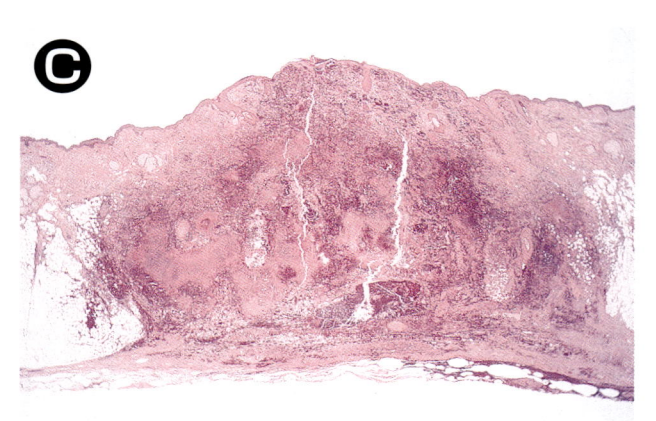

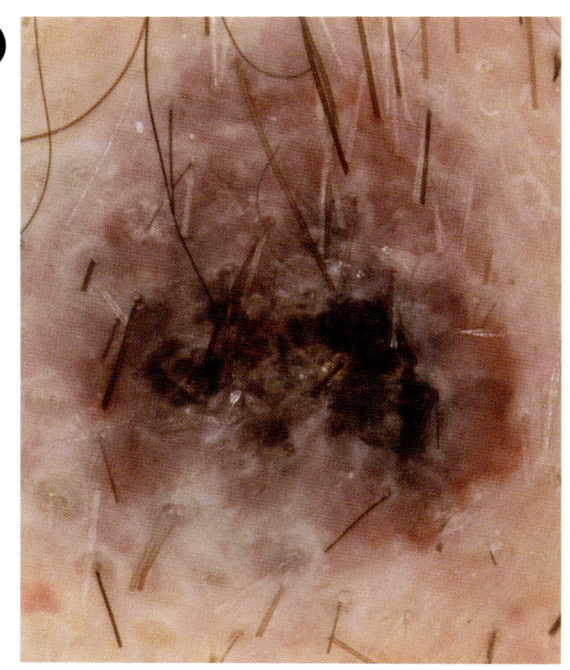

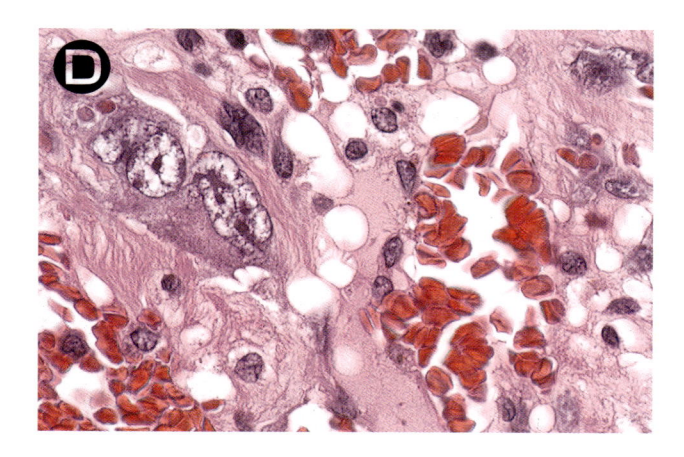

　73歳，女性の側頭部．赤紫の結節と，その周囲に広がる境界不鮮明な出血斑（Ⓐ，Ⓑ）．臨床，ダーモスコピーともに，中心から周辺に行くにしたがい，濃い色調が淡くなる．無構造で，まだらな色相の病変である．年齢・部位・臨床から血管肉腫と診断できる．組織では，表皮直下から帽状腱膜にいたる出血性の結節で（Ⓒ），血管腔内の充血と間質への出血，異型細胞の増殖（Ⓓ）が明らかである．部位による色調の推移は，病変の組織学的な深さと出血の度合い（量，密度）に相関していることがわかる．角化性の変化はみられない． ⓀⓄ

6 その他

混合性結合組織病（MCTD）

ここをcheck！
- 爪上皮の出血を見逃すな
- 膠原病の初期変化，初発症状としても重要
- ダーモスコープを常に机の上に置いておく
- なんでもみてみよう

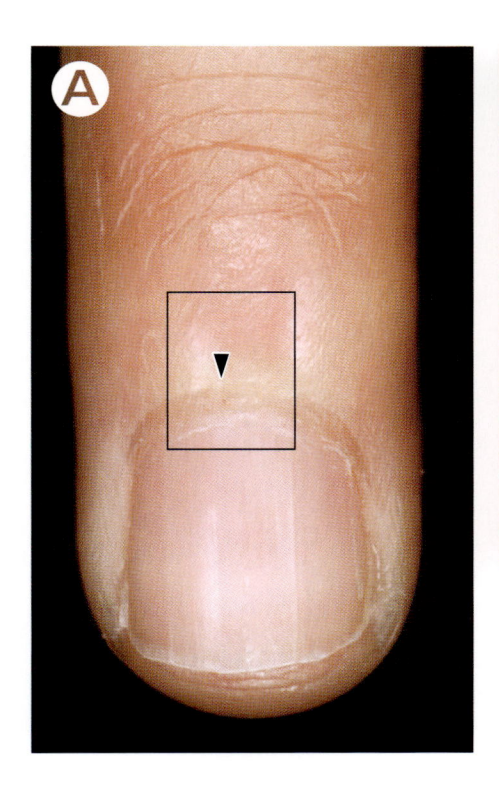

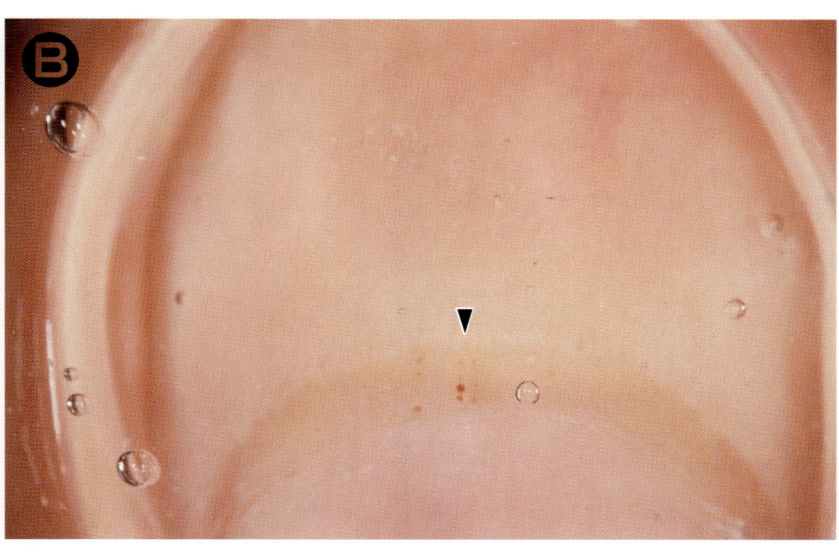

　34歳，女性．Raynaud現象と指関節の腫脹の検査のために内科に入院中．膠原病の皮膚病変の有無について診察を依頼された．手指の爪の爪上皮（あまかわ）にごく微小な出血点があったので（Ⓐ，▲），全身性強皮症（SSc），皮膚筋炎・混合性結合組織病（MCTD）の疑いがあると返事した．検査の結果はMCTDであった．ダーモスコープでみると，爪上皮に少数の円形出血があり，それらは縦方向に並んでいる（Ⓑ，▲）．このような微細な変化を見出して，膠原病を指摘できることは皮膚科医のみに許された醍醐味である．ダーモスコープは悪性黒色腫を診察するだけの器械ではない．Ⓚ

6 その他

皮膚筋炎 1

ここをcheck！
- 爪上皮の出血は膠原病の徴
- ばち指
- 出血点の配列の仕方
- レンズの圧抵の強さに注意

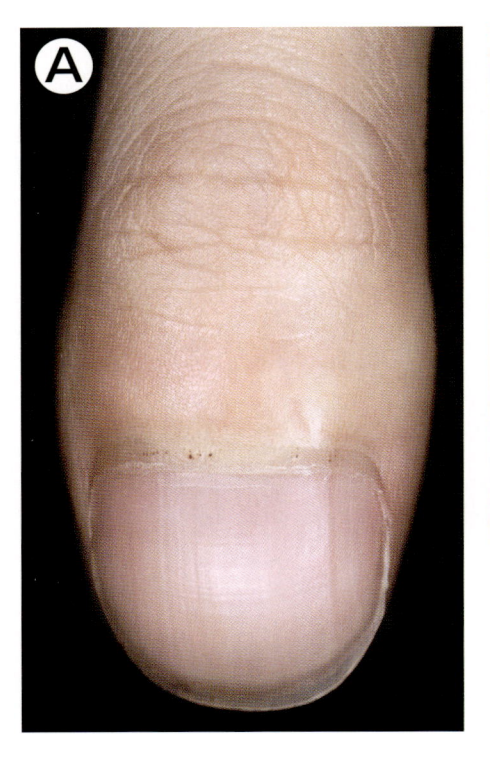

　20歳，男性．5歳の時に多発性筋炎として発症し，4年前から呼吸器症状が出現．診断に関して内科から診察を依頼された．顔面その他の皮膚には特別な異常所見はないが，ばち指を呈し，爪は肥大・彎曲している（Ⓐ）．さらに，爪上皮に出血点が確認できた．ダーモスコープではさらに明瞭に観察でき，個々の出血点はほぼ等間隔に配列し，縦方向に並んで後爪郭の血管に連続しているようである（Ⓑ）．観察，写真撮影に際し，いつも述べているようにレンズ面の圧抵の力加減には注意する．

　ステロイド治療で間質性肺炎は治まったが，その後も一進一退の経過である． Ⓚ Ⓞ

皮膚筋炎 2

ここを check！
- 後爪郭の血管拡張・蛇行
- 帯状・線状の出血
- 黄褐色の角化
- 爪囲の発赤
- 圧抵による駆血

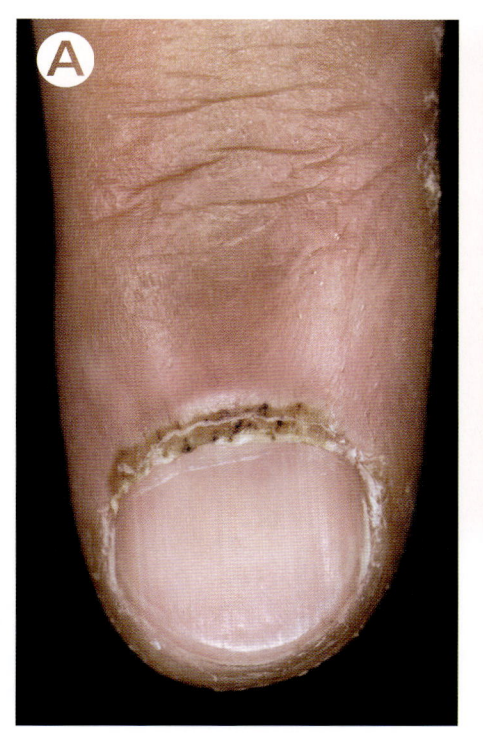

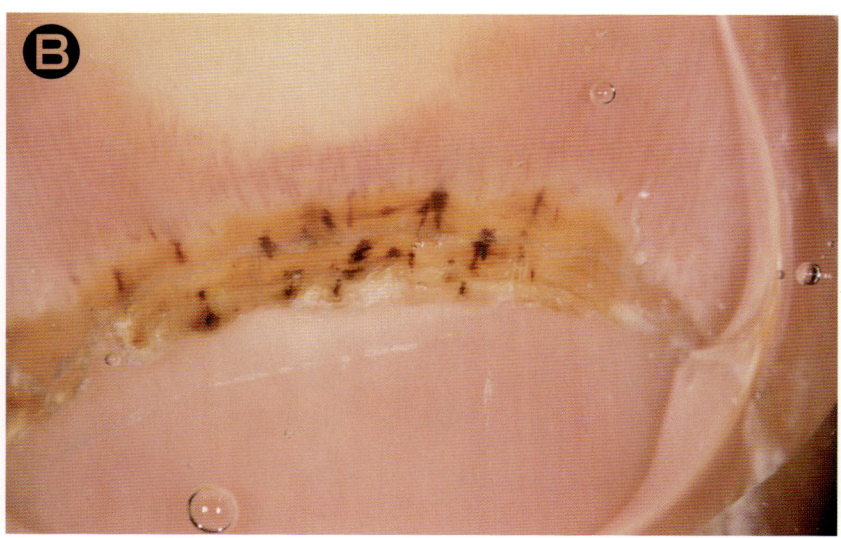

49歳，男性．呼吸困難，間質性肺炎で内科に入院．筋症状，日光過敏，熱発はなし．爪上皮の角化，ささくれ，出血，後爪郭の血管拡張が肉眼的にも明らか（Ⓐ）．拡大してみると，出血が角層内に上昇し，帯状で細長い赤茶色の血痂となっている（Ⓑ）．後爪郭の血管も太く蛇行する．爪上皮と後爪郭の皮膚は，黄褐色に厚く角化している．このように，ダーモスコピーは毛細血管顕微鏡としても膠原病診療に役立つ．前出の2例と並べてみれば，爪上皮の出血や後爪郭の血管拡張の進行状況が理解できる．レンズ面が直接あたる部分は駆血されて白くみえているが，それ以外の部分は発赤・潮紅している．

⟨KO⟩

6 その他

慢性円板状エリテマトーデス

ここをcheck!
- 病理とダーモスコピーを相関させながら観察
- ピンク色は炎症細胞浸潤と血管拡張
- 雲母様の破片は肥厚した角層の剥離
- 時期が進むと, 瘢痕線維化で白さの様子が変わる
- 病期により所見が違う

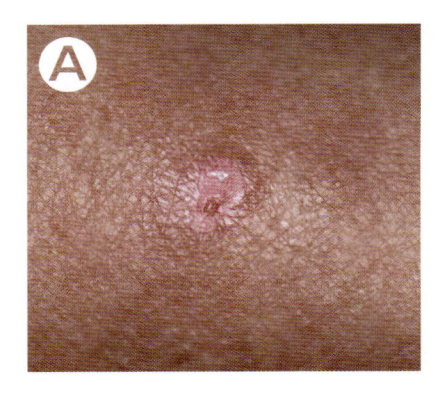

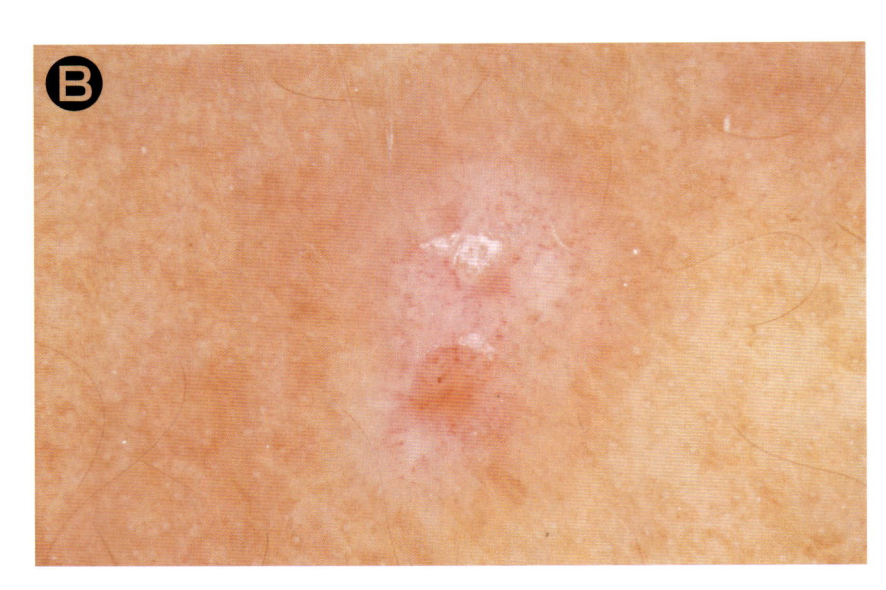

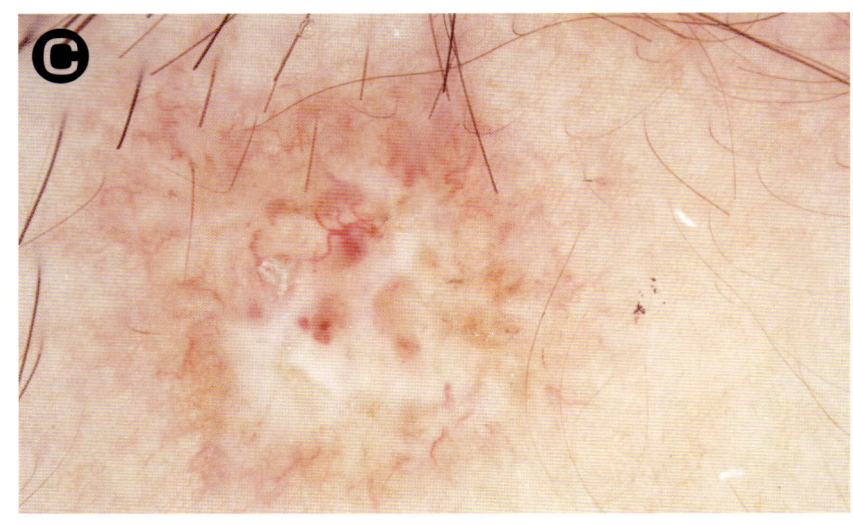

Ⓒは別の部位

　51歳，女性．角化性の鱗屑を付す，ピンク色の局面が多発（Ⓐ）．一部はびらんしている．日光に当たると悪化すると言う．ダーモスコピーでは，薄桃色の背景の中に，雲母片のような膜様鱗屑，紅色のびらん，点状・線状の血管拡張がある（Ⓑ）．基本となる桃色の色調は，組織学的な血管周囲・付属器周囲の密なリンパ球浸潤に基づいている．雲母様鱗屑は毛孔性角化と角層の剥離に相当する．時期の進んだ別症例では（Ⓒ），色は線維化・瘢痕化のための象牙様の白さになり，そこに組織学的色素失調の褐色を混じる．血管拡張も太くなり蛇行の度合いも強い．腫瘍であれ炎症であれ，病期によって様相が変わってくることは銘記しておかなければならない．
Ⓚ◯

皮膚線維腫

ここをcheck！
- 中心の無構造な白色構造，central white patch
- 辺縁には色の滲み出し
- 症例によって差がある

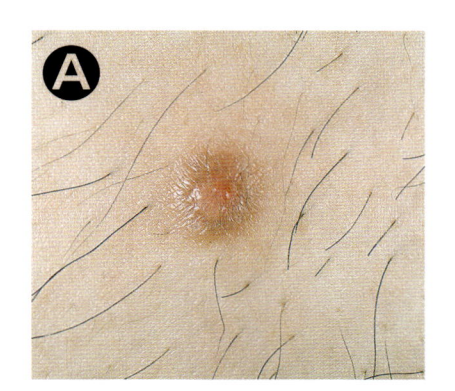

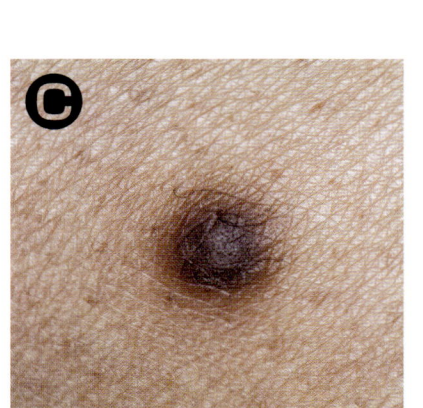

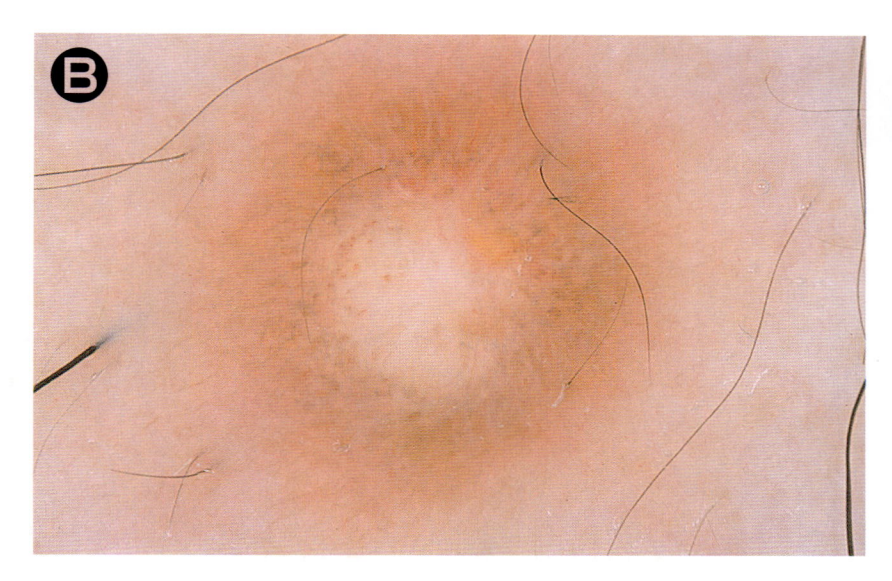

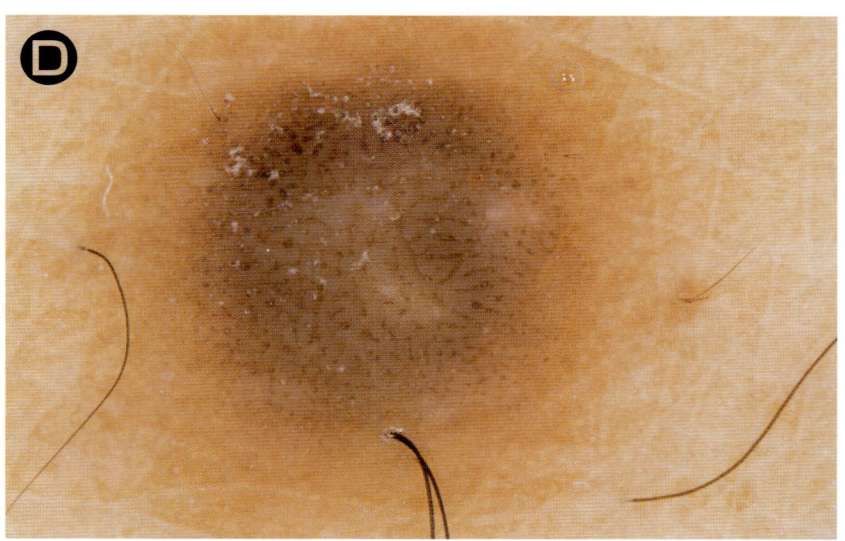

　ドーム状になだらかに隆起する結節で，左右対称の円形の形状を示す（Ⓐ）．頂点は標的状に白くなっている．周囲には色素の滲み出しがみられ，そこには放射状の皺襞が周囲に向かって伸びている．ダーモスコピーでは，中心部は不透明な黄白色で（central white patch），周囲のぼんやりした褐色の縁取りに移行し，白い網目の中に点状・線状の褐色構造が取り込まれている（Ⓑ）．

　どの疾患でもいえることだが，症例によって色調にかなりの差があり，色素沈着が強くて白さが目立たない場合もある（Ⓒ，Ⓓ）． **KO**

6/ その他　161

6 その他

肥満細胞腫

ここをcheck！
- pseudonetwork
- 淡褐色の無構造局面

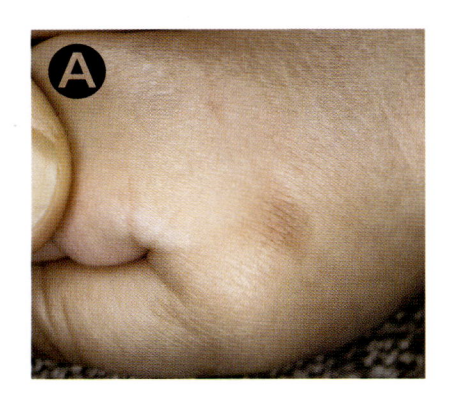

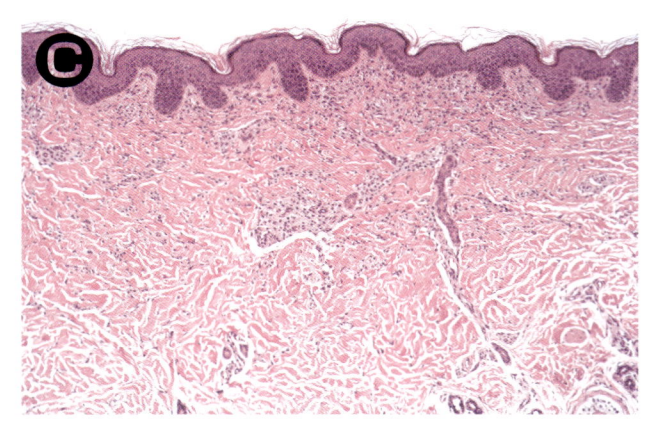

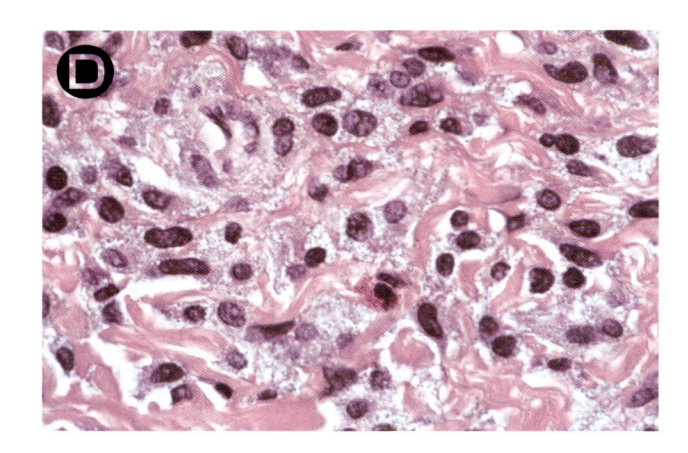

　不整形の境界不鮮明な淡褐色斑が多発する幼児例（Ⓐ）．ダーモスコピーでは均一で無構造な褐色局面を呈し，内部には色の抜けた円形構造があって，pseudo-network となっている（Ⓑ）．組織では表皮がやや肥厚して，真皮上層の結合織が密となり（Ⓒ），そこに肥満細胞が増殖している（Ⓓ）．Dots/globules，（本来の）network などのメラニン系の構造はみられない．

第4章

CD-ROMの使い方

CD-ROMの使い方

はじめにお読みください

★CD-ROMをお使いになる前に必ずお読みください．

【使用許諾】
●本書に付属のCD-ROM（以下，本製品）は，個人，法人を問わず，以下の条件において使用できるものであり，禁止事項に該当する行為を禁止します．●本製品の使用許諾は購入した個人，法人の1ユーザにたいして与えられます．ただし図書館内での使用についてはこの限りではありません．●本製品は株式会社秀潤社ならびに監修者が，その著作権，使用する権利を有しています．

【禁止事項】
●本製品内のデータ，プログラム，その他を，権利者の許諾なく本製品から分離もしくは改竄・複製し，無償・有償を問わず，頒布・貸与，公衆送信（インターネットやファイル交換ソフト等で公開・送信すること，送信可能状態に置くこと，テレビ放送すること等）することはできません．●複製，LAN接続等により複数のパーソナルコンピュータ等で使用することはできません．●権利者の許諾なく，本製品内のデータ（写真データ，テキストデータを含む）を各種媒体に転載することはできません．●本製品を図書館等（公立・私立を問わず）で利用される場合は，館外への貸し出しはできません．

【免責事項・その他】
●株式会社秀潤社は本製品にたいしていかなる保証も行いません．●本製品の製造上の物理的欠陥（傷・破損等）については無償にて良品に交換いたします．ただし，古書店・新古書店で購入された場合，第三者から譲り受けた場合等については交換できません．●物理的欠陥については良品との交換以外の要求にお答えすることはできません．●本製品を使用したことによって発生した，いかなる損害・障害についても，株式会社秀潤社ならびに監修者は一切の責任を負いません．●本製品はCD-ROMです．音楽CDではありません．一般オーディオプレイヤー等では絶対に再生しないでください．思わぬ大音量によって耳に障害を被ったり，スピーカを破損する可能性があります．●本製品の使用許諾・禁止事項・免責事項等は予告なく変更することがあります．

＊　＊　＊

【動作環境】
Macintosh：Mac OS 9.2以上，Mac OS X（10.3を推奨），本体に256MB以上のメモリ装着，4倍速以上のCD-ROMドライブ，モニタ解像度1024×768以上（この解像度に満たないと動作しません．図🅐参照），PowerPC G3以上のCPU
Windows：Windows XP（Windows 95/98/NTでは動作しません．Windows Me/2000は動作保証外です），本体に256MB以上のメモリ装着，4倍速以上のCD-ROMドライブ，モニタ解像度1024×768以上（この解像度に満たないと動作しません：図🅐参照），Pentium III 700MHz以上のCPU
※自作マシンでの動作保証はいたしません．

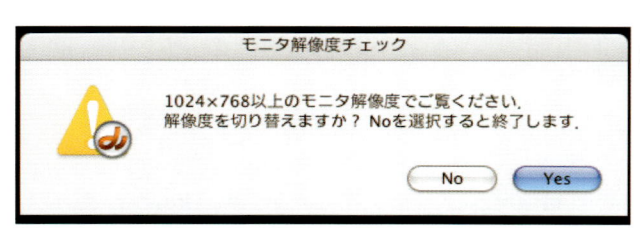

A Yesをクリックすると自動的に解像度が変更されます．Noをクリックすると CD-ROMを終了します．また，アスペクト比が4：3以外のモニタ（ノートパソコンなど）をご使用の場合は，手動で最適な解像度に切り替えてください．

※ Macintosh ™は，米国とその他の国における Apple Computer, Inc. の登録商標です．
※ Windows®，Windows® 95/98/Millennium Edition/2000/NT/XPは，米国とその他の国における米国マイクロソフトコーポレーションの登録商標です．
※ Made with Macromediaは，Macromedia, Inc. の商標です．
※その他，本製品中に使用した会社名，製品名は，各社の商標もしくは登録商標です．

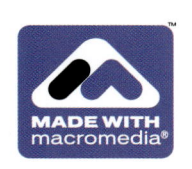

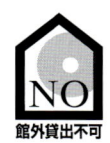

【館外貸出不可】
※本書に付属のCD-ROMは，図書館およびそれに準ずる施設において，館外へ貸し出すことはできません．

CD-ROMの操作方法

【はじめに】
1) CD-ROM を CD-ROM ドライブにセットします．
2) Windows XP をご使用の方は，［マイコンピュータ］をダブルクリックし，さらに CD-ROM［dermoscopy］をダブルクリックして，CD-ROM のウインドウを開きます．その中にある［dermoscopy_win.exe］をダブルクリックすることで起動します（図❸）．

　Macintosh をご使用の方は，デスクトップ上の CD-ROM［dermoscopy］をダブルクリックして，CD-ROM のウインドウを開きます．Mac OS 9.2 をご使用の方は［dermoscopy_mac.classic］を，Mac OS X をご使用の方は［dermoscopy_mac.osx］をクリックします（図❸）．

　お使いのパソコンの設定によっては拡張子が表示されていないことがあります．
3) タイトル画面が現れます（図❷）．この画面から各コーナーへリンクしています．各コーナーへはそれぞれの［START］ボタンをクリックすることでリンクします．

【用語演習】
1) ダーモスコピー写真を計 21 問出題します．まずは写真だけをみて，どのような所見があるかを考えます（図❹）．次に Hint 画面を参考にマウスで写真の上をくまなく動かします．ポイントとなる所見に対応した解説がテキスト欄に表示されます（図❺）．
2) 次の問題に進むには ▶ ボタンもしくは，出題番号（図❺）をクリックします．

❸ このアイコンをクリックすると CD-ROM ウインドウが開き，その中のアイコンをクリックすると起動します（下図は Macintosh のものですが，Windows でも同様です）．

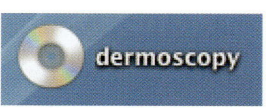

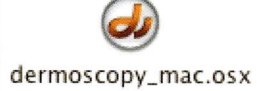

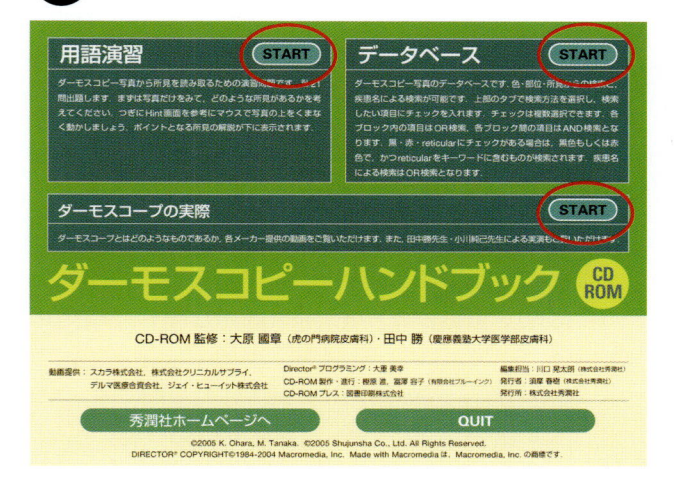

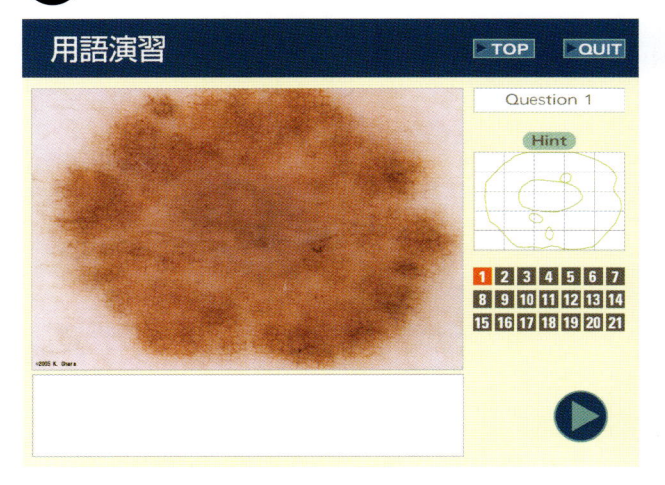

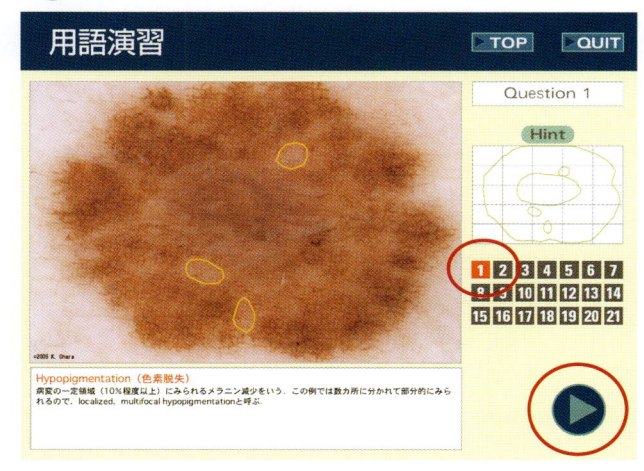

❷ タイトル画面

❹ 用語演習トップ画面

❺ 用語演習：所見解説表示時の画面

CD-ROMの使い方

CD-ROMの操作方法

3) タイトル画面に戻るには［TOP］ボタンを，CD-ROM を終了するには［QUIT］ボタンをクリックします．

【データベース】
1) 本書に使用したダーモスコープ写真を検索できます（一部本文に使用していない写真，同一症例の別部位写真も収録されています）．データベースのトップ画面では，［色・部位・所見による検索］（図 F）と［疾患名による検索］（図 G）のどちらかを選択します．

2) 検索したいキーワードをクリックします．ここでは［色・部位・所見による検索］で，"黒色"，をクリックした状態を示します（図 H）．
3) 画面右下の［検索開始］ボタンをクリックすると，さきほど選択したキーワードを含むサムネイルが表示されます（図 I）．
4) サムネイルを選択すると赤枠が表示されます．この状態で［写真を拡大する］ボタンをクリックするか，サムネイル画像をダブルクリックすると，選択したサムネイルの拡大画

F データベース：色・部位・所見による検索の画面

H データベース：キーワードにチェック印をつけたところ

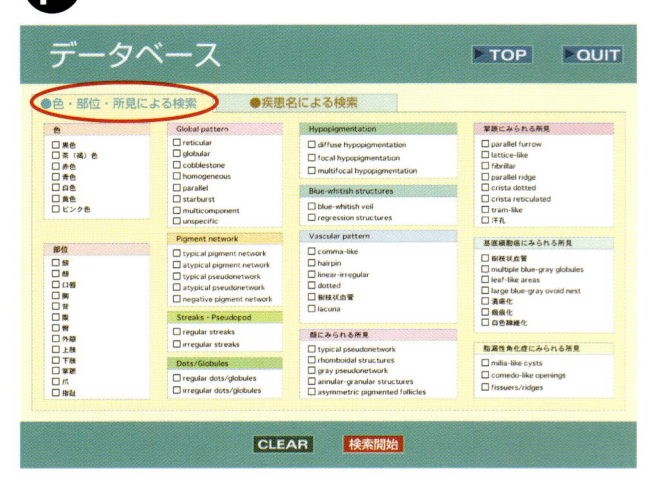

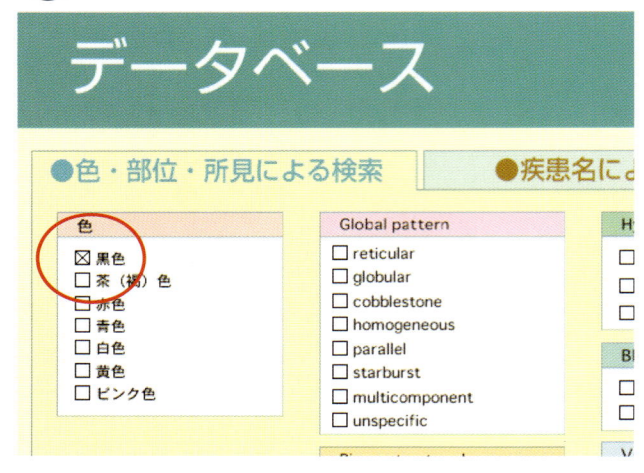

G データベース：疾患名による検索の画面

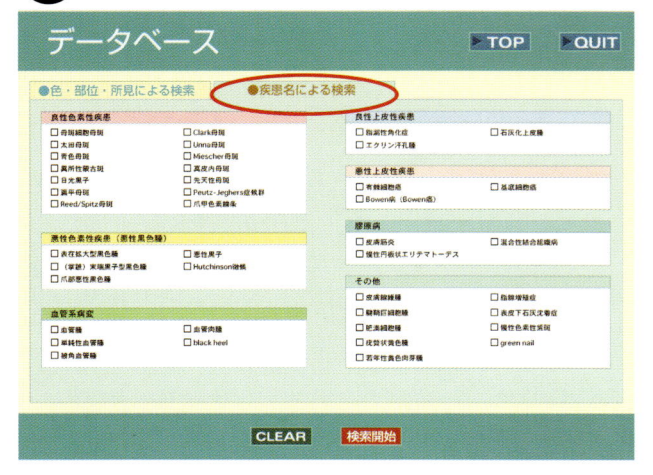

I データベース：検索結果サムネイル表示画面

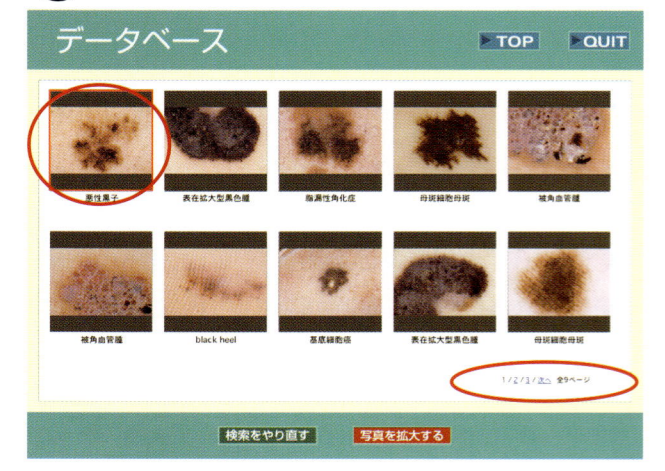

像が表示されます（図 **J**）．サムネイル画面に戻るには画面右下の［サムネイルに戻る］を，検索キーワードの選択からやり直すには［検索をやり直す］をクリックします．
5）検索結果が11件以上の場合は，"［1/2/3/ 次へ］全○ページ"といった表示が出ます（図 **I**）．ページ番号をクリックすると，次の10件のサムネイルが表示されます．
6）検索結果が0件の場合は，図 **K** のような表示がでます．検索キーワードを少なくするか，他の組み合わせで検索してみてください．

7）タイトル画面に戻るには［TOP］ボタンを，CD-ROMを終了するには［QUIT］ボタンをクリックします．
※検索のヒント※
［色・部位・所見による検索］では，カテゴリ内はOR検索，カテゴリ間はAND検索となります．つまり，"黒色"・"赤色"・"顔"・"reticular"の4つにチェックを入れると，黒色か赤色で，かつ顔で，かつreticularの写真を検索することになります．キーワードを選択する際ははじめから絞り込まないことをおすすめします．

J データベース：検索結果拡大表示画面

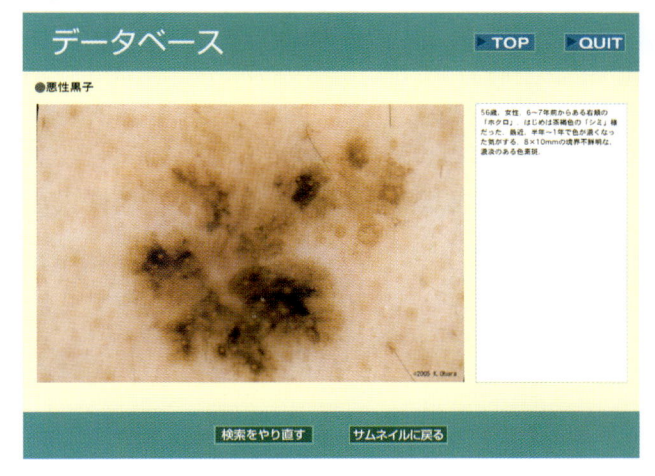

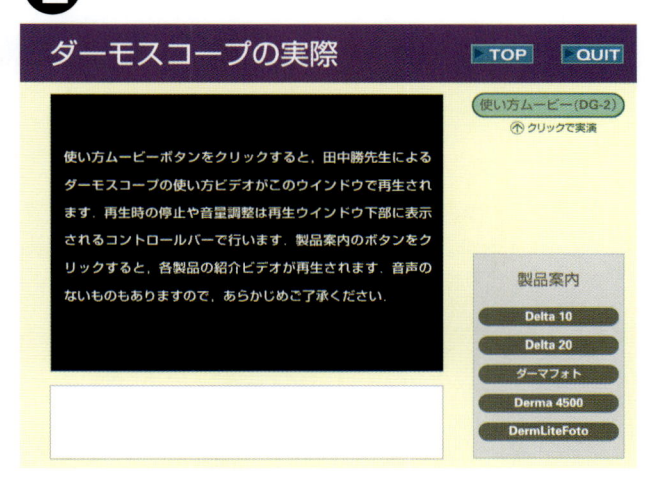

K データベース：検索結果0件のアラート画面

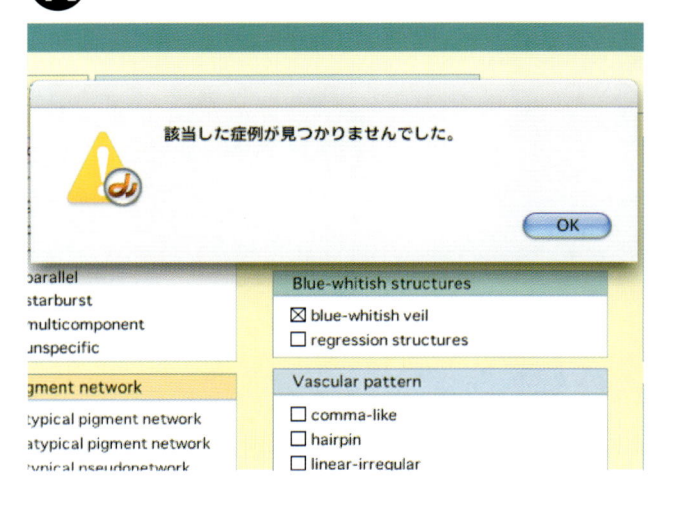

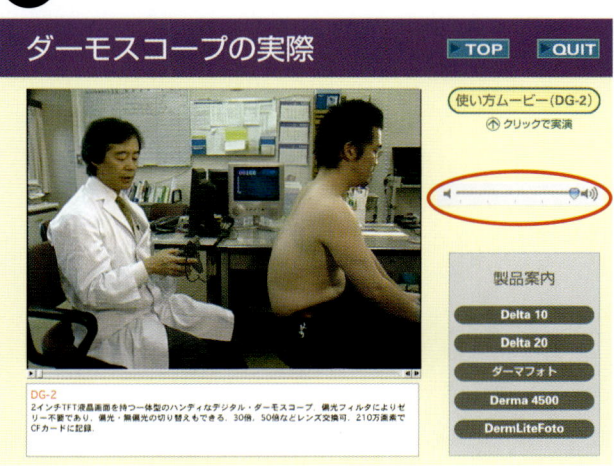

L ダーモスコープの実際：トップ画面

M ダーモスコープの実際：動画再生時（音声あり）

CD-ROMの使い方

CD-ROMの操作方法

[疾患名による検索]では，すべてがOR検索です．チェックを入れたものはすべて検索されます．

【ダーモスコープの実際】
1) 各メーカー提供の動画をご覧いただけます．[使い方ムービー（DG-2）]をクリックすると，実演動画が再生されます（図 Ⓛ, Ⓜ）．製品案内の各ボタンをクリックすると，それぞれの紹介動画が再生されます（図 Ⓝ）．
2) 動画には音声のあるものとないものがあります．音声のあるものは，画面右側に音量調整バーが表示されます（図 Ⓜ）．音声のないものは，音声なしマークが表示されます（図 Ⓝ）．
3) 動画再生時には，各製品の紹介テキストが表示されます（図 Ⓜ, Ⓝ）．
4) お使いのパソコンのスペックによっては，再生時のコマ落ちなどが生じることがありますが，ご容赦ください．
5) タイトル画面に戻るには[TOP]ボタンを，CD-ROMを終了するには[QUIT]ボタンをクリックします．

【その他】
1) タイトル画面，もしくは各コーナーの画面上部にある[QUIT]をクリックすると，CD-ROMは終了します．終了確認のダイアログが表示され（図 Ⓞ），[OK]をクリックすると終了します．
2) タイトル画面で[秀潤社ホームページへ]をクリックすると，確認ダイアログが表示され（図 Ⓟ），[OK]をクリックすると秀潤社ホームページへリンクします．インターネットに接続していない等の場合はリンクできません．

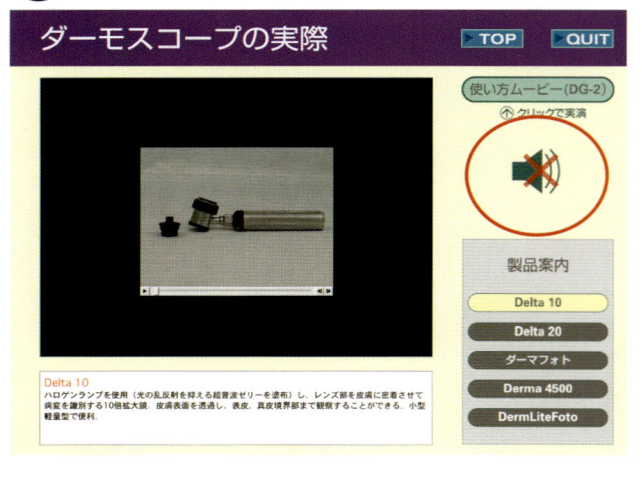

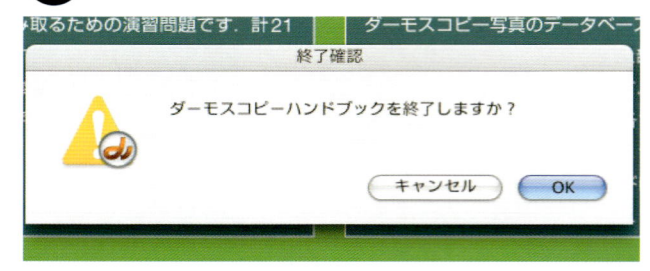

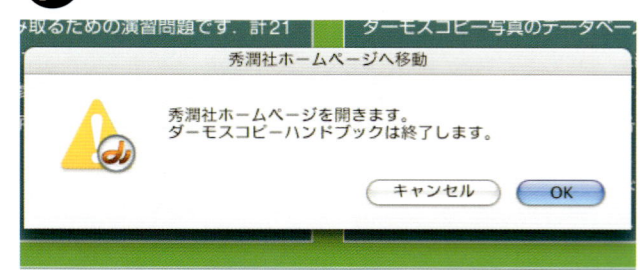

Ⓝ ダーモスコープの実際：動画再生時（音声なし）

Ⓞ 終了確認画面

Ⓟ ホームページへのリンク確認画面

CD-ROMに関するお問い合わせ

　本CD-ROMは万全を期して製作しておりますが，万一不具合と思われることが生じましたら，下記の要領で，FAXまたはE-mailにて小社・Visual Dermatology編集部までお問い合わせください．ただし，p.164「はじめにお読みください」に記載されている動作環境以外での条件によるお問い合わせには応じられません．また電話によるお問い合わせは一切受け付けておりませんので，あらかじめご了承ください．パソコンの操作方法など，本CD-ROMと無関係なお問い合わせにもお答えできません．各社が提供しているウェブサイトやマニュアルをご覧ください．

　CD-ROMの製造上の物理的欠陥につきましては無償にてお取り替えいたしますので，破損しているCD-ROMを着払いにて小社・Visual Dermatology編集部までお送りください．速やかに新品をお送りいたします．

★不具合が生じた場合のFAX（E-mail）記入要領
1) 不具合を具体的にお書きください．コンピュータのメッセージなどが出ていれば，それも正確にお書きください．
2) ご使用の機種
3) ご使用のOS（ヴァージョンまで）
4) 内蔵メモリ
5) 接続されている周辺機器
6) お名前・ご連絡先
7) 電話番号・FAX番号・E-mailアドレス
8) お買い上げ書店名

送信先：
〒101-0054　東京都千代田区神田錦町3-5-1　興和一橋ビル別館

（株）秀潤社　Visual Dermatology編集部

『ダーモスコピー・ハンドブック』CD-ROMサポート係

FAX番号：03-5281-0550

E-mail：vid@shujunsha.co.jp

（E-mail送信される場合は，件名を「ダーモスコピーCD-ROMサポート」としてください）

※ご質問内容によっては回答までに数日〜1週間ほどかかる場合があります．

INDEX

[Quick Search！]
- 疾患名で写真をすばやく検索：青色
- 所見名で写真をすばやく検索：赤色

欧文索引

A
abrupt edge 120
angiodermatitis 149
angiokeratoma　11, 25, 151, 152, 154
　— corporis circumscriptum
　　naeviforme 151
　solitary — 25
angiosarcoma 156
annular-granular structures　...74, 75, 133
arborizing vessels
　...... 134, 135, 136, 139〜141
asymmetric pigmented follicular
　openings 58, 76, 133
atypical pigment network
　→　pigment network
atypical pseudonetwork
　→　pseudonetwork

B
black heel 11, 26, 150
blotch 14
blue-white structures　...... 55, 70, 71
blue-whitish veil　11, 15, 25, 30, 52, 61, 64, 70, 97, 119, 130, 131, 142
Bowen 癌 95
Bowen 病 36, 96

C
cavernous angioma 154
central white patch 161
Clark 母斑　→　色素細胞母斑
cobblestone pattern　...38, 44, 48, 104, 111
comma-like vessels　94, 100, 104, 143
crista dotted variant 90
crista profunda intermedia 77, 78
crista profunda limitans 77, 78
crista reticulated variant 66, 91
crista tram variant 92

D
diffuse hypopigmentation
　→　hypopigmentation
dots/globules 44, 52, 103, 108
　irregular — ...61, 64, 67, 70, 119, 122, 131, 132
　regular — 63
dotted vessels 96, 97

E
eruptive hemangioma
　→　hemangioma

F
fibrillar pattern　42, 77, 81, 82〜88, 120, 122, 126, 128, 129
finer parallel furrow pattern
　→　parallel furrow pattern
fissures　→　fissures/ridges
fissures/ridges 143, 145, 146, 148

G
global pattern ...... 44, 46〜53
globular pattern
　...... 44, 47, 56, 63, 69, 106, 109
granuloma teleangiectaticum 155
gray pseudonetwork
　→　pseudonetwork
green nail 127

H
hairpin vessels 95
hemangioma
　eruptive — 25
　verrucous — 25
hemosiderosis 149
homogeneous blue pigmentation
　→　pigmentation
homogeneous pattern
　...... 44, 49, 68, 112〜116
Hutchinson 徴候 125, 126
hypopigmentation　38, 46, 48, 54, 75, 81

diffuse — ... 68, 69, 90, 94, 96, 100, 104, 106, 110
localized —, focal 65
localized —, irregular multifocal　67
localized —, regular multifocal ... 66
localized —, multifocal　46, 48, 66, 67, 102, 103, 105
hypopyon 25

I
irregular dots/globules
　→　dots/globules
irregular streaks　→　streaks

K
Kamino 小体 100

L
lacuna 25, 151, 155
lagoon 25, 155
large blue-gray ovoid nests
　......136, 137, 142
lattice-like pattern 81
Laugier-Hunziker-Baran 症候群　... 89
leaf-like areas 139, 140
leaf-like structures　...138, 140〜142
lentigo maligna
　...... 14, 38, 58, 74〜76, 133
linear-irregular vessels　... 67, 95, 97
localized hypopigmentation
　→　hypopigmentation

M
maple leaf-like structures 138
MCTD 157
melanoma　→　悪性黒色腫
　— in situ 77
Miescher 母斑　→　色素細胞母斑
milia-like cyst
　...... 29, 33, 100, 143, 146, 147
milky-red 36, 71, 97
morphea like BCC 134
moth-eaten appearance 144
multicomponent pattern ... 44, 52, 55, 64, 67, 70〜72, 97, 108, 119, 130〜132

multiple blue-gray dots ･･････････ 30
multiple blue-gray globules
　････････････････ 11, 64, 134, 136

▶N
negative pigment network
　→　pigment network
nest　12, 14, 22, 56, 76, 80〜82, 86,
　94, 100, 102, 103, 107, 109, 136,
　139, 140
network　→　pigment network

▶O
orthohyperkeratosis ･･･････ 36, 61, 132
ovoid nests
　→　large blue-gray ovoid nests

▶P
parallel furrow pattern　38, 40, 50, 62,
　77, 78〜80, 81, 83〜86, 90〜93
　　finer — ･････････････････ 62
parallel pattern　44, 50, 66, 77, 79, 80
parallel ridge pattern
　77, 87〜89, 120, 122, 126, 128, 129
pebbles on the ridges ･･････････ 26
peppering ･････････････････ 30
petal-like structures ･･････････ 138
Peutz-Jeghers 症候群 ･･････････ 89
pigment network ･･････44, 60, 70, 134
　　atypical —　30, 52, 55, 67, 71, 97,
　　　130〜132
　　negative —　･･････11, 56, 107, 109
　　typical —　36, 46, 54, 65, 102, 103,
　　　111, 145
pigmentation　44, 49, 61, 65, 68, 72,
　74, 76, 82, 87, 88, 107, 112〜116,
　125〜127, 149
　　homogeneous blue — ･････････ 20
　　steel-blue — ･･･････････････ 20
pine needle-like structures ･････ 138
poroma ････････････････････ 19
pseudonetwork ･･･21, 23, 38, 44, 108,
　116, 117, 143, 162
　　atypical —　･････ 58, 75, 76, 133
　　gray — ･････････････････ 74, 133
　　typical — ･･････････57, 73, 105, 144

pseudopods ･･････････････････ 15

▶R
Raynaud 現象 ･･･････････････ 157
Reed/Spitz 母斑　→　色素細胞母斑
regression structures　11, 30, 46, 48,
　70, 71, 72, 97, 119, 122
regular dots/globules
　→　dots/globules
regular streaks　→　streaks
reticular pattern　36, 38, 44, 46, 54,
　57, 58, 60, 65, 73〜76, 102, 105,
　111, 112, 116, 117, 133, 144
rhomboidal structures ･････ 75, 76, 133
ridges　→　fissures/ridges

▶S
single cell proliferation ･･･ 14, 59, 108
solitary angiokeratoma
　→　angiokeratoma
Spitz 母斑　→　色素細胞母斑
spoke wheel areas ･･････････ 138
starburst pattern　13, 44, 51, 59, 107
steel-blue pigmentation
　→　pigmentation
streaks　12, 16, 44, 62, 118, 120, 122
　　irregular —　15, 30, 52, 55, 61, 72,
　　　119, 130, 131
　　regular — ･････････････ 51, 59, 60

▶T
targetoid pattern ･･････････････ 107
Touton 型巨細胞　→　巨細胞
trichoblastoma ･････････････ 139
Tyndall 現象 ･････････････････ 10
typical pigment network
　→　pigment network
typical pseudonetwork
　→　pseudonetwork

▶U
ulceration　→　潰瘍（化）
Unna 母斑　→　色素細胞母斑
unspecific pattern ･････････ 44, 53, 110

▶V
venous lake ･･･････････････ 11, 153
verrucous hemangioma
　→　hemangioma
vessels within regression structures
　････････････････････････ 71, 97

和文索引

▶あ
青色 ･･････････････････････ 20〜23
赤色 ･･････････････････････ 24〜26
悪性黒子　→　悪性黒色腫
悪性黒色腫　10, 36, 44, 59, 62, 65, 68,
　77, 86〜89, 95, 107, 108, 119〜
　133, 155
　悪性黒子　14, 38, 58, 74〜76, 133
　結節型黒色腫 ････････････ 132, 152
　爪部— ････････････････ 124〜126
　転移の— ･･････････････････ 49
　表在拡大型黒色腫　11, 15, 30, 52, 55,
　　61, 64, 67, 70〜72, 97, 119, 130,
　　131
　末端黒子型黒色腫　120, 122, 128, 129
圧抵　26〜28, 31, 34, 149, 151, 153,
　154, 158, 159
網目構造 ･･････････････････ 36

▶い
異型ケラチノサイト
　→　ケラチノサイト
異型細胞 ･･････････････ 74, 128, 156
異型メラノサイト　→　メラノサイト
異所性蒙古斑 ･･････････････ 114
溢血 ･････････････････････ 149
異物 ････････････････････ 10
色 ･････････････････････ 10
　—のついた構造物 ･････････ 44

▶う
雲母様乱反射像
　･････ 36, 96, 100, 122, 155, 160

▶え
エクリン汗管 ･････････････ 77, 78, 93

エクリン腺 ································· 66
　―開孔部 50, 62, 77〜81, 84, 86, 90
　　〜93, 150
壊死 ································· 53, 141
エリテマトーデス，慢性円板状― 160
円形構造 ····················· 14, 33, 151

▶お
黄色 ································ 31〜35
黄色肉芽腫，若年性― ············· 32
黄色腫，疣贅状― ···················· 31
太田母斑 ···················· 21, 116, 117

▶か
灰色偽ネットワーク
　　→ 偽ネットワーク
海綿状血管腫
　　→ 血管腫
潰瘍（化） ········ 8, 53, 95, 141, 142
楓の葉様構造 ······················· 138
角質 ······································· 10
　―嚢腫 ··························· 29, 33
角栓 ························ 63, 100, 146, 148
角層　37, 42, 77, 79, 80, 85, 86, 93,
　　120, 122, 160
拡大率，ダーモスコピー画像の― ··· 9
画素数，デジタル画像の― ········ 9
角化 ············ 25, 29, 152, 155, 159
花弁状構造 ··························· 138
汗管 ······································· 77
カルシウム ···························· 10
汗孔 ······ 42, 93, 120, 122, 128, 129
　―腫 ································· 19
環状顆粒構造 ················· 75, 133
環状色素沈着　→　色素沈着
乾癬 ······································ 36

▶き
黄色 ································ 31〜35
偽角質嚢腫 ·························· 147
規則的色素小球　→　色素小球
規則的色素小点・色素小球
　　→　色素小点・色素小球
規則的線条　→　線条
基底細胞癌　8, 11, 29, 36, 44, 49, 134
　　〜142

偽ネットワーク　21, 23, 38, 44, 108,
　　116, 117, 143, 162
　定型的― ············ 57, 73, 105, 144
　非定型― ············ 58, 75, 76, 133
　灰色― ····························· 74, 133
球状構造 ····················· 25, 29, 136
強皮症，全身性― ················· 157
巨細胞，Touton型― ··············· 32
均一パターン　44, 49, 68, 112〜116

▶く
駆血 ····················· 11, 24, 31, 149, 159
黒色 ································ 12〜16

▶け
血液 ······································· 10
血痂 ···························· 25, 152, 159
血管
　コンマ状― ········· 94, 100, 104, 143
　自然消褪構造内―　→　自然消褪構造
　樹枝状―　8, 134, 135, 136, 139〜
　　141
　小点状― ······················· 96, 97
　線状― ····························· 70, 143
　線状不規則― ················· 95, 97
　点状― ············ 70, 100, 119, 143, 148
　ヘアピン― ···························· 95
血管拡張 ········· 30, 96, 155, 159, 160
　線状の― ··············· 19, 53, 67, 117
　蛇行性の― ··························· 19
　折れ釘様の― ························· 24
　コンマ状の― ························· 31
　点状の― ················ 24, 31, 100
血管拡張性肉芽腫　→　血管腫
血管腔 ···························· 25, 151
血管腫 ················ 49, 151〜155
　venous lake ······················· 153
　海綿状― ························ 11, 154
　血管拡張性肉芽腫 ············· 155
　単純性― ····················· 11, 24
　被角― ················ 11, 25, 151, 152
血管増生 ················ 95, 151, 154
血管肉腫 ···························· 11, 156
血腫 ································ 11, 26
結節型黒色腫　→　悪性黒色腫
ケラチノサイト ········ 12, 16, 17, 96

異型― ································· 96
限局性色素脱失　→　色素脱失
腱鞘巨細胞腫 ······················· 34

▶こ
膠原線維 ····························· 104
膠原病 ························· 157〜160
格子様パターン ······················ 81
光線角化症 ······················ 36, 96
黒色 ································ 12〜16
混合性結合組織病 ··············· 157
コンマ状血管　→　血管

▶さ
細菌感染症 ··························· 127
細胞浸潤 ······················ 36, 160
錯角化 ································· 36
左右対称 ······························ 38

▶し
敷石状パターン　38, 44, 48, 104, 111
色素細胞母斑 ········· 40, 44, 50, 100
　Clark母斑
　　········ 36, 38, 46, 54, 65, 102, 103
　Miescher母斑
　　··· 22, 23, 57, 68, 69, 73, 105, 106
　Reed/Spitz母斑（Spitz母斑）13, 44,
　　51, 56, 59, 100, 107〜109, 147
　Unna母斑 ············· 48, 68, 94, 104
　先天性母斑　12, 41, 60, 62, 110, 111
色素小球　48, 56, 64, 80, 102, 106, 107,
　　109, 148
　規則的― ······················· 69, 94
　集簇性― ····························· 47
色素小点 ····················· 82〜84, 124
色素小点・色素小球　44, 52, 103, 108
　規則的― ····························· 63
　不規則― 61, 64, 67, 70, 119, 122,
　　131, 132
色素線条，爪甲― ········ 118, 124, 125
色素脱失 ········ 38, 46, 48, 54, 75, 81
　限局性―，規則的多発性― ······· 66
　限局性―，多発性― ···102, 103, 105
　限局性―，単発性― ················ 65
　限局性―，不規則多発性― ···67, 132
　線状― ································· 89

びまん性— 68, 69, 90, 94, 96, 100, 104, 106, 110
毛包部の— 21, 41, 57, 58, 73～76, 105, 112～114, 116, 117, 133, 144
色素沈着 44, 49, 59, 61, 65, 68, 72, 74, 76, 82, 87, 88, 107, 112～116, 125～127, 149
　環状— ……………… 58, 91, 113
　黒色— ……………… 52, 62, 65
　小球状— ……………… 104, 106
　線状— 62, 66, 78, 79, 81, 83, 91, 92, 110
　びまん性— ……………… 55, 57, 73
　不規則— … 52, 119, 120, 122, 132
色素ネットワーク …… 44, 60, 70, 134
　脱— ……………… 11, 56, 107, 109
　定型的— 36, 46, 54, 65, 102, 103, 111, 145
　非定型— 30, 52, 55, 67, 71, 97, 130～132
色素斑 ……………………………… 14
　足底の— ………………………… 38
脂腺細胞 ……………………… 33, 34
自然消褪　→　消褪
自然消褪構造 11, 30, 70, 71, 72, 97, 119, 122
　—内血管 ……………………… 71, 97
脂腺増殖症 ……………………… 8, 33
紫斑, 慢性色素性— ……………… 149
脂肪 ……………………………… 10, 35
脂肪細胞 …………………………… 34
指紋 ………………………………… 77
　—様構造 ………………………… 145
趾紋 ………………………………… 128
若年性黄色肉芽腫　→　黄色肉芽腫
車軸状構造 ……………………… 138
集簇性色素小球　→　色素小球
酒皶 ……………………………… 117
樹枝状血管　→　血管
出血 11, 122, 150, 152, 153, 156～159
　皮内— …………………………… 89
出血斑 ………………… 11, 26, 149, 150
小球状構造 ……………………… 100, 109
小球状色素沈着　→　色素沈着
小球状パターン 44, 47, 56, 63, 69,

106, 109
硝子圧診（法） 8, 11, 24, 26, 151, 153, 154
掌蹠 8, 12, 26, 38, 40, 42, 44, 50, 62, 77～93, 110, 120, 122, 128, 129, 150
消褪
　血管拡張の— ……………………… 8
　紅斑の— …………………………… 8
　自然— … 30, 36, 46, 48, 65, 68, 97, 118
小点状血管　→　血管
白色 …………………………… 27～30
脂漏性角化症 8, 11, 16, 47, 63, 143～148
　Bloch 型— ……………………… 147
　クローン型— …………………… 148
　通常型— ………………………… 146
人種差 ……………………………… 11, 16
真皮乳頭 …………………………… 36
真皮メラノサイト　→　メラノサイト

▶す
スコッチテープ …………………… 51
スターバーストパターン
　→　爆発的星生成パターン

▶せ
青灰色点状構造 …………………… 30
青色母斑 ……… 20, 44, 49, 114, 115
青色母斑細胞 ……………………… 10
青白色構造 ………………… 55, 70, 71
青白色ベール 11, 15, 25, 30, 52, 61, 64, 70, 97, 119, 130, 131, 142
生毛部 ……………………………… 44
石灰 …………………………… 10, 27, 28
　—沈着症 ………………………… 28
石灰化上皮腫 ……………………… 27
赤血球 ……………………………… 24
ゼリー ……………………… 8, 40, 41, 94
線維化 10, 30, 36, 52, 67, 71, 72, 95, 122, 160
線維状パターン 42, 77, 81, 82～88, 120, 122, 126, 128, 129
線維増生 ……………… 136, 139, 142
線状血管　→　血管

線状色素脱失　→　色素脱失
線状色素沈着　→　色素沈着
線状不規則血管　→　血管
線条 12, 16, 44, 62, 118, 120, 122
　規則的— ……………… 51, 59, 60
　不規則— 15, 30, 52, 55, 61, 72, 119, 130, 131
　分枝状— ……………… 107, 108
全身性強皮症　→　強皮症
全体構造 …………………… 44, 46～53
先天性母斑　→　色素細胞母斑

▶そ
爪甲色素線条　→　色素線条
爪上皮 …………………………… 157～159
爪部悪性黒色腫　→　悪性黒色腫

▶た
対称軸 ……………………………… 38
多構築パターン 44, 52, 55, 64, 67, 70～72, 97, 108, 119, 130～132
脱色素ネットワーク
　→　色素ネットワーク
多発性灰青色小球 11, 64, 134, 136
単純性血管腫　→　血管腫

▶ち
茶色 …………………………… 17～19
チンダル現象 ……………………… 10

▶つ
爪 77, 118, 124～127, 157～159

▶て
定型的偽ネットワーク
　→　偽ネットワーク
定型的色素ネットワーク
　→　色素ネットワーク
電車の軌道 ………………………… 92
点状血管　→　血管
点状構造, 青灰色— ……………… 30

▶に
日光黒子 …………… 76, 143, 144, 145

▶は

灰色偽ネットワーク
　　→　偽ネットワーク
倍率，ダーモスコピー画像の— …… 9
稗粒腫 ………………………… 116
稗粒腫様嚢腫　29, 33, 100, 143, 146, 147
白色 ……………………… 27〜30
白色構造物 …………………… 96
白色ベール …………………… 131
爆発的星生成パターン
　　…………… 13, 44, 51, 59, 107
パターン分類 ………………… 44
瘢痕　36, 52, 67, 71, 72, 95, 97, 160
反射 …………………………… 40

▶ひ

被角血管腫　→　血管腫
光
　　—の散乱・屈折 ……… 10, 24, 36
　　—の乱反射 ……… 8, 96, 129, 131
皮丘　40, 42, 50, 62, 77, 78, 87, 90〜93, 110, 150
皮丘平行パターン　77, 87〜89, 120, 122, 126, 128, 129
皮丘網状パターン …………… 40, 126
皮溝　12, 40〜42, 50, 62, 66, 77〜85, 90〜93, 110, 111, 122, 128
皮溝平行パターン　40, 50, 62, 77, 78〜80, 81, 83, 85, 86
　　1本実線亜型 ………… 78, 79, 93
　　1本点線亜型 ……………… 38
　　2本点線亜型 …………… 80, 84
　　皮丘網状亜型 …………… 66, 91
　　皮丘点状亜型 ………… 38, 90, 93
　　皮丘トラム亜型 …………… 92
非対称 ………………………… 39
非対称色素性毛孔開大 …… 58, 76, 133
非定型偽ネットワーク
　　→　偽ネットワーク
非定型色素ネットワーク
　　→　色素ネットワーク
非特異的パターン ……… 44, 53, 110
皮膚筋炎 ……………… 157, 158, 159
皮膚線維腫 ………………… 11, 161

皮膚紋理 ………………… 44, 111
肥満細胞腫 …………………… 162
びまん性色素脱失　→　色素脱失
びまん性色素沈着　→　色素沈着
皮野 …………………… 41, 111
表在拡大型黒色腫　→　悪性黒色腫
瘭疽 …………………………… 127
標的様パターン ……………… 107
表皮萎縮 ……………………… 71
表皮索 ………………………… 36
　　—の延長 ……………… 11, 108
表皮増殖 ……………………… 145
表皮突起
　　皮丘部— ……………… 77, 128
　　皮溝部— ……… 77, 78, 80, 82, 128
表皮肥厚　11, 25, 49, 56, 100, 107, 131, 132

▶ふ

不規則色素小点・色素小球
　　→　色素小点・色素小球
不規則色素沈着　→　色素沈着
不規則線条　→　線条
分枝状線条　→　線条

▶へ

ヘアピン血管　→　血管
平行パターン　44, 50, 66, 77, 79, 80
ヘモグロビン ………………… 10, 24
ヘモジデリン ………………… 11
辺縁途絶 ……………………… 120
扁平化, 表皮の— ……………… 30
扁平母斑 ………… 17, 18, 112, 113

▶ほ

胞巣　12, 14, 22, 56, 76, 80〜82, 86, 94, 100, 102, 103, 107, 109, 136, 139, 140
泡沫細胞 ……………… 31, 32, 34
母斑細胞　10, 12, 22, 69, 77, 103〜105

▶ま

末端黒子型黒色腫　→　悪性黒色腫
松葉状構造 …………………… 138
慢性円板状エリテマトーデス

　　→　エリテマトーデス
慢性色素性紫斑　→　紫斑

▶み

溝　→　溝/隆起
溝/隆起 ………… 143, 145, 146, 148

▶む

無構造領域　49, 51, 53, 59, 61, 71, 108, 126, 127, 129
虫食い状外観 ………………… 144

▶め

メラニン　10, 14, 36, 44, 51, 57, 61, 69, 70, 73〜76, 78, 80〜82, 102, 104, 105, 108, 110, 114, 120, 126, 128, 129, 131, 132, 147, 148
　　—顆粒 ………………… 12, 16
　　—含有細胞 ………………… 19
　　—産生能 ……………… 10, 19
　　—沈着　17, 21, 27, 36, 68, 75, 117
　　—の含有量 ………………… 22
　　—の増生 …………………… 15
　　—の層別分布 …………… 12, 13
　　—の存在部位 ……………… 23
　　—の排泄 ……………… 59, 60
　　—の柱状分布 ……………… 86
　　—密度 ……………………… 36
メラノーマ　→　悪性黒色腫
メラノーマ細胞
　　……… 10, 61, 70, 72, 75, 76, 131
メラノサイト ………………… 17, 20
　　—の個別性増殖 …… 14, 59, 108
　　—の増生 …………………… 78
　　異型— ………… 14, 15, 74, 76, 108
　　—の真皮内浸潤 …………… 15
　　真皮— ………… 21, 114〜116
　　正常— ……………………… 10
メラノファージ　10, 12, 15, 30, 36, 71, 72, 74, 75, 103
面皰様開大
　　……………… 47, 100, 143, 145〜148

▶も

毛孔 ……………………… 18, 23
毛孔一致性 …………………… 18

―の pseudonetwork ･････････････････ 21
毛細血管
　―拡張・増数 ････････････････････ 24
　―増生 ････････････････････ 71, 96, 100
網状パターン　　36, 38, 44, 46, 54, 57,
　58, 60, 65, 73〜76, 102, 105, 111,
　112, 116, 117, 133, 144
毛包 ･･････････ 14, 22, 74, 76, 112〜117
　―脂腺 ･････････････････････ 73, 105
　―部の色素脱失　→　色素脱失

▶ゆ
有棘細胞癌 ･････････････････････････ 53

疣贅 ････････････････････････････････ 8
疣贅状黄色腫　→　黄色腫

▶よ
葉状構造 ･･･････････････････ 138, 140, 141

▶ら
乱反射　→　雲母様乱反射像；光

▶り
隆起　→　溝／隆起
粒状構造 ･･････････････････････ 26, 151
菱形構造 ････････････････ 75, 76, 133

緑膿菌 ･･･････････････････････････ 127
鱗屑 ･････････････････････････ 100, 155
リンパ球, ―浸潤 ････････10, 15, 30, 132,
　136, 139, 142, 160

▶れ
裂隙 ･････････････････････････････ 139

※本書に使用した以下の写真は，『カラーアトラス Dermoscopy』（金原出版，2003 年刊）より，写真提供の大原國章先生ならびに出版社の許可を得て転載・引用いたしました．
p.13 ⒶⒷ， p.15 Ⓐ， p.18 ⒶⒷ， p.20 ⒶⒷⒸⒹ， p.21 Ⓐ， p.27 ⒶⒸ， p.28 ⒶⒷⒸ， p.30 ⒶⒷ， p.31 ⒶⒷⒸ， p.32 ⒶⒷⒸⒹ， p.33 ⒶⒷⒸ， p.51 ⒶⒷ， p.52 Ⓐ， p.55 ⒶⒷ， p.56 ⒶⒷ， p.60 ⒶⒷ， p.72 Ⓐ， p.81 ⒶⒷ， p.82 ⒶⒷ， p.89 ⒶⒷ， p.96 ⒶⒷ， p.100 ⒶⒷ， p.107 ⒶⒷ， p.112 Ⓐ， p.114 ⒶⒷ， p.117 ⒶⒷⒸ， p.119 Ⓐ， p.135 ⒶⒷⒸ， p.142 ⒶⒷ， p.147 ⒶⒷⒸⒹ， p.152 ⒶⒷ， p.162 ⒶⒷⒸⒹ

【著者略歴】
大原國章（Kuniaki OHARA）
 1973 年 東京大学医学部卒業
 1973 年 東京大学医学部附属病院 皮膚科 助手
 1980 年 同 講師
 1984 年 虎の門病院 皮膚科 部長
 2007 年 同 副院長
田中　勝（Masaru TANAKA）
 1984 年 慶應義塾大学医学部卒業
 1996 年 慶應義塾大学医学部 皮膚科 講師
 1999 年 同 助教授
 2006 年 東京女子医科大学東医療センター 皮膚科 助教授
 2007 年 同 教授

ダーモスコピー・ハンドブック

価格（本体 8,000 円＋税）

2005 年 5 月 2 日　第 1 版第 1 刷発行
2007 年 7 月 9 日　第 1 版第 2 刷発行

著　者 大原國章，田中　勝

発行者 須摩春樹
発行所 株式会社 秀潤社
    〒 101-0054　東京都千代田区神田錦町 3 丁目 5-1　興和一橋ビル別館 3 階
    電話：03-5281-0551（代），0552（営業部直通），0555（編集部直通）
    FAX：03-5281-0550
    E-mail：info@shujunsha.co.jp
    URL：http://www.shujunsha.co.jp/

印刷・CD-ROM プレス・製本　図書印刷 株式会社

本書の内容の一部あるいは全部を無断で複写複製（コピー）することは，法律で定められた場合を除き，著作者および出版者の権利の侵害となります．複写複製する際は予め小社宛に許諾を求めてください．

©2005 by K. Ohara, M. Tanaka, Shujunsha Co., Ltd. All Rights Reserved.
Published by SHUJUNSHA Co., Ltd., Tokyo, Printed in Japan.
ISBN4-87962-287-7 C3047 ¥8000E

アートディレクター 花本浩一（株式会社 麒麟三隻館）
カバー写真 ©RIEKO FUJINAMI/ A.collection/ amana
DTP・CD-ROM 制作 有限会社 ブルーインク
CD-ROM プログラミング 大重美幸
編集担当 川口晃太朗